専門医が教える

健康食品 栄養成分早わかり

西崎統
聖路加国際病院内科医長
Osamu Nishizaki

幻冬舎

自分に本当に必要な健康食品を上手に活用

デパートなどに足を運べば一流料理店のお総菜《そうざい》がズラリ、手軽で見栄えのよい加工食品で、〝中食〟をとり、深夜におなかがすいたらコンビニへ直行、余裕があるときはテレビや雑誌のグルメ情報を頼りに訪ね歩いたレストランで舌鼓を打ち、給料日前のピンチは低価格を競い合うファーストフード店や外食チェーン店でしのぐ……、世はまさに飽食の時代。食卓は日々贅沢《ぜいたく》、便利になっています。

しかし、その一方で、現代のイージーな食生活がもたらす弊害もクローズアップされています。動物性脂肪の摂取過多、ビタミン不足、ミネラル不足といった栄養バランスの崩れです。

そこで注目されはじめたのが、健康食品。外食、加工食品の頻回利用を余儀なくされる忙しい現代人にとって、効率的に健康成分がとれる食品は、頼もしい助っ人といえるでしょう。ただ、なかには、あまりにも種類が多すぎて、何をどう利用すればいいのか混乱してしまう方も少なくないのではないかと思われます。効果・効能を判断しかねている方もいるかもしれません。

そこで、本書では、市販の健康食品をできるだけ多く取り上げ、健康との関わりを中心に、とり方などをわかりやすく解説しました。サプリメントなどで注目の栄養成分についても、あわせて解説しています。自分に本当に必要なものを見極める上での参考にしていただければ幸いです。

最後に、健康食品はあくまでも食品であり、医薬品ではありません。また、食品とはいえ、食事の代わりになるものでもありません。毎日の食事を基本に、過信することなく、頼りすぎることなく、健康を維持するための補助として、賢く上手に活用してください。

著　者

もくじ

序章 からだの中から生き生きヘルシー

1章 毎日の食事を補助する健康食品

2章 強いからだを作る栄養成分

ふろく　クスリになる食べもの

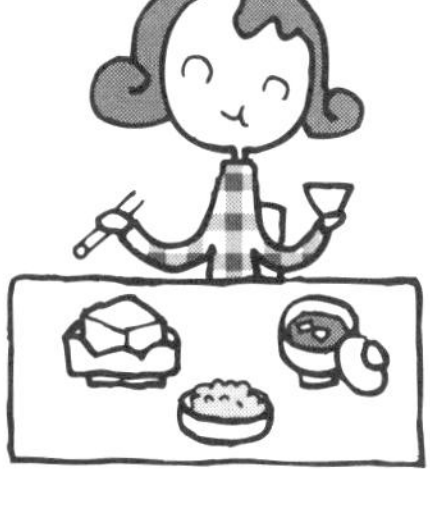

症状別さくいん

滋養強壮・虚弱体質

食欲増進

疲労回復

肥満

ストレス・精神安定

血行促進

老化防止・ボケ防止

二日酔い

風邪・咳・痰

高血圧

序章 からだの中から生き生きヘルシー

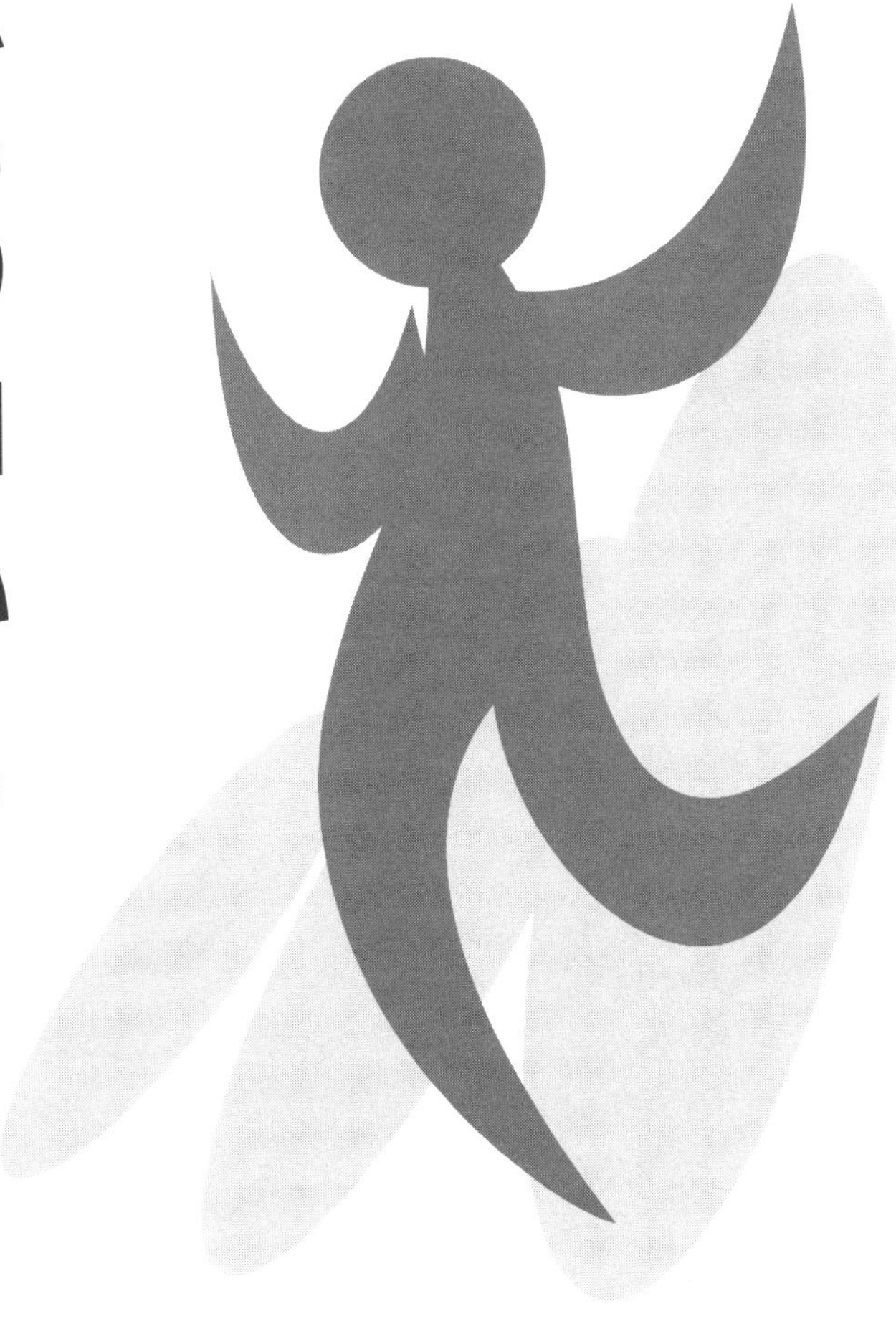

健康食品に期待が集まるのは時代の要請

健康ブームの背景には高齢化社会の到来が

世界一の長寿国となった日本。

しかし、長生きできるようになったことを、手放しで喜んでばかりもいられないのが現状です。いつ爆発するかもしれない病気とのつき合いが一生続いたり、痴呆《ちほう》になったり、寝たきりになったり……これでは何のための長生きなのかわかりません。

〝元気に長生きする〟ことが、すべての人の願いではないでしょうか。昨今の健康ブームも、背景には高齢化社会の到来があると考えられます。

自分の健康は自分で維持・管理する――私たちは、今、自分の身近なところからあらためて健康について考え直す時期にきています。

「食事」を考えることが元気に長生きする秘訣

健康づくりには、ちょっとした運動を始めたり、からだを休めたり、心の問題について考えたりすることも必要ですが、最も重要なのは、やはり「食事」です。

過剰なナトリウム摂取と高血圧、脂肪過多と心臓病、カルシウム不足と骨粗鬆症《こつそしょう》といった具合に、食事と病気は、密接な関係にあります。

深刻化している生活習慣病の主な原因も、生活環境が変化し、外食などの機会が増えることによって、栄養のバランスが崩れてきている現代の食生活にあるといわれます。

病気を予防し、健康を維持する秘訣は、食べものと上手につき合うこと。毎日からだの中にとり込んでいく食べものを正しく認識しないで、不安のない健康な生活を送ることはできないといっても過言ではないでしょう。

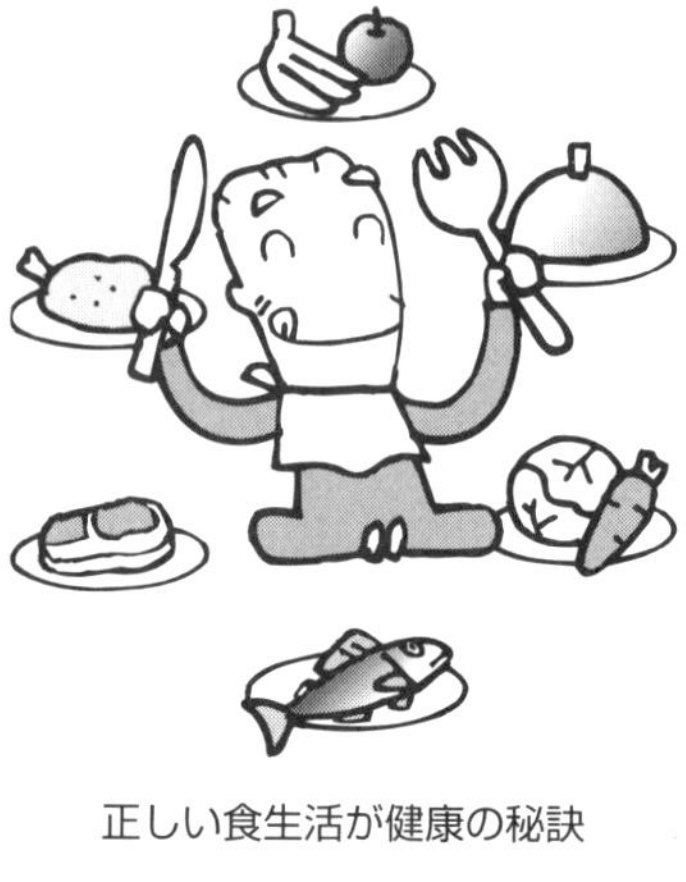

正しい食生活が健康の秘訣

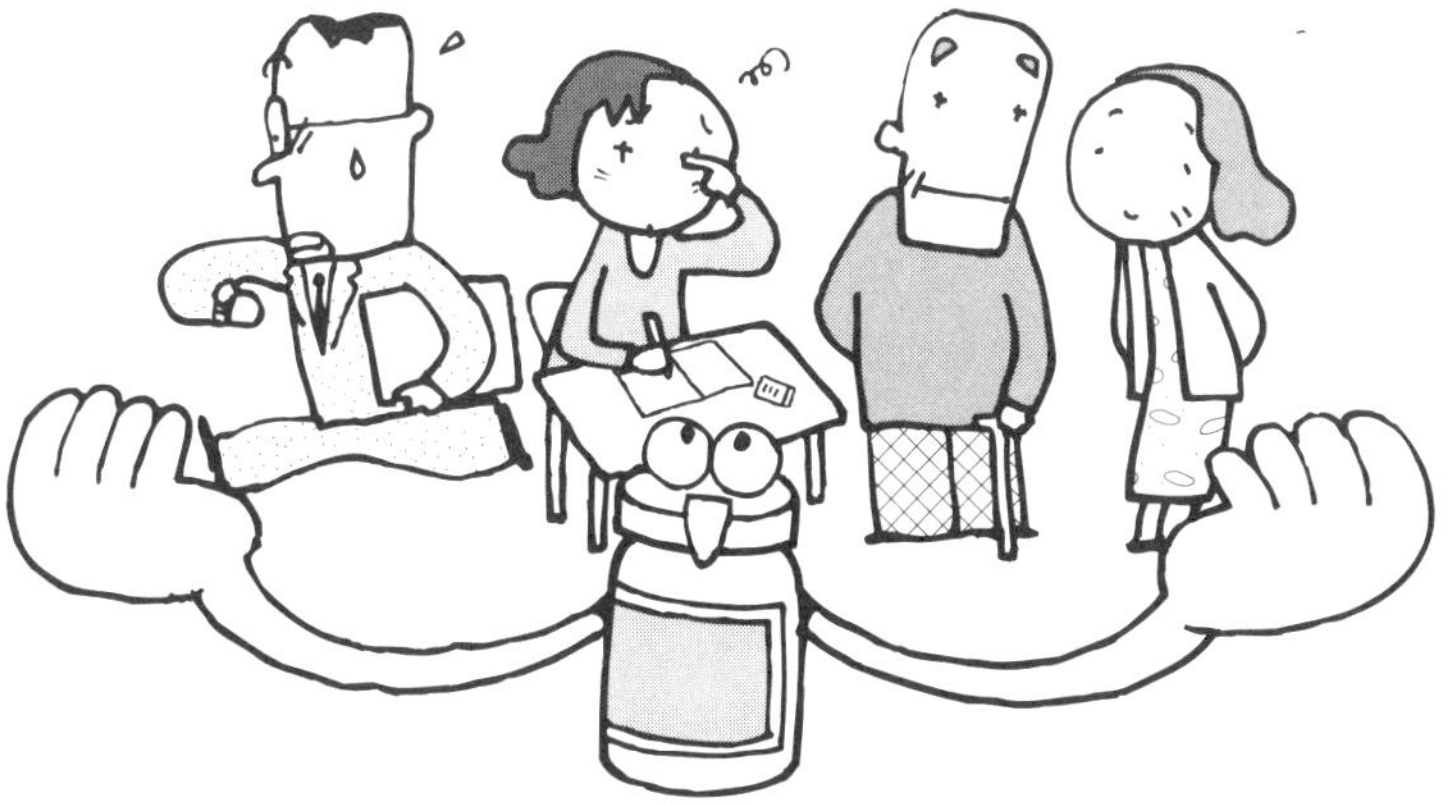

上手に利用すれば、健康食品は忙しい現代人の強い味方になる

健康食品は乱れた食生活を正す現代人の救世主

からだに必要な栄養素は、バランスのよい食事によって食物からとるのが望ましいのですが、忙しい現代人にとって、規則正しく、しかもいろいろな栄養素を過不足なくとることは、実際のところなかなか困難です。そこで注目されはじめたのが、コンディションやライフスタイルに合わせて、必要な栄養素が効率よくとれる健康食品なのです。

厚生労働省も、高齢化社会の到来に伴う生活習慣病人口の増大、医療費負担の増加に対応するには、従来の政策だけでは十分でないとし、具体的な食品による積極的な健康づくりに取り組みはじめています。その具体的な現れが、栄養機能食品であり、特定保健用食品です。

不足栄養素の補給に健康食品を上手に活用

早くから健康食品に対する認識が高かった欧米では、健康食品のことを「栄養補助食品（フード・サプリメント）」と呼び、食事の一部としてすでに日常的に取り入れられています。遅ればせながら、日本でも薬局やスーパー、コンビニエンスストアなどで手軽に健康食品が入手できるようになり、当たり前のものとして一般に定着しつつあります。

ただし、健康食品ばかりに頼りすぎるのは考えもの。健康食品は、病気を治す〝クスリ〟ではなく、食事で不足する栄養素を補う〝食品〟であり、あくまでも健康を維持するためのものであることを忘れてはいけません。健康づくりの一手段として、上手に活用したいものです。

健康食品とは健康を補助する商品の総称

健康食品は〝食品〟と〝クスリ〟の間に位置

〝健康食品〟とは何かというと、昭和63年の厚生省（現厚生労働省）の『健康食品の表示等に関する指針』では、「栄養成分を補給し、または特別の保健の用途に適するものとして販売の用に供する食品」とされています。さらに、その食品のうち「錠剤、カプセル等の通常の食品形態でないもの」を〝栄養補助食品〟ということが平成12年の『栄養補助食品の取扱いに関する検討会』で報告されています。

いずれにしても、ふだん食べている食品の形態や摂取法を変え、もとの食品より多少とも何らかの効果が期待できるようにした商品を総称して健康食品と呼んでいるわけです。

平たくは、日常の食事に食材として使う〝食品〟と〝医薬品〟の間に位置するものと考えてよいかもしれません。

民間療法的に伝えられる植物や動物も健康食品

しかし、実際のところ、どこからどこまでの食品が健康食品という明確な線引きはありません。

健康食品は、健康効果が認められている食品をベースに、その中に含まれている有効成分の効果を強調したものが多いのですが、天然抽出成分や発酵物、特定の国、地域で民間薬として伝承されている植物や動物、漢方生薬の一部なども健康食品として扱われています。

後で詳述しますが、最近よく耳にする「栄養機能食品」「特定保健用食品」も、広い意味で健康食品の一つととらえられます。

誇大な宣伝文句に翻弄されないように注意

定義はともあれ、健康食品の利用に当たって注意しなければならないのは、「万病に効く秘薬！」「がんが治った！」などといった宣伝文句に振り回されないことです。

健康食品は、医薬品ではありません。そのため、販売に際し、効果をうたうことは法律で禁じられています。健康食品を扱う業者がときどき摘発されるのは、科学的に十分解明されていない食品を、あたかも医薬品のように売るからです。

業者が一方的に流す都合のよい情報をうのみにせず、誇大な広告はまず疑ってみるべきでしょう。

認定マークやメーカーを確かめて選べばまず安心

では、どのように選べばよいかというと、まず目安になるのは、認定マークです。

財団法人日本健康・栄養食品協会の品目別規格基準、審査基準をパスした商品には、協会認定済を示す「JHFAマーク」がついています。品目により「全国ローヤルゼリー公正取引協議会マーク」「ギムネマ研究会認定マーク」などもあります。特定保健用食品には「厚生労働省許可マーク」がついています。

マークが特に設けられていない規格基準外の種類については、専門スタッフのいる店で相談しながら選ぶ、あるいは名前の知られているメーカーの商品を選ぶのが安心です。

それでも不安が残る場合は、メーカーの消費者相談室に問い合わせたり、もしも通信販売を利用するならば、資料請求をしたりすることをおすすめします。

[主な認定マーク]

●JHFAマーク

財団法人日本健康・栄養食品協会では、消費者保護の見地から、健康補助食品の成分の含有・安全性、製造工程、表示等について規格基準を設定しています。これに基づき、厳格な審査にパスした商品に「JHFA（ジャファ）」マークの表示を許可しています

●特定保健用食品マーク

特定保健用食品は、体調を整える働きのある成分を加えた食品で、保健の効果が医学・栄養学的に証明され、厚生労働省が商品を個別に審査し、保健の用途・効果を表示することを許可した食品です「おなかの調子を整える食品」「血圧が高めの方の食品」など、現在252の食品につけられています

●特別用途食品マーク

特別用途食品とは、健康上特別な状態にある人のための食品で、厚生労働省が表示を許可したものです。病者用食品（減塩しょうゆなど）、乳児用食品（乳児用調整粉乳など）、妊産婦用食品、高齢者用食品の4つの区分があります

知っておきたい購入時のポイント

表示をよく確かめて自分に合ったものを

ちまたに氾濫している健康食品。どれをどう選べばよいか、迷うところです。

購入の際は、次のような点をチェックし、自分に合ったものを選びましょう。

認定マーク

厚生労働省あるいは各種団体が、それぞれの審査をパスした商品に、認定マークの表示を許可しています（15ページ参照）。

もちろん、規格基準のない種類もありますが、マークがついていれば、まず安心と考えられます。

形状

乾燥品、粉末、顆粒、錠剤、ハードカプセル、ソフトカプセル、液剤などのほか、最近は水なしでかみ砕いて食べられるラムネ菓子感覚のチュアブル（咀嚼《そしゃく》タイプ）も増えています。

まだ種類は限られますが、どこでも手軽に栄養を補給したいという人は、チュアブルがよいかもしれません。

種類

生命維持に必要不可欠の基本的栄養素を含むもの、からだにさまざまな働きかけをする機能性成分を含むもの、古来より伝承されてきた天然抽出物由来のもの、自然療法として注目されているハーブを原料にしたもの、特定のからだの悩みに焦点を絞ったものなど、さまざまな種類があります。

また、栄養補助食品（フード・サプリメント）として市販されている

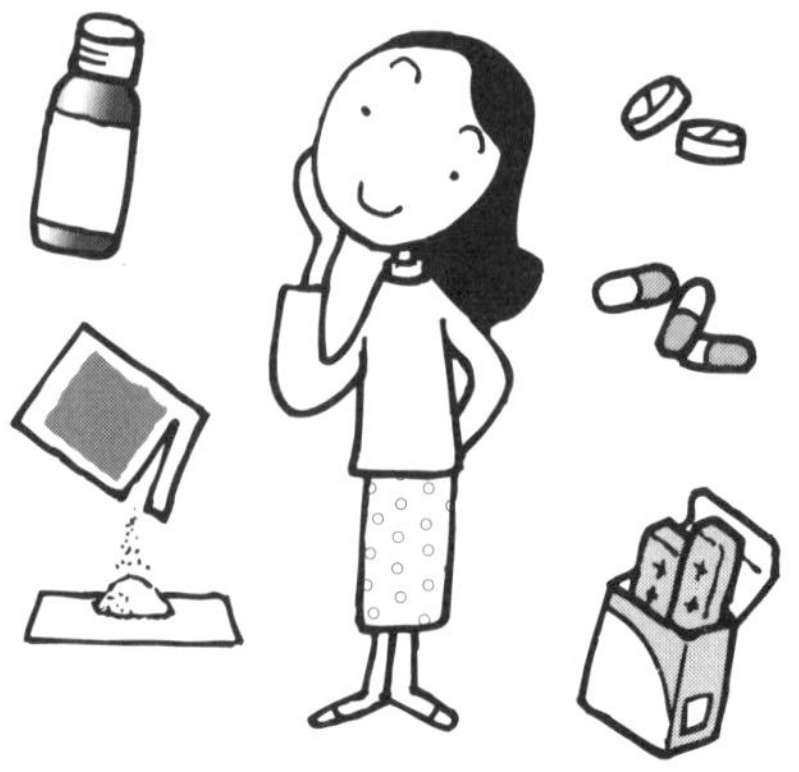

自分が利用しやすい形状のものを選ぶのも一法

ものには、単独の栄養素・成分だけを含む「単一型」、いっしょに摂取するとより大きな効果が得られる数種の栄養素・成分を配合した「複合型」、不足しがちな栄養素・成分をバランスよくまとめて補えるようにした「総合型（マルチタイプ）」の3種類があります。

目的に合った機能を持つもの、利用しやすいものを選ぶとよいでしょう。

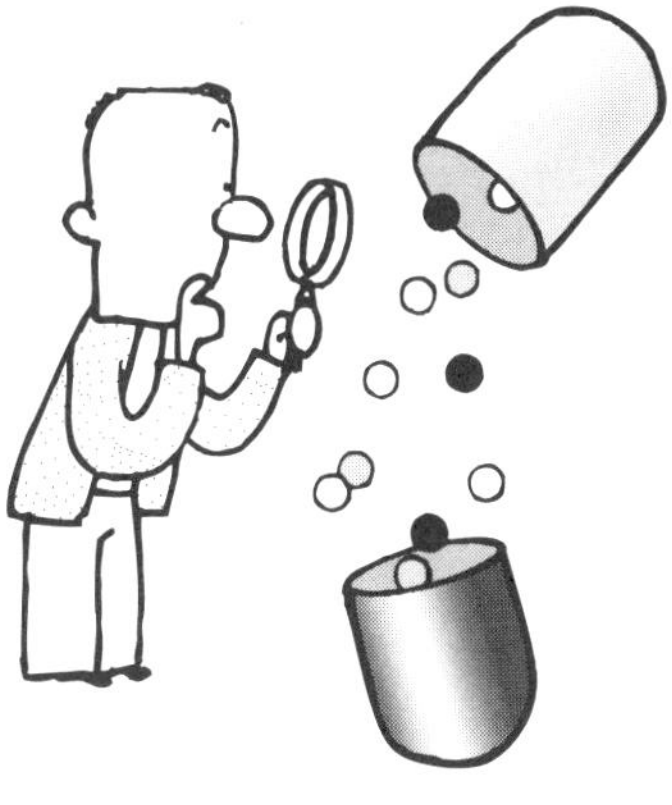

原材料や成分のチェックを忘れずに

原材料・成分

同じビタミン剤でも、天然成分のもの、化学合成品のものとさまざまです。購入前にパッケージで原材料名、主要成分を確かめる習慣をつけたいものです。

特に食品アレルギーのある人は、チェックを怠らないようにし、原材料、成分として該当するものが含まれている製品は避けてください。

含量

健康食品では、特に品質や含量についての規定はなく、含量表示の義務もありません。そのため、なかには有効成分が微量しか含まれていない悪質なものもあります。含量が確認できる製品がよいでしょう。

なお、医薬品として売られているビタミン剤やミネラル剤などは、原料の品質規格と含量が規定されており、用法、効果・効用などとともに、1錠あるいは1包中の成分含量が必ず表示されています。

価格

健康食品の先進国である欧米では、一般食品並みに無理なく購入できる価格設定となっています。その点、日本はまだまだ後進国。健康になりたいという消費者のニーズにつけ込んで、不当に高い価格をつけている健康食品もときに見受けられます。安かろう悪かろう（含量が少ないなど）では困りますが、健康食品は日々続けて利用することによって効果が得られるものです。

適正価格がどこにあるかは難しいところですが、信頼のおける店で購入したり、名の通ったメーカー品を購入するのが安心と思われます。

知っておきたい利用時のポイント

表示をよく読んで 安全に効率よく摂取を

手軽に利用できるというのが、健康食品の何よりの魅力です。昨今は、専門店まで足を運ばなくても、コンビニエンスストアなどでも簡単に入手できるようになっています。

品質には各メーカーともかなり気を配っていますから、安全性についてはそれほど神経質になることはないと思いますが、より安心して利用するためには、次のような点に注意が必要です。

摂取量

健康食品は〝クスリ〟ではなく、〝食品〟ですから、基本的に摂取量の制限はありません。ただし、なかには、大量にとると過剰症が心配されるものもあります。過剰症はなくても、必要量以外は排泄され、多量にとった分だけむだになってしまうものもあります。

最近は、目安量を示した健康食品が増えています。表記された分量を目安に摂取するのが、安心で効率のよい摂取法といえるでしょう。

なお、以下のビタミンについては、1日の摂取量を制限して用いられています。

●ビタミンB_6……3mg以下
●ビタミンB_{12}……3μg以下
●ビタミンK……120μg以下
●パントテン酸……6mg以下
●ビオチン……45μg以下
●葉酸……300μg以下
※1mgは1gの1000分の1。1μg（マイクログラム）は1mgの1000分の1に相当。

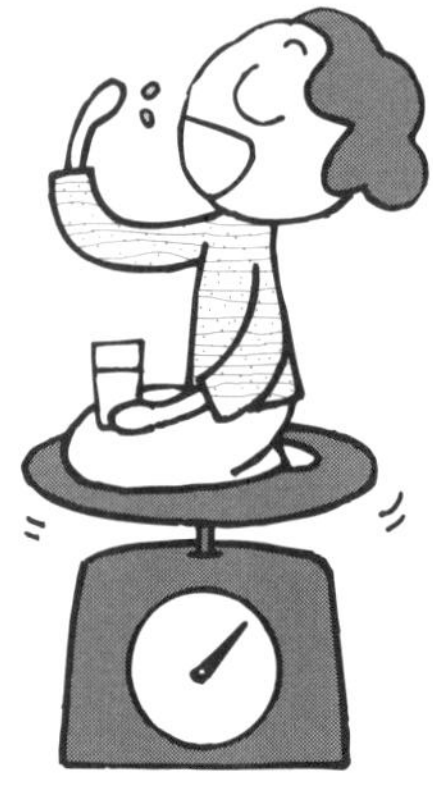
目安量を基準に摂取

摂取法

医薬品と違い、食前、食間、食後といった服用（摂取）時間は特に定められていないのが普通です。基本的にはいつとってもかまいません。「食後にとるのが効果的」などと記してある製品でなければ、目安量を1日1回、あるいは数回に分けてとるとよいでしょう。

また、食物と同じように多少の食べ合わせ（とり合わせ）は考えられますが、健康食品は食品ですから、基本的には複数を組み合わせてとっても問題ありません。

保存法

直射日光と高温多湿を避け、衛生的な環境で保存します。乳幼児の手の届かないところに置いておくことも大切です。

冷蔵庫、冷凍庫は、格好の保存場所といえるでしょう。開封後は、開封口をしっかりと閉めるようにします。

賞味期限

表示の賞味期限は、含まれる成分が効果的にとれる期限の目安です。その日を何日か過ぎたからといって、効果がまったく期待できなくなったり、からだに悪影響が及ぶということはありませんが、できるだけ期限内にとるのが賢明でしょう。

開封後は、賞味期限に関係なく、早めに使いきるのが原則です。

注意

＊健康食品は、一朝一夕に効果が得られるものではありません。ある程度の期間、続けてとり続けることが必要です。

＊健康食品の中には、かなり濃縮されたものもあります。また、個人個人の体質やそのときの体調によって、合う、合わないもあります。摂取後に発疹、胃部不快感、おなかがはる、おなかがゆるくなる、生理が早くくるといった症状が現れた場合は、中止あるいは量を減らして様子をみてください。なお、ビタミンB_2を含む健康食品では、尿の色が黄色くなることがありますが、これは一時的なもので、心配ありません。

＊薬を服用中の人、通院中の人、妊娠・授乳中の人、乳幼児は、医師や薬剤師と相談の上利用してください。

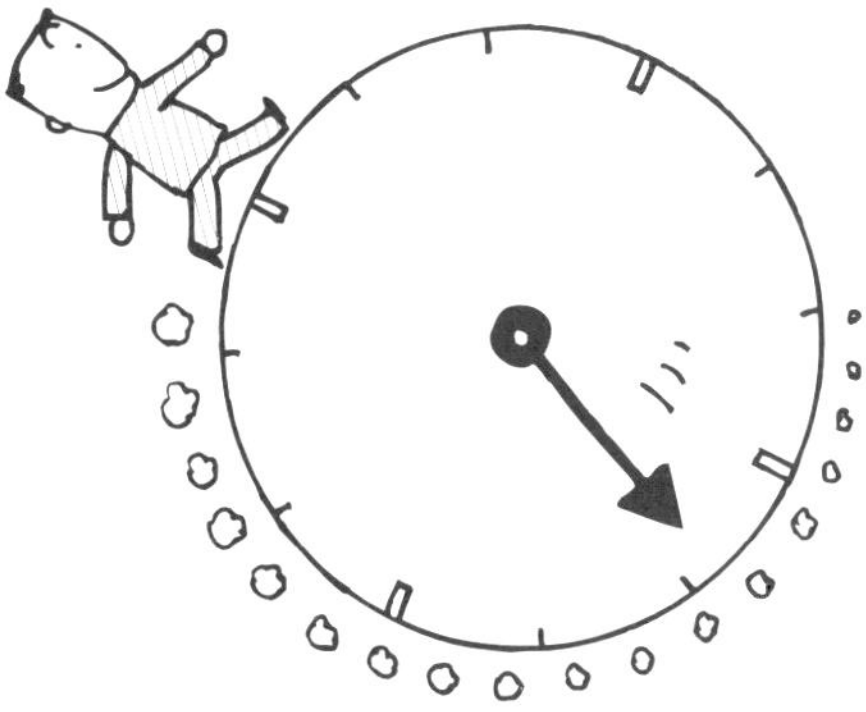

効果が現れるにはある程度の期間がかかる。
あせらずに続けてみよう

本当に安心なの？ 健康食品Q&A

Q **いろいろな健康食品が出回っていますが、安全性に問題はないのでしょうか？**

A 多くの健康食品は、民間療法的に伝承されてきた天然品そのものを素材として使っています。

天然品からの抽出物や発酵物も、通常食べている抽出食品や発酵食品とあまり差異がなく、副作用の危険性などがそれほどあるとは思えません。

ただし、体質に合う合わないなどはあります。

摂取後に異常が現れたときや自分の体質に合わないと感じたときは、使用を見合わせてください。

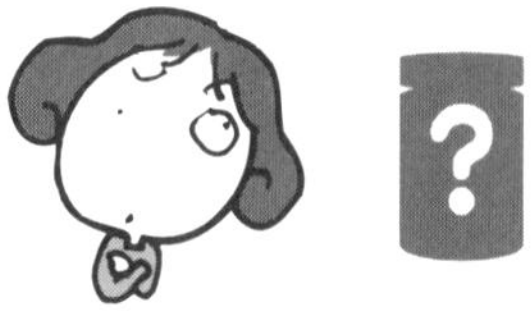

Q **健康食品は病気の治療にも役立つのですか？**

A 健康食品の中には、動物実験や臨床試験で明らかな治療効果が認められているものもあります。しかし、動物実験で有効といったデータが出ても、人間では効果が現れなかったというケースも少なくありません。

医薬品のように有効成分の原料について規定がなく、内容成分の含量についての表示も義務づけられていない現状では、健康食品は治療のためのものではなく、病気を予防するためのあくまで補助食品と考えたほうがよいでしょう。

Q **医師の処方で薬をもらっていますが、薬と健康食品をいっしょにとっても大丈夫ですか？**

A 健康食品は〝食品〟ですから、薬同士のような相互作用は少ないと考えられますが、薬や健康食品の種類、あるいは体質、体調、年齢によっては、併用を考慮する必要があると思います。

たとえば、民間薬の強壮剤として使われてきた高麗人参は、心臓に作用して血圧を上昇させるので、血圧が高くて降圧剤を服用している人は避けたほうが無難かもしれません。

服薬中の人が健康食品を利用する場合は、念のため、かかりつけの医師や薬剤師に相談するようにしてください。

Q 健康食品のソフトカプセルなどに使われている添加剤がからだに害を及ぼすようなことはありませんか？

A ビタミンEなど通常の状態では製品の安定性が悪い健康食品には、ソフトカプセルの使用が認められています。そして、ソフトカプセルには、賦形剤《ふけいざい》と呼ばれる剤型を形造るための添加剤が使われていますが、これは食品添加物または日本薬局方の医薬品添加物として規制を受け、その安全性と使用基準が決められていますので、続けて摂取しても心配はありません。

錠剤では、結合剤としてショ糖脂肪酸エステルが使われていますが、これも使用量はごく微量ですし、多くは大豆レシチンなど天然物由来のものを使用しているので、安全と考えてよいでしょう。

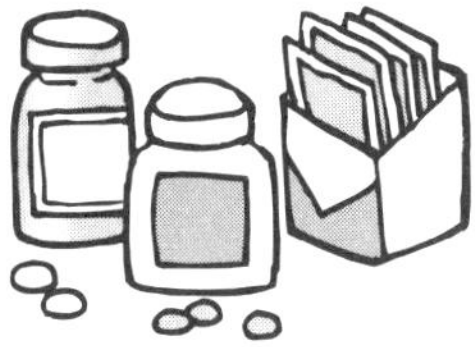

Q スクワレン（深海鮫エキス）やキチン・キトサンなど薬品を使って処理した健康食品もあるようですが、安全なのでしょうか？

A 確かに、スクワレンの製造工程では水酸化ナトリウム、キチン・キトサンの製造工程では水酸化ナトリウムや希塩酸などが使用されます。しかし、衛生管理、品質管理の徹底した大手メーカーのものなら、これらの工程は特に問題はないと思われます。

１９９５年の製造物責任法（ＰＬ法）の施行以来、製造業者は製造した品質の安全性について責任を持つことが義務づけられ、品質の安全性にはかなり神経質になっています。

Q 最近増えているチュアブルとは、どんなものですか？

A 口の中でかみ砕いて食べられる咀嚼《そしゃく》タイプの健康食品です。水なしでどこでも手軽に栄養を補給することができます。

Q 健康食品として売られているクッキーなどの原料名に「オーガニック野菜」「オーガニック小麦」といった表示が書いてあることがありますが、オーガニックとは何ですか？

A 農薬や化学肥料をいっさい使用しない有機農法で栽培されたものです。国際的に厳しい基準が設定されており、その基準を満たした場合にオーガニックの表示が許されています。

健康の維持・増進が期待できる特定保健用食品

従来の機能性食品を制度的に位置づけ

特定保健用食品とは、体調を整える働きがある成分を加えたり、アレルギーの原因となる成分を取り除いた食品（飲料含む）で、その効果や安全性が科学的に評価され、整腸効果、コレステロール低減効果といった薬事法で規制されている効能表示を厚生労働大臣より許可されたものです。

食品には、栄養機能、嗜好《しこう》機能、そして生体防御や体調の調節に関わる生理機能の三つの働きがあることが明らかになっています。

このうちの生理機能に注目し、保健を目的に特定の生理作用成分を加えて作った食品は、一般に「機能性食品」と呼ばれていました。

この機能性食品を、栄養改善法第12条で、強化食品や病人用特別用途食品などと並べて制度的に位置づけしたものが、1991年に発足した「特定保健用食品」です（23ページ図参照）。

効果や安全性についての厳しいチェックをクリア

特定保健用食品の許可申請に当たっては、製造メーカーが食品の製造方法、成分分析表、試験成績表などの保健効果を証明する資料を製品に添えて保健所に提出します。

これを学識経験者、国立健康栄養研究所が検討、検査し、次のような基準に基づいて総合的に判定されます。

- 食生活の改善、健康の維持増進に役立つと期待される。
- 食品またはその有効成分の働きが学問的に明らかにされている。
- 食品またはその有効成分の適切な摂取量を学問的に決められる。
- 食品またはその有効成分が食経験などからみて安全である。
- 有効成分について物理化学的性状、効果試験方法、定性および定量法がわかっている。
- その食品と同種の食品に比べて栄養素組成が著しく違っていない。
- 日常的に食べられる。

●カプセル、錠剤などではなく、食品として普通の形態をしている。
●食品またはその有効成分はもっぱら医療品として使われるものではない。

認定マークを確認し、表示をよく読んで利用を

特定保健用食品に表示が認められているのは、「おなかの調子を整える」「コレステロールが高めの人に」「血圧が高めの人に」「血糖値が高めの人に」「カルシウムの補給に」「鉄の補給に」「虫歯の原因になりにくい」「体脂肪がつきにくい」「米アレルギーの人に」などです。

商品のラベルやパッケージには、「体質、体調によりおなかがゆるくなることがあります」「医師からカリウム摂取の制限を受けている方はご注意ください」というような摂取する上での注意事項も記載されています。

現在、特定保健用食品として許可されている食品は、130品目程度、約250種類。その数は、今後ますます増えてくると予想されます。

まぎらわしい商品も少なくありませんが、許可された食品には、厚生労働省の認定マークがついています。マークを確認してから、健康表示をよく読み取って利用しましょう。

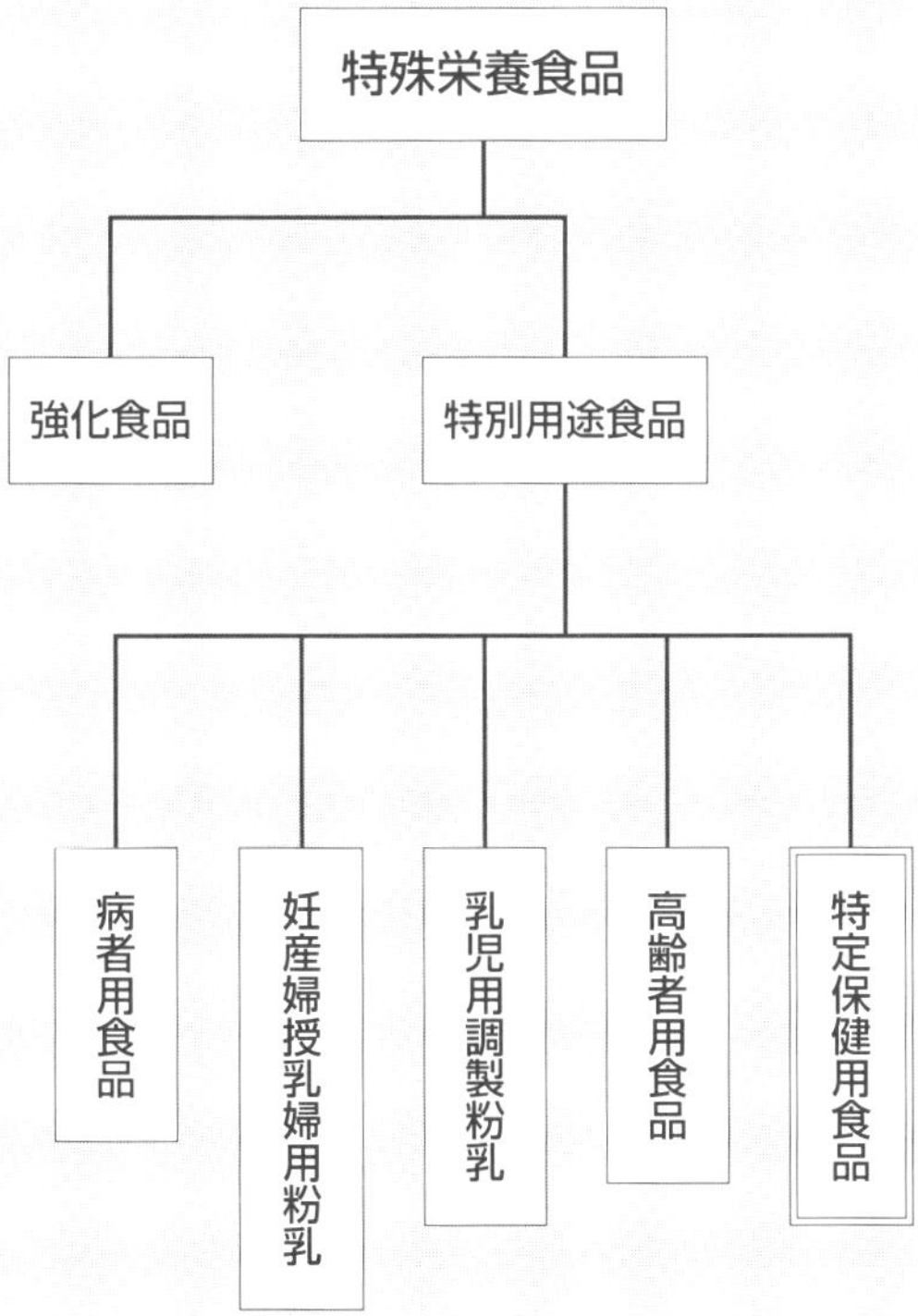

☆特定保健用食品は保健を目的に、特定の生理作用成分を加えて作った食品

[表示許可された主な特定保健用食品の内訳]

期待される作用	関与する成分	食品の種類	備考
整腸作用	大豆オリゴ糖、乳果オリゴ糖、イソマルトオリゴ糖、キシロオリゴ糖、フラクトオリゴ糖、小麦フスマなど	乳酸菌飲料、ヨーグルト、清涼飲料、プリン、チョコレート、ビスケット、ソーセージ、即席ラーメン、シリアルなど	各種オリゴ糖は、ビフィズス菌を増やして腸内環境を良好に保つ。小麦フスマ（ブラン）は、豊富に含まれる食物繊維によりおなかの調子を整える。いずれもとりすぎ、あるいは体質・体調によりおなかがゆるくなることがある
コレステロール低下作用	大豆たんぱく質、食物繊維など	がんもどき、からあげ、ミートボール、ハンバーグ、ソーセージ、ビスケット、清涼飲料など	コレステロールが高めの人の食生活の改善に役立つ。ただし、多量摂取により、疾病が治癒したり、より健康が増進できるものではない
血圧調整作用	カゼインドデカペプチド、ラクトトリペプチド、カツオ節オリゴペプチド、トチュウ茶配糖体など	清涼飲料、乳酸菌飲料、粉末スープなど	血圧が高めの人の食生活改善に役立つ。血圧の低い人の血圧を上げる作用も認められている。カリウムを含むものが多いので、医師からカリウム摂取の制限を受けている人は注意が必要
カルシウム吸収促進作用	ＣＰＰ（カゼインホスホペプチド）、ＣＣＭ（クエン酸リンゴ酸カルシウム）など	清涼飲料、乳酸菌飲料、豆腐など	飲料の場合、100㎖中のカルシウム含有量は70～100㎎。カルシウムの吸収性が高くなるように工夫されており、食生活で不足しがちなカルシウムの摂取に役立つ
血糖上昇抑制作用	食物繊維（水溶性の植物ガム、マンナン、アルギン酸など）	ゼリー飲料、清涼飲料、ゼリー、ソーセージ、クッキー、シリアルなど	ブドウ糖の吸収をゆるやかにして、血糖の急激な上昇を防ぐため、インスリン不足で起きる糖尿病に有効。多量摂取は下痢を引き起こすおそれがある
鉄吸収促進作用	ヘム鉄など	清涼飲料など	吸収のよいヘム鉄を含む。鉄の補給、鉄欠乏性貧血に有効
虫歯予防作用	パラチノース、マルチトース、キシリトール、ソルビトールなど	甘味料、ガム、チョコレート、キャンディ、ヨーグルト、乳酸菌飲料、清涼飲料、プリン、ビスケットなど	虫歯菌に利用されないため、虫歯予防に効果がある。ただし、ほかの食品に起因する虫歯を防ぐことはできない。とりすぎ、あるいは体質・体調によりおなかがゆるくなることがある

Healthy Food

1章 毎日の食事を補助する 健康食品

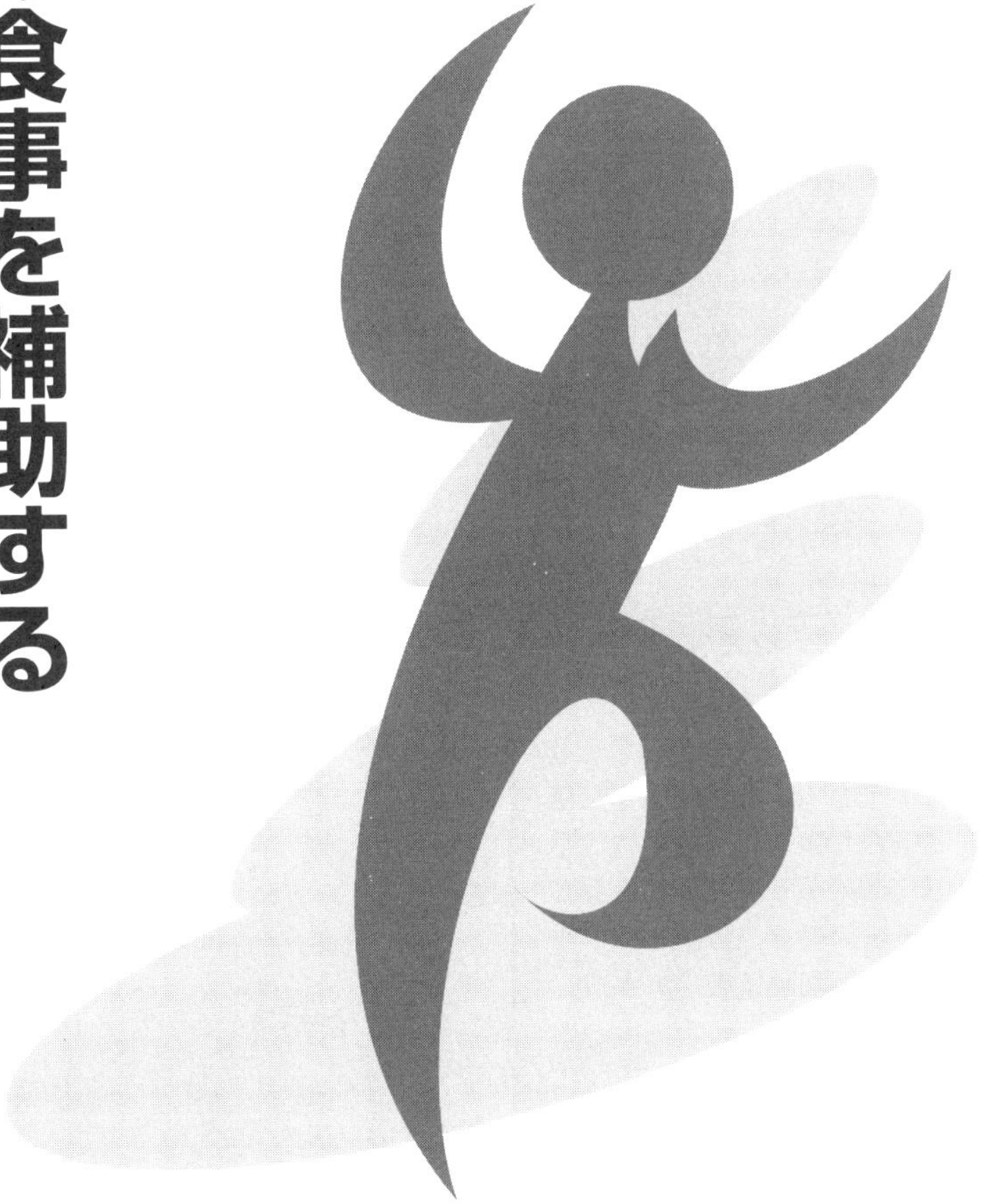

健康食品

アガリクス

ブラジル山地原産の希少価値の高いキノコ

効能

●がん予防　●動脈硬化予防
●老化防止
●アレルギー疾患改善

ブラジル・サンパウロ郊外のピエダーテ山地に自生するキノコで、学名「アガリクス・ブラゼイ」。日本では「ヒメマツタケ」「カワリハラタケ」などと呼ばれることもあります。

特産地に生活習慣病の人が少ないことから調査が進められ、1965年にサンパウロで初めて栽培に成功。かつて〝幻のキノコ〟といわれていたアガリクスですが、現在では少量ながら日本でも栽培されています。

【注意点】

副作用は特に報告されていませんが、〝がんが治った!〟などという宣伝文句に踊らされないよう注意したいものです。

効果・効用

強い抗腫瘍《しゅよう》作用、免疫増強作用で注目されるキノコ特有の食物繊維、β－D－グルカンが豊富で、その含有量はキノコの中で最多といわれます。

たんぱく質、各種ビタミン、各種ミネラル、血中のコレステロールを下げて動脈硬化を予防するリノール酸、老化を防ぐリン脂質なども含まれています。

がん細胞の萎縮《いしゅく》・消失、また生活習慣病、自律神経失調症、月経不順、更年期障害、泌尿器系疾患、アレルギー疾患などによいとされるのは、健康維持に役立つこれらの多様な有効成分の働きが期待されるためです。がんの治療効果などについては、臨床例も多数報告されています。

利用法

健康食品店に足を運ぶと、顆粒、錠剤、カプセル、パウダー、乾燥品などの形で入手できます。乾燥品は、煎《せん》じて汁を飲むほか、水でもどしてもどし汁をだし汁として利用したり、もどしたキノコを煮ものや炒めものにするなど、干しシイタケと同様の使い方もできます。

ミニ知識

煎じ方は、水1ℓの中に乾燥品を4～5個入れ、一度煮立たせてから、弱火で15分ほど煮出します。汁はいたみやすいので必ず冷蔵庫で保存すること。キノコは煮ものや炒めものに利用しましょう。

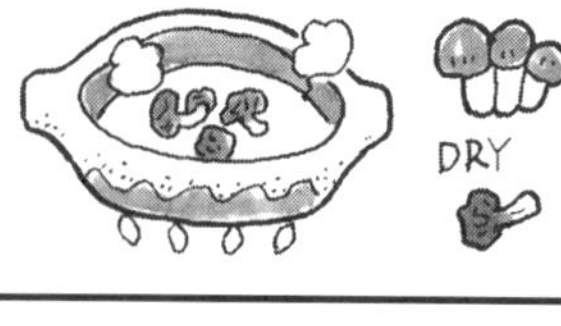

健康食品
アセロラ
ビタミンC含有量はレモンの10倍以上

効能
●感染症予防
●肌のトラブル改善
●ストレスへの抵抗力強化
●貧血改善

30年ほど前のアメリカのビタミンCブームを機に注目されはじめた、カリブ諸島特産の果物です。現在、天然のビタミンC源として広く利用されています。

【注意点】

とりすぎると、まれにおなかがゆるくなったり、ほかのビタミンとのバランスが崩れてしまったりすることがあります。飲料には、酸味をやわらげるために糖分も含まれていますから、過剰摂取はカロリーオーバーにつながる心配もあります。

病気治療のための大量療法でも、1日当たり1000〜2000mgくらいが上限とされています。

効果・効用

アセロラの成熟果実の可食部100g当たりのビタミンC含有量は、1000〜2000mg。特によく熟したものでは、4000mg以上含まれていることもあります。みかん（温州みかん）のビタミンC含有量が100g当たり35mg、レモン（全果）が同90mgですから、いかにビタミンCが多いかがわかります。ビタミンCの補給には最適といえるでしょう。

ビタミンCの働きとしては、シミやソバカスなどの色素沈着を防止する、免疫力を高めて感染症にかかりにくくする、ストレスへの抵抗力を増す、発がん物質の生成を抑制する、アルコールやニコチンの作用を緩和する、鉄の吸収を助けて貧血を予防するなどが知られています。

利用法

飲料、粉末を配合したビタミンC剤などが、薬局、健康食品店ばかりでなく、コンビニエンスストアなどでも市販されています。

成人のビタミンCの所要量は、1日50mgですが、喫煙者、ストレスの多い人、運動量の多い人などは、ビタミンCの消耗が激しいため、所要量の2〜3倍が必要です。

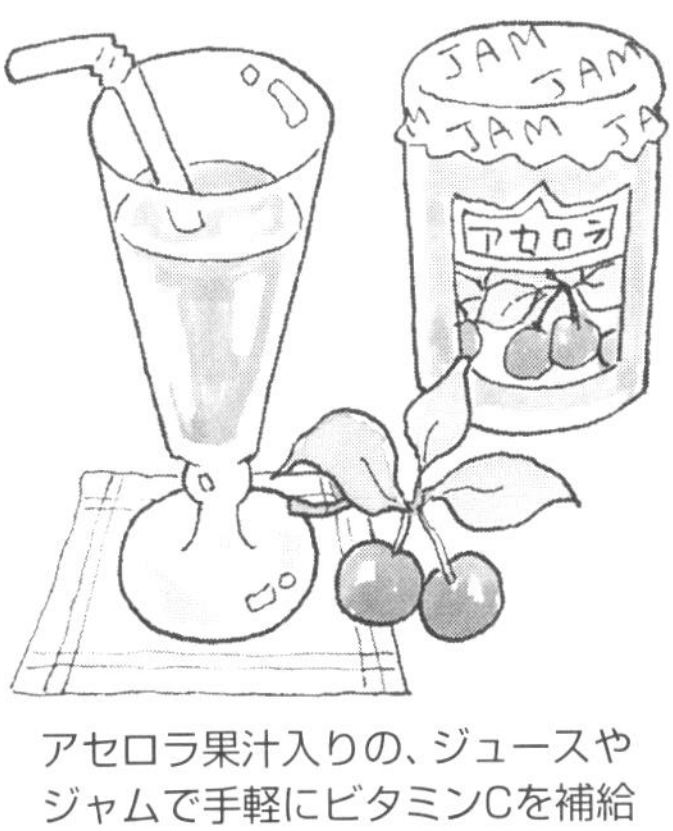

アセロラ果汁入りの、ジュースやジャムで手軽にビタミンCを補給

健康食品

アロエ

内服、外用で幅広い効果が期待できる天然の万能薬

効能

●胃腸病改善　●便秘改善
●糖尿病改善
●皮膚のトラブル改善
●がん予防　●外傷治療

ユリ科に属する多肉の薬用植物です。

その種類は300ほどあるといわれますが、日本で最も親しまれているのは「キダチアロエ」。古くから〝医者いらず〟といわれ、切り傷ややけどのときに葉の中のゼリー状の部分が直接患部につくように貼りつけるなど、外用、内服の両方に民間療法で多岐に利用されています。

そのほか〝薬〟として用いられるものとしては、便秘薬の原料として主に南アフリカから輸入される「ケープアロエ」、欧米で人気の「アロエベラ」なども知られています。

独特の有効成分が数多く含まれており、規則的にとり続けると、自律神経が安定する、胃腸の働きが活発になる、からだの抵抗力が増すなどの効果が期待できます。

効果・効用

主な成分の個々の働きでは、苦み成分のアロイン、アロエエモジンは、胃液の分泌を促して胃腸の働きを活発にする作用、便秘を改善する作用が知られています。

アロエを切ったときのネバネバに含まれるアロエウルシンは、胃潰瘍《いかいよう》や慢性胃炎の症状改善、外用すれば切り傷ややけどに有効とされます。

アロミチン、アロエチンは、抗がん作用があるとされます。アロエチンには、抗菌作用もあります。

そのほか、血糖値を下げるアロエボラン、乾燥肌に潤いを与えるムチン質、細胞を活性化して肌を生き生きとさせるアミノ酸や糖たんぱくなどが含まれています。

利用法

市販の健康食品を利用するのが手軽ですが、生葉が入手できたときは、次のように利用してみましょう。分量はいずれも大人の適量で、子どもはその3分の1から半分が目安です。最初は少量で試し、様子をみてください。

＊生葉をそのまま／最も簡単な方法です。生葉15g程度をよく水洗いし、トゲを切り取って、そのままチューインガムのようにかみ、出てくる汁を飲み込みます。

【注意点】

最近は、乾燥粉末、粉末やエキスを粒状にしたもの、ドリンク剤などが健康食品として各種市販されています。

市販品は表示にしたがって用いるのが原則ですが、体質や体調により、表示どおりではおなかがゆるくなることがあります。下痢をするようなら、分量を減らしてください。生葉の利用も同様です。

生理中の人、妊娠中の人、冷え症の人も、アロエの服用は控えてください。

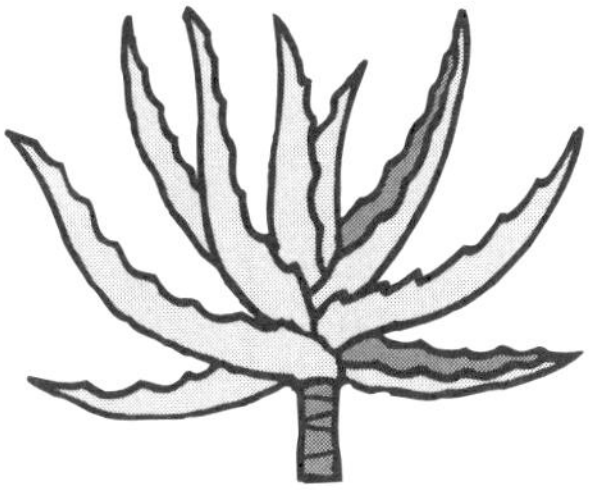

“医者いらず”といわれるアロエ

＊おろして／生葉を皮ごとおろし金でおろし、1日に2～3回、大さじ1杯ずつ食べます。レモン汁やハチミツを加えたり、汁をこして飲んでもよいでしょう。

＊煎《せん》じて／生葉を5㎜くらいの輪切りにして鍋に入れ、同量の水を加えて強火にかけます。煮立ったらトロ火にして半量になるまで煮詰め、自然に冷まして布でこします。この煎じ汁を、1日に2～3回、大さじ1杯くらいずつ飲みます。アロエの有効成分は、熱に強く、火を通しても効果はほとんど変わりません。

＊ハチミツ漬け／みじん切りの生葉4～5枚分、みじん切りのレモンの皮1/2個分、ハチミツ1カップを保存瓶に入れて密閉し、冷蔵庫に3～4日おきます。これを大さじ1杯くらいずつ、お湯で溶かして飲みます。

＊粉末にして／洗ってトゲを取った生葉を薄く切り、カラカラになるまで天日で干して、すり鉢ですりつぶします。1日の適量は、小さじ1～2杯。ジュースに混ぜるなど、市販の乾燥粉末と同様に利用できます。

ミニ知識

観賞用、薬用として鉢で栽培してみましょう。

緑の色が濃く、葉が肉厚なものを園芸店などで求め、日当たりがよく暖かい場所に置きましょう。特に寒い地方では、冬場は室内に置いてください。

水やりは夏は夕方に少量、冬は控えるのが基本です。大きくなり根がはってきたら、植え替えます。

以上の注意点に気をつければ、アロエは比較的簡単に育てることができます。

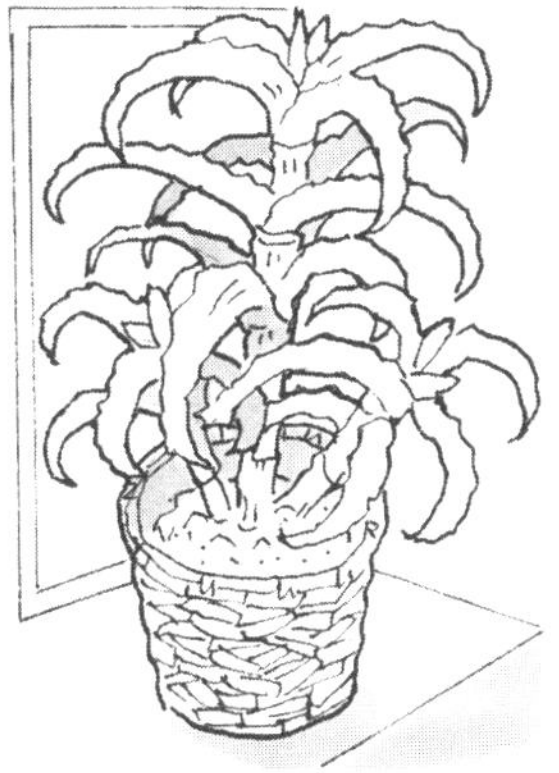

健康食品

イサゴール

おなかの調子すっきり
合わせて
ダイエット効果も

効　能

●便秘改善
●肥満防止
●動脈硬化予防

オオバコ科のサイリウムという植物の種子から精製した水溶性の食物繊維です。「サイリウム種皮」「プランタゴオバタ種皮」ともいわれ、ヨーロッパでは古くから民間緩下《かんげ》剤《ざい》として使用されています。

【注意点】

イサゴールを一度に多量にとると、おなかがはったり、下痢をしたりすることがあります。

また、便秘薬として利用する場合は、イサゴールが緩下剤としての効果を現すまで、服用から数時間を要するため、生活習慣によって服用の時間を考えてください。

効果・効用

白い粘質性の外皮に覆われたサイリウムの種子は、水を加えると水を吸収してふくれ、ツルツルした無色の粘稠《ねんちゅう》物質に変わる性質があります。水とともに服用すると、胃腸内でこの変化が起こり、トコロテン様の粘稠物質が便の量を増やしたり、便通をよくしたり、血液中の余分なコレステロールを排出したりします。

ふくれあがった粘稠物質が満腹感を与えるので、食べすぎが抑制できるという効果も期待できます。

利用法

センナの実とともに、市販の便秘薬に配合されているほか、最近では、即席めん、シリアル、粉末飲料といった特定保健用食品、ダイエット食品にも多用されています。特定保健用食品には、「おなかの調子を整える食物繊維」として含まれています。

いずれも、効果を得るには、種皮を膨張させるための多めの水分が必要です。

ミニ知識

便秘を放置しておくと、痔や肌あれの原因になるばかりでなく、がんをはじめとする深刻な疾患も招きかねません。

当面の便秘解消にはイサゴールなどを配合した便秘薬の服用が有効ですが、薬に頼りすぎるのは考えもの。食生活の改善で治す努力をしましょう。

ポイントは、食物繊維を多くとること、そして1日3食きちんと食べることです。

健康食品

イチョウ葉エキス

高齢化が進む中で注目の逆輸入食品

効　能

●血行促進
●生活習慣病予防
●ボケ防止
●老人現象改善
●アレルギー症状改善

東洋のみに分布するイチョウの葉を乾燥させ、成分を抽出したものです。1960年代に西ドイツで製剤化され、欧米では広く使われていましたが、日本で注目されるようになったのは15年ほど前です。

【注意点】

副作用は特に報告されていませんが、用量をきちんと守ることが大切です。

抗凝固剤を用いている人は、血管拡張作用などが強く現れすぎることがあるので、利用を控えたほうがよいでしょう。

効果・効用

イチョウ葉エキスには、ケルセチンやカテキンをはじめとする10数種類のフラボノイドのほか、ルチン、クエルシトリン、テポニン、シリマリン、ほかの植物にはないギンコライドなどが含まれています。

これらの成分は、末梢動脈を拡張して血液の流れをよくする、血管を丈夫にする、活性酸素の発生を防ぐなどの作用があり、高血圧、がん、脳卒中、糖尿病など主に生活習慣に由来する病気や、アレルギー症状、また記憶力低下、動作緩慢といった老人現象、老人性痴呆、アルツハイマーなど加齢に伴う症状に効果があることが明らかになっています。

ニトログリセリンのような薬と違って、狭心症の急激な発作時には対応できませんが、長期の服用により、心筋梗塞《しんきんこうそく》の予防、症状改善なども期待できます。

利用法

欧米では医薬品の扱いですが、日本では健康食品店などで錠剤、顆粒状、粒状、カプセル、液状などが入手できます。成分がきちんと表示されているものを選ぶとよいでしょう。

なお、イチョウの本家である東洋では、古くからお茶として飲み、ボケ防止などに役立てています。そのまますぐに使える乾燥葉も市販されていますが、5～9月の青葉が手に入ったら、自分でも茶葉をつくってみたいもの。小さく切ってからカラカラに干し、緑茶の要領でお湯を注いで飲んだり、煎《せん》じて飲んだりします。

健康食品

ウコン

熱帯アジア原産の代表的な薬用植物

効能

●肝臓病改善
●胃腸障害改善
●動脈硬化予防
●がん予防
●生理不順改善

アジアの熱帯に属する地方が原産のショウガ科の多年生草木です。春ウコン、秋ウコン、紫ウコンなどの種類があります。主産地はインドや中国（台湾）で、国内では沖縄や九州南部で栽培されています。

利用するのは、ショウガに似た根茎の部分で、英名は「ターメリック」。古くから漢方の生《しょう》薬《やく》として珍重されていますが、カレー粉の主原料としても欠かせません。また、鮮やかな黄色い色は、バター、マスタード、たくあん漬けといった食品の色づけなどにも利用されます。

最近では、手軽に利用できる乾燥粉末やサプリメントが人気になっています。

効果・効用

最大の有効成分は、黄色色素のクルクミン。これには胆汁や胃液の分泌をよくしたり、食べものの消化・吸収を高めたり、肝臓の解毒機能を促進したりする作用があり、肝炎、胆道炎、胆嚢《たんのう》炎、胆石、黄疸《おうだん》、胃弱、胃痛など肝臓病や胃腸病の薬として古くから用いられています。クルクミンには、抗酸化作用によって血中コレステロールを低減したり、がんを予防したりする効果があることも明らかになっています。

また、香辛成分として含まれる精油（ターメロール、フェラドレン）には、胃潰《いかい》瘍《よう》や十二指腸潰瘍の原因となるピロリ菌などを除去する抗菌作用があることも認められています。

漢方では、血の滞りを除いて血液をきれいにし、疼痛《とうつう》を改善する〝血中の気薬〟といわれ、生理不順、生理痛、腹部の疼痛などの症状にも用いられています。

なお、生のウコンと乾燥させたウコンとでは、生のほうが有効成分が多く、いずれの薬効も高いとされています。

利用法

生ウコン、乾燥根茎、乾燥粉末、また粉末を加工した顆粒、錠剤、ドリンク剤などが、ほかの健康食品に比べて手に入りやすい価格で市販されています。

生ウコンは、すりおろしてから内服するのが一般的です。苦みと独特の土臭さが

【注意点】

乾燥品も生ウコンも、1日の量は、大人で10g、子どもはその半量が目安です。錠剤などは表示に従って摂取します。

副作用はほとんどないとされますが、人によってはまれにアレルギー症状が出ることがあります。服用により皮膚がかゆくなったようなときは、量を控えるか、一時服用を中止してください。

胆石のある人も、避けるのが無難でしょう。

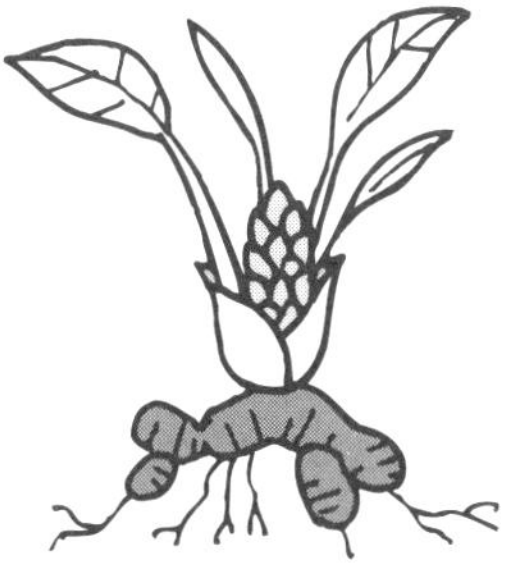

さまざまな薬効が注目のウコン

ありますが、すりおろしにお湯を注いで飲んだり、ダイコンおろしと混ぜたりすると、服用しやすいでしょう。

乾燥根茎は、ウコン10gに対して水3カップを加えて3分の1量になるまで煎《せん》じ、これを1日3回に分けて、お茶として飲みます。細かく砕いて、粉末と同様に用いることもできます。

最も一般的に出回っている乾燥粉末は、お湯に溶かしてウコン茶に。そのほか、カレーのスパイスとして利用したり、ピラフや魚介料理、スープの色づけに用いたり、炒めものの仕上げにふりかけたりします。スーパーなどのスパイス売り場にも並んでいますから、胃の弱い人や肝疾患のある人は、毎日の料理に積極的に活用するとよいでしょう。

ミニ知識

中近東諸国では古代からウコンを黄色の着色料として用いていましたが、日本でも木綿の染料として平安時代からウコンが利用されていたといわれます。

“ウコン染め”には防虫効果があるため、単に黄色い色をファッションとして楽しむだけでなく、昔は大切な衣類や骨董品などをウコン染めの風呂敷で包んで保管したそうです。デリケートな赤ちゃんの肌着にも欠かせなかったようです。

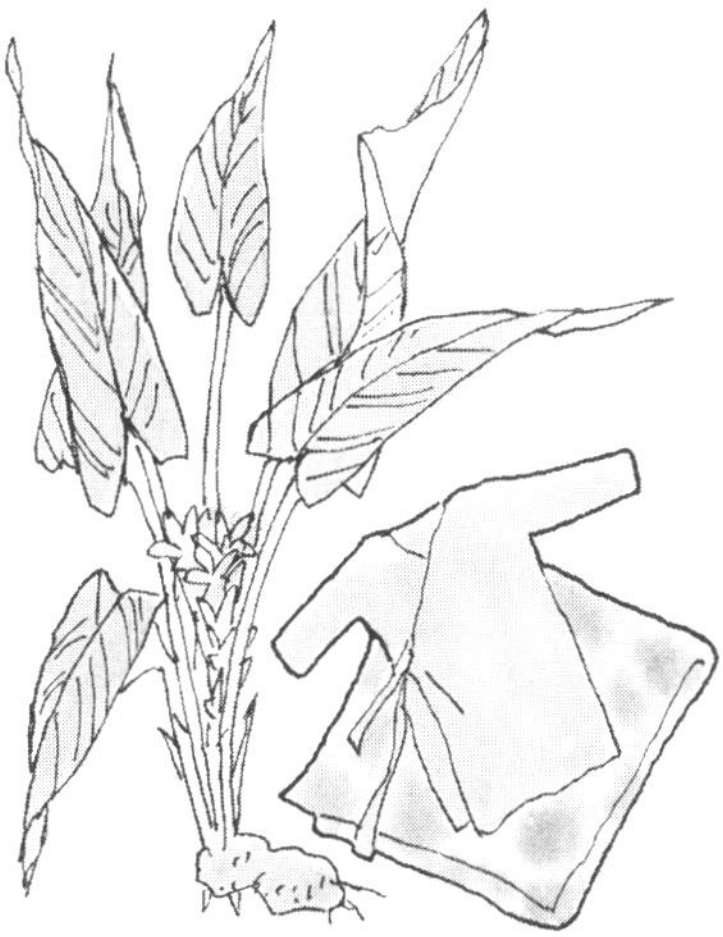

健康食品

エゾウコギ

ロシアでは宇宙飛行士やスポーツ選手も利用

効能

●疲労回復　●体質強化
●自律神経失調症改善
●血圧異常の改善
●がん予防

ロシア名で「エレウテロコック（命の根）」、中国名で「刺五加（シゴカ）」と呼ばれるエゾウコギは、高麗人参と同じウコギ科に属する灌木です。シベリア、中国北東部、北朝鮮、日本では北海道東部など厳寒の地に自生しています。薬効が期待できるのは、根や茎の部分です。

ロシアや中国ではエゾウコギの研究が盛んで、ロシアでは心臓病やがん、糖尿病などの医薬品、中国では強精・強壮用の医薬品として使用されています。

【注意点】

即効性がないので、効果が現れないからといって中止せず、根気よく飲用してください。

効果・効用

主要成分は、エレウテロシドA～Gと名づけられた7種類のトリテルペイド配糖体。そのほか、生理活性成分として、血中コレステロールをコントロールするステロール、血圧を下げたり自律神経のバランスを回復したりするクマリン、抗疲労作用・興奮作用を持つシリンジン、抗酸化作用や心臓の冠状動脈拡張作用を持つフラボノイドなどが含まれています。

それらの成分の効用としては、代謝促進、疲労回復、強壮、食欲増進、精神安定、集中力向上、ストレス・病気・アルコールなどへの耐久力・抵抗力強化、血圧調整、がん予防などが知られています。

利用法

根や茎から抽出したエキスを濃縮したものや、エキスを錠剤、カプセル、アンプル、ドリンクなどに加工したものなどさまざまなタイプが市販されています。副作用は特に報告されていませんが、表示に従ってとるようにしましょう。目安は、エキスで1日約3gです。

なかなか手に入りにくいのですが、春先に出るウコギの若葉は、さっと塩ゆでしてから細かく刻み、ごはんに混ぜるといった利用法もあります。

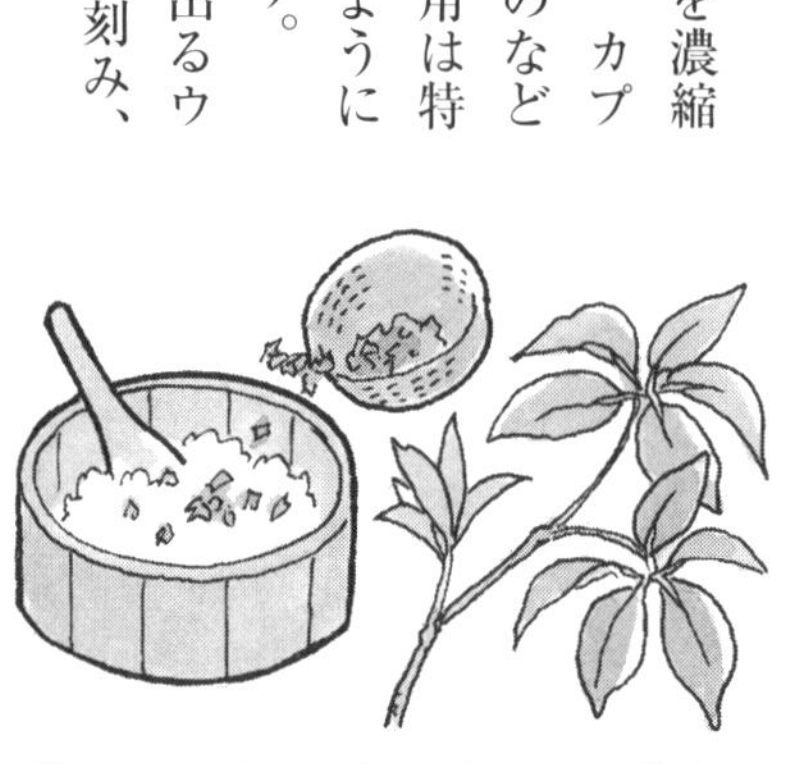

塩ゆでして細かく刻んだウコンの若菜をごはんに混ぜる利用法もある

健康食品

オウセイ

病後や産後に最適の滋養強壮・疲労回復薬

効能

●滋養強壮 ●疲労回復
●呼吸器系疾患改善
●高血圧改善
●動脈硬化予防

中国原産のユリ科の多年草で、〝黄精〟という漢字が当てられています。

根茎に薬効成分が含まれており、漢方では滋養強壮の生薬として古くから有名ですが、近年の動物実験で体験的に得たその効能が科学的にも証明されはじめ、最近は健康食品としてもブームになっています。

【注意点】

副作用は特に報告されていませんが、消化不良を起こしている人や、下痢をしている人、湿った痰《たん》が出る人は、使用を避けてください。

茎根部の主成分は粘液多糖質で、カルボン酸、アスパラギン酸、ニコチン酸なども含まれています。

効果・効用

漢方では、滋養強壮薬として、病後や産後の体力衰弱時、疲れがたまっているとき、慢性病による食欲不振で栄養バランスが崩れているときなどに古くから用いています。また、呼吸器系の機能をよくしたり、血圧を下げたり、動脈硬化を予防したり、糖尿病や痛風を改善したり、結核菌に対する抑制力をつけたりする効果もあるとしています。

血圧や血中コレステロールのコントロール作用、抗菌作用などについては、近年の動物実験でも明らかになっています。

利用法

市販のオウセイエキスは、表示に従って飲用します。蒸して日干しした生薬《しょうやく》は、5倍の分量の水を加えて丸1日煎《せん》じ、それをこしてから、さらに弱火にかけて濃縮させ、1回10mℓずつ、1日4回を目安に飲みましょう。

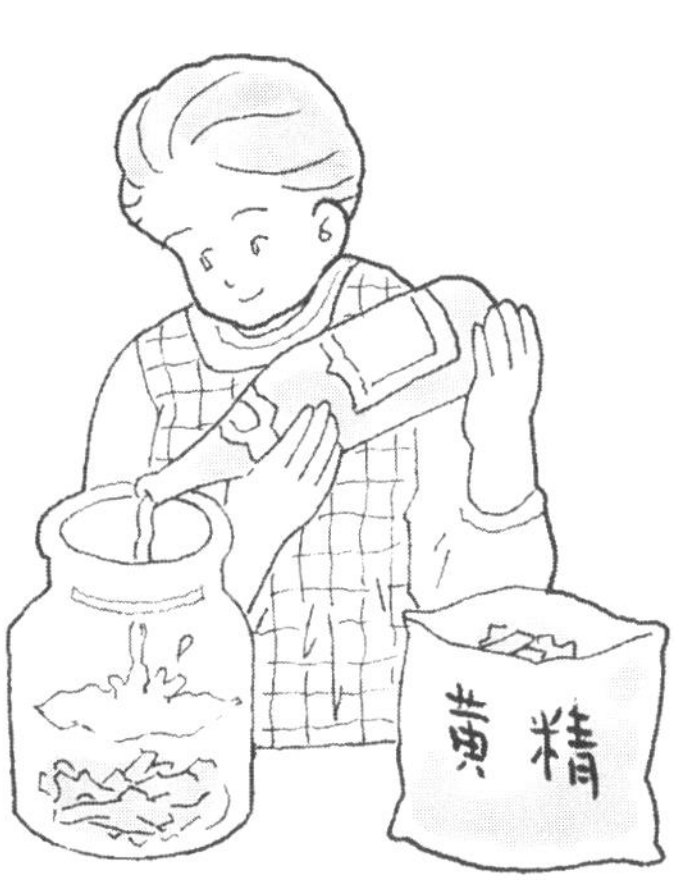

煎じる代わりに、薬酒（焼酎漬け）にしてもよい

健康食品

大麦若葉エキス

現代人に不足しがちな栄養素の宝庫

効能

●生活習慣病予防 ●疲労回復
●貧血改善 ●老化防止
●精神安定

生命力の強い大麦の新芽を摘み取って成分を抽出し、精製したものです。ほかの緑黄色野菜に比べ、ミネラル、ビタミン、酵素などを多く含有していることから、健康食品として注目を集めています。

【注意点】

葉緑素中のフェオホルバイドを多量に摂取すると、皮膚に障害が現れるといわれます。

ただし、フェオホルバイドの含有量は厚生労働省が制限しているため、健康食品として市販されている大麦若葉エキスで副作用が現れるようなことはまずありません。

効果・効用

血色素を合成したり、コレステロールを減少させたり、血栓を防いだりする働きが知られる葉緑素（クロロフィル）を豊富に含む葉緑素食品の一つです。

また、カリウム、カルシウム、マグネシウム、亜鉛、銅、鉄など、人の体細胞で起こる種々の酵素反応や生命維持機能に不可欠なミネラルの供給源としても貴重です。野菜の優等生とされるホウレンソウと比較すると、たとえばカリウムは約18倍、カルシウムは約11倍、マグネシウムは約4倍の量が含まれています。

そのほか、β－カロテン、ビタミンB_1、ビタミンCをはじめとする各種ビタミン、トリプトファンやアラニンといったアミノ酸、活性酸素の害からからだを守るSOD補酵素なども含まれています。

これらの成分の働きにより、さまざまな機能が活性化され、がん、動脈硬化、高血圧、肝疾患、貧血、骨粗鬆症《こつそしょう》などの予防と改善、疲労回復、精神安定などの効果が期待できます。

利用法

大麦若葉の汁を濃縮したエキスが、粉末、顆粒、粒状などに加工され、健康食品として市販されています。

ファーストフード、加工食品で食事をすませることが多い人は、ビタミンやミネラルなど不足しがちな栄養素の補給に利用するとよいでしょう。

健康食品

海藻エキス

脂肪の代謝をよくする
ヨウ素の補給に最適

効能

●肥満防止 ●老化防止
●動脈硬化予防
●高血圧予防
●骨粗鬆症予防 ●整腸

食用となる海藻の成分を抽出したもので、「ケルプエキス」とも呼ばれます。

ミネラルやビタミンが豊富で、しかも低エネルギーという海藻の特性を生かした健康食品は、中高年層の注目の的。日本ほど海藻を食べる習慣のない欧米では、ヨウ素補給食品として利用されています。

【注意点】

ヨウ素を毎日のように2mg以上とり続けると、甲状腺腫《しゅ》（バセドウ病）が発生しやすくなるといわれています。

ヨウ素含有量の多い健康食品は、表示に従って利用してください。

効果・効用

甲状腺ホルモンを作る原料として不可欠のヨウ素（ヨード）を多量に含有しているのが一番の特徴です。ヨウ素が欠乏すると、甲状腺の機能が低下し、脂肪の燃焼が十分に行われなくなって肥満しやすくなったり、疲れやすくなったり、精神反応が鈍くなったり、老化が促進されたりしますが、海藻エキスはこのようなヨウ素欠乏症の予防と改善に最適の食品といえます。

カルシウムや鉄などヨウ素以外のミネラル、ビタミン、アミノ酸のタウリン、EPA（エイコサペンタエン酸）などもバランスよく含まれているため、骨粗鬆症《こつそしょう》、動脈硬化、高血圧、がん、貧血などの予防にも役立ちます。食物繊維の一種のアルギン酸エステルの働きで、整腸効果も期待できます。

利用法

コンブやワカメといった海藻を粉末状にしたもの、エキスを配合した錠剤、カプセル、ゼリー、ドリンクなどが市販されています。

また、ダイエット食品のめん類などにも利用されています。

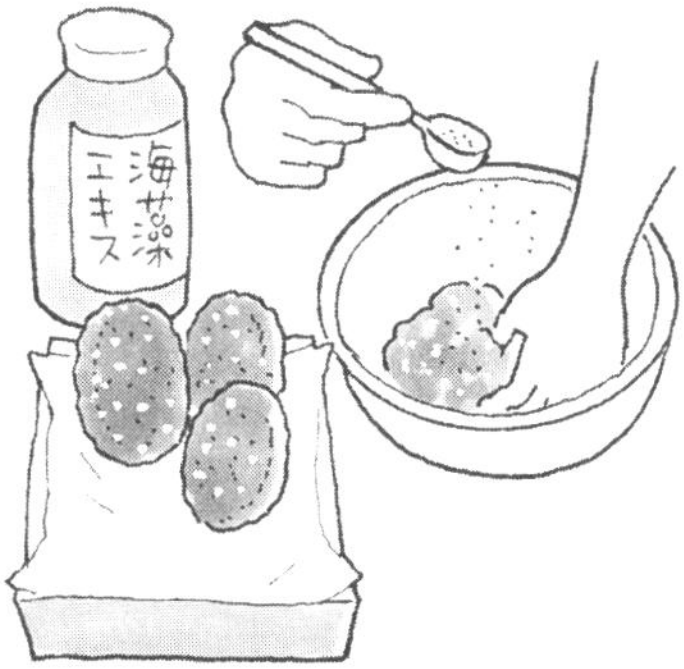

粉末は、そのままオブラートに包んで飲むほか、ハンバーグやコロッケのタネに混ぜるなどの使い方もできる

健康食品

カキエキス

生のカキの栄養特性をそっくり引き継ぎ凝縮

効能

●虚弱体質改善 ●肝臓病予防
●動脈硬化予防 ●高血圧予防
●がん予防 ●疲労回復

カキは、食用の歴史の古い食品です。ヨーロッパではローマ時代にはすでにカキの養殖が始まっていたといいますし、中国でも有史以前から滋養補給の食品や漢方薬として愛用されていたといいます。

海外ばかりでなく、日本でも縄文時代の貝塚からカキ殻が発見されています。

健康食品として市販されているカキエキスは、この食用カキから成分を抽出し、濃縮したものです。〝海のミルク〟と形容されるカキの栄養成分を、季節を問わず、いつでもどこでも手軽にとれるとして、人気を集めています。

効果・効用

消化吸収がよく、良質たんぱく質、ビタミン、ミネラルをバランスよく含んでいることから、カキはしばしば〝海のミルク〟と呼ばれます。特にタウリン、グリコーゲン、亜鉛といった有効成分の含有量が傑出しています。

アミノ酸の一種タウリンには、肝臓の代謝を改善する、高い血圧や低い血圧を正常にコントロールする、心臓の異常な興奮を鎮める、血栓を予防する、体内の老廃物や有害物質を分解して発がんを抑えるなどの作用があり、肝臓病、高血圧、低血圧、脳梗塞《のうこうそく》、心筋梗塞、がんなどの予防と改善に有効に働きます。疲労時の体力回復、気力回復にも効果を発揮します。

多糖類のグリコーゲンは、ただちに体内に吸収されて筋肉や肝臓などに貯蔵され、必要に応じて即効性のエネルギー源となります。肝臓の働きを活発にし、ホルモンを正常に機能させて、体力をつけるという働きも知られています。

亜鉛は、インスリンの分泌促進、ホルモン代謝など生体反応に重要な役割を担う微量ミネラル元素で、生殖器や脳機能の活性化に作用します。

カキエキスは、このようなカキの栄養特性をそっくり引き継いでいます。

利用法

乾燥粉末や錠剤、カプセル、ドリンクなどが市販されています。

乾燥カキエキス100g中にはタウリン約5g、グリコーゲン約

42g、亜鉛約18㎎が含まれており、粉末で1日に6～30g摂取すれば、タウリンは必要量のすべてをカバーすることができます。

なお、健康食品ばかりでなく、旬《しゅん》には生のカキも積極的に食べるようにしたいものです。加工によって失われやすい亜鉛については、1個で1日分の10～15㎎が補える生のカキのほうが、補給源として優れているといえます。タウリンや亜鉛の摂取が目的の場合は、生食がおすすめです。

虚弱体質改善、健胃、イライラやヒステリーの症状改善には、クリーム煮、クリームシチュー、チャウダーなど乳製品を組み合わせたメニューがよいでしょう。

【注意点】

一般的なカキの旬は、冬場。昔から「Rのつかない月にカキを食べるな（西洋）」「花見過ぎたらカキ食うな（日本）」といわれていますが、産卵期に当たる5～9月のカキは、毒化することがあり、中毒が心配されます。夏が旬のイワガキ（夏ガキ）以外は、夏場は食べないほうが無難でしょう。

旬のカキでも、鮮度が落ちていると中毒を起こすことがありますから、鮮度には十分に注意が必要です。

また、カキにはからだを冷やす作用があるので、冷え症の人は生で多食しないこと。加熱調理したものでも、量を控えたほうが安心です。

ミニ知識

東洋医学では、漢方名で“牡蠣（ぼれい）”と呼ばれるカキの殻にも汗止め、鎮静作用、緊張緩和などの作用があるとし、代表的な生薬の一つとしてヒステリー、寝汗、不眠、精神不安などを治す漢方薬によく使われます。

牡蠣は煎じて飲むのが一般的ですが、色白になる美顔クリームとしての利用法も昔から伝えられています。牡蠣3に対して土瓜根（どかんこん）1の割合で混ぜて細かい粉末にし、ハチミツを少しずつ加えてクリーム状になるまで練り合わせればクリームのでき上がり。これを寝る前に顔に塗り、朝ぬるま湯で洗い流します。牡蠣、土瓜根は、漢方薬局で入手できます。

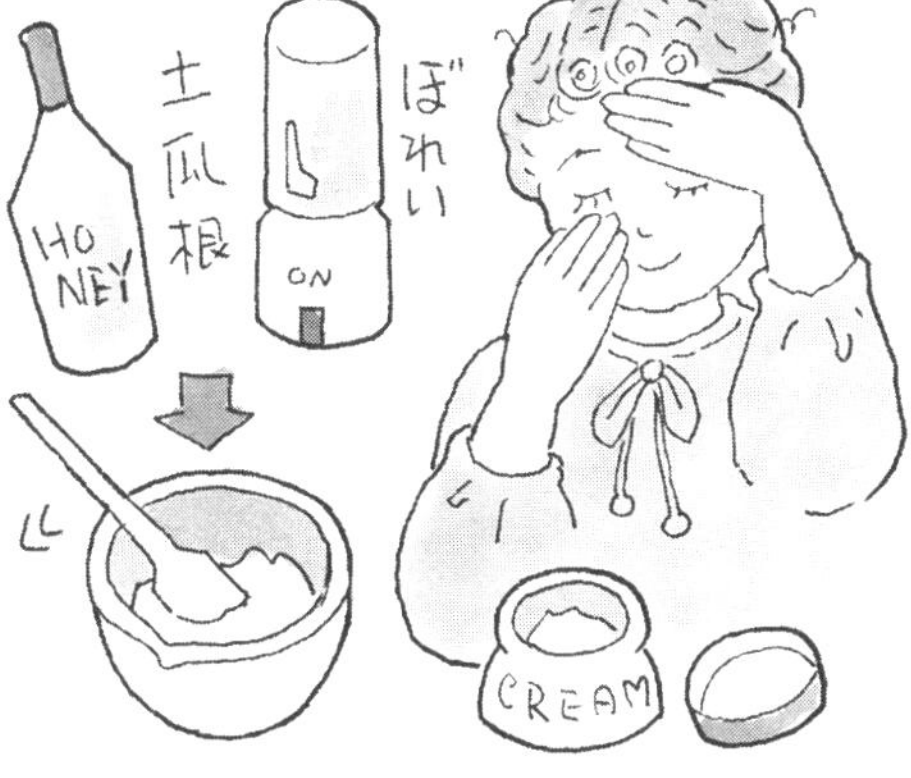

健康食品

花粉

"パーフェクトフーズ"多彩な成分を含む

効能

●虚弱体質改善
●慢性便秘改善
●更年期障害改善
●前立腺疾患改善
●貧血改善

ミツバチがミツを求めて花の中に入ったとき、からだ中についた花粉を足で集め、唾液やミツで固めたもので、「花粉だんご」とも呼ばれます。

欧米では50年ほど前から健康食品として注目されていましたが、その後の臨床治療で多くの効果が期待できることが明らかになっています。

【注意点】

花粉を経口摂取しても、鼻から吸ったときのように鼻炎やくしゃみなどのアレルギー症状は起こらないといわれます。ただし、科学的な裏づけがあるわけではなく、花粉症の人は念のため注意したほうがよいでしょう。

効果・効用

アミノ酸をはじめ、各種ビタミン（A、B群、C、Eなど）、各種ミネラル（カリウム、カルシウム、リン、マグネシウム、鉄、亜鉛、銅など）、フラボノイドの一種であるルチン、抗菌性物質、各種酵素、成長促進因子成分など、わかっているものだけでも数十種類を超える栄養素、機能性物質が含まれています。その多彩な成分から栄養価が高く評価され、欧米では〝パーフェクトフーズ（完全食品）〟とも呼ばれています。

効用としては、子どもの成長促進、新陳代謝促進、体力回復、強壮、食欲増進、消化・吸収促進、慢性便秘改善、貧血改善、毛細血管の強化、精神安定、更年期の不快症状の改善、前立腺炎や前立腺肥大の改善などが認められています。

利用法

花粉食品、花粉加工食品、花粉エキスの粉末含有食品などが市販されていますが、その多くは花粉成分が効率よくからだに吸収されるように、粉砕や酵素処理などが行われています。表示の用量、用法を守って摂取しましょう。

ミニ知識

ミツバチの働きバチは、1回に15分ほどかけて16～44mgの花粉を集めてくるといわれます。花粉は新鮮なものほどよく、健康食品として市販されているものは、酸化しないように冷蔵庫などで保存を。

利用法としては、お湯に溶かして飲んだり、ヨーグルトにかけたりしてもよいでしょう。

健康食品

カンゾウ

強力な解毒作用は漢方薬処方にも活用

効能

●解毒 ●胃腸障害改善 ●肝臓保護 ●鎮咳 ●去痰 ●咽喉痛緩和

中国東北地方に自生するマメ科のウラルカンゾウの根・根茎を乾燥させたもので、漢方の処方では不可欠の生薬です。

〝甘草〟という漢字が当てられるように、強い甘味があり、甘味料としてしょうゆなどにも添加されています。

【注意点】

漢方では、カンゾウは害がなく、連用可能とされていますが、長期間服用すると、水腫や血圧上昇などがみられることがあります。常用量を守るとともに、気になる症状が現れたときは使用を中止してください。

効果・効用

最もポピュラーな漢方生薬の一つで、健胃、胃腸の消化・吸収促進、胃痛緩和、潰瘍《かいよう》改善、肝臓保護、鎮咳《ちんがい》、去痰《きょたん》、咽喉炎や口内炎の痛みの緩和、痔《じ》の改善など多くの薬効が知られています。

また、「百薬を調和する」「百薬の毒を解す」として、漢方では作用の激しい薬物を処方するときに、その強烈な薬理作用や刺激性をやわらげる目的で、昔からカンゾウを配合してきましたが、近年の研究で主成分の甘味成分グリチルリチンに薬物に対する解毒作用があることが明らかになっています。解毒作用は、食中毒、フグ毒、ヘビ毒、細菌性の毒（トキシン）などに対しても発揮されます。

グリチルリチンは、抗がん作用があるのではないかとも期待されています。

利用法

長くまっすぐで、皮が薄く、甘みの強いものが良質とされます。スライスしたものも出回っています。

胃腸病、のどの痛み、咳《せき》、痰《たん》などには、煎《せん》じて飲用します。常用する場合は、カンゾウの使用量は1日3～6gとします。

痔や外陰炎には、外用が効果的です。煎じ液で洗浄し、温湿布します。

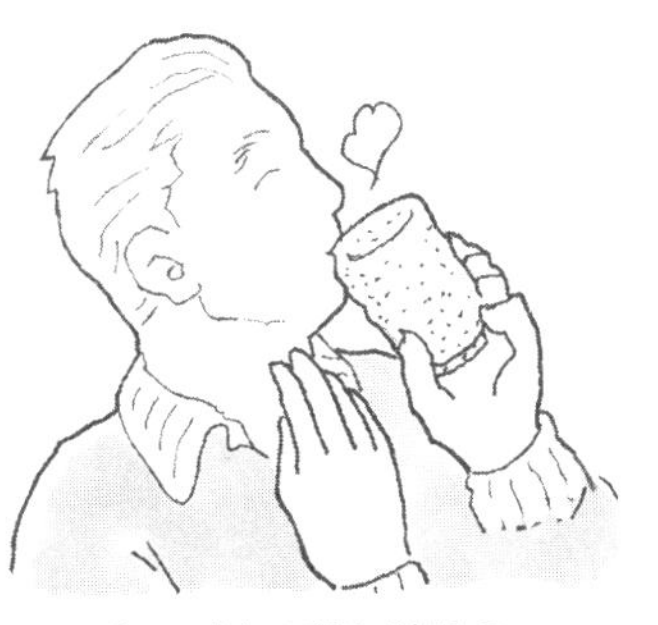

カンゾウの煎じ汁はのどの痛みや咳など、風邪の症状を穏和する

健康食品

菊花

目のトラブルならほぼオールマイティにOK

効能

●眼精疲労改善 ●眼病改善
●頭痛緩和 ●高血圧改善
●疲労回復 ●食欲増進

菊は、日本人にとって最もなじみ深い花の一つ。食べることを目的として栽培された食用菊は、苦み、香りがきつくなく、色、歯ざわりのよさが身上で、刺し身のつまや料理の彩りに欠かせません。現在栽培されている食用菊の種類は、50種以上といわれます。

中国では、かつて菊は不老長寿の薬草といわれ、中国古典医薬品集「神農本草経（しんのうほんぞうきょう）」にもその名が見られます。食用菊の頭状花を乾燥させたものは、漢方生薬として、眼病治療薬や解熱剤などに処方されています。

成分として、炭水化物、たんぱく質、香気成分などが含まれています。

効果・効用

漢方では菊花のことを「明目（めいもく）」といい、昔から〝目の薬〟として、目のトラブルの処方に使っています。たとえば、目の充血、疲れ目、目のかゆみに用いられる「菊花散（きくかさん）」も、かすみ目、視力減退に用いられる「杞菊地黄丸（こぎくじおうがん）」も、主薬は菊花です。

そのほか、鎮痛、鎮静、消炎、解熱、利尿、降圧、解毒などの生理作用があり、風邪による熱を下げたり、頭痛を緩和したり、頭がふらつく、耳鳴りがするといった肝腎機能不足の症状を改善したり、血圧を下げたり、食欲を増進したり、疲労を回復したりする効果も期待できます。

パソコン操作などで目を酷使する人、花粉の飛ぶ季節に目がかゆくなる花粉症の人、高血圧の人、食が細い人、疲れやすい人、頭痛持ちは、菊花の料理を積極的にとったり、菊花茶や菊花酒を常飲することをおすすめします。

利用法

生の食用菊、花びらを蒸してから薄くのして干した菊のりのほか、漢方薬局に行くと、菊の頭状花を乾燥したものが入手できます。

生の花は、そのまま料理のあしらいに用いたり、三杯酢やあえもの、おひたしなどにしたりします。刺し身に添えると、魚の毒消しの役目もします。菊のりは、も

【注意点】

菊花には、からだを冷やす性質があります。下痢をしているとき、また冷え症の人は、量に注意して用いてください。

なお、食用、薬用に用いられる菊花は、色で効能が若干違うといわれます。中国では、目の症状には白い花、風邪、頭痛、のぼせなどには黄菊がよいとしています。可能であれば、症状で花の色を選び分けるとよいかもしれません。

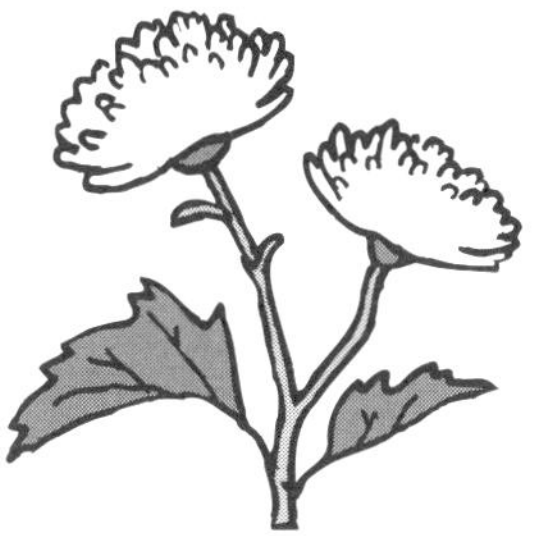

不老長寿の薬草といわれた菊花

どしてから、生と同様にあえものなどにします。乾燥した花は、薬膳としてお粥《かゆ》やスープに利用したり、菊花茶や菊花酒にして飲用したりします。

＊菊花と春菊のおひたし／生の菊の花びらを摘んでさっと洗い、酢少々を入れた湯で1分ほどゆで、冷水にとってから水気を絞ります。菊のりを使う場合は、適当にむしって器に入れ、熱湯を注ぎ入れてそのまま冷ましてもどします。春菊は塩ひとつまみを加えた熱湯で固めにゆで、冷水にとってからざく切りにします。菊と春菊を合わせ、だし汁4に対してしょうゆ1、塩少々を加えた割りじょうゆであえます。菊と春菊の割合はお好みで。香りも彩りもよいヘルシー料理です。

＊菊花茶／生の菊50gを600㎖の水で半量になるまで煎《せん》じます。漢方の乾燥菊を利用する場合は、10gを生と同様に600㎖の水で煎じて飲んだり、湯飲みにひとつまみ入れ、100㎖ほどの熱湯をさし、3分ほどおいてから飲んだりします。いずれも、1日3回、100㎖ずつが基準です。

＊菊花酒／広口瓶に生の菊の花150g、グラニュー糖100g、ホワイトリカー900㎖、好みでレモン1～2個を入れ、密封して冷暗所に置きます。葉もいっしょに入れたり、生花の代わりに菊のり50gあるいは漢方の乾燥菊50gを用いてもOKです。1か月ほどしたら布でこし、1日に2～3回、盃1杯くらいずつ飲みます。飲みにくいときは、ハチミツを加えると、飲みやすくなります。手軽には、燗《かん》酒に花びらを浮かべ、風情を楽しみながら飲むのもよいでしょう。

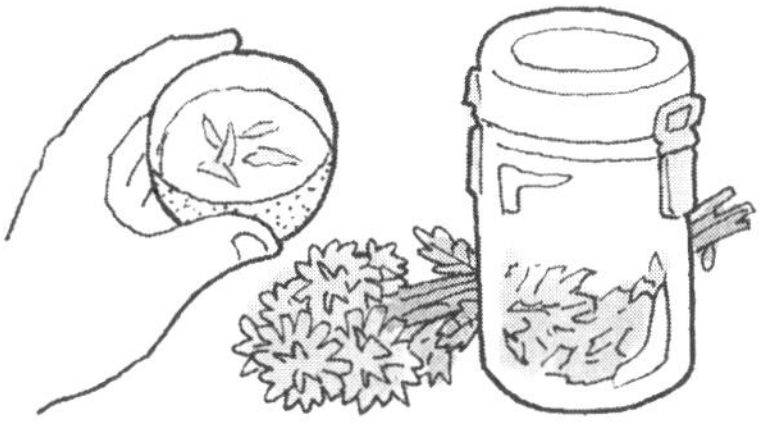

おひたしにしたりするほか、お茶やお酒にして常飲できる

健康食品

ギムネマ・シルヴェスタ

糖分吸収抑制作用で肥満や糖尿病を改善

効能

●肥満解消 ●便秘改善 ●虫歯予防 ●糖尿病改善

インドや東南アジアに自生するガガイモ科のつる性植物。

インドの伝承医学では、2500年も前から糖尿病に効くハーブとしてギムネマ・シルヴェスタを用いていましたが、20世紀に入り、その効能が科学的に証明されています。

最近は、ダイエット効果でも注目されています。

【注意点】

血糖値を必要以上に下げる作用はなく、多量にとっても昏睡などの低血糖状態を招く危険はないと考えられますが、やはり適量を守りたいもの。

それぞれの表示をきちんと確かめて利用してください。

効果・効用

ギムネマは〝糖を壊すもの〟という意味。ギムネマ・シルヴェスタの葉をかむと、1～2分で甘みだけを感じなくなり、回復に1～2時間かかります。これは、葉に含まれるギムネマ酸の糖分吸収抑制作用によります。食事をしても、ギムネマ・シルヴェスタといっしょなら、小腸からの糖分の吸収が抑制されて、糖分を摂取しないのと同じ効果が得られ、血液中の血糖値が下がるというわけです。舌に砂糖の甘みを感じなくなるため、ケーキなどの菓子が味気なくなって食べたくなくなり、エネルギーも無理なく制限できます。肥満や糖尿病のコントロールに有効とされるのは、そのためです。

そのほか、便通をよくする、虫歯菌の持つ酵素の活性を阻害して歯垢ができるのを防ぐといった効果も期待できます。

利用法

葉のエキスを抽出した乾燥品やお茶、エキスを配合したキャンディなど甘味消失の作用を利用したダイエット食品が市販されています。

血糖値の高い人、無理なくダイエットしたい人は、上手に利用するとよいでしょう。

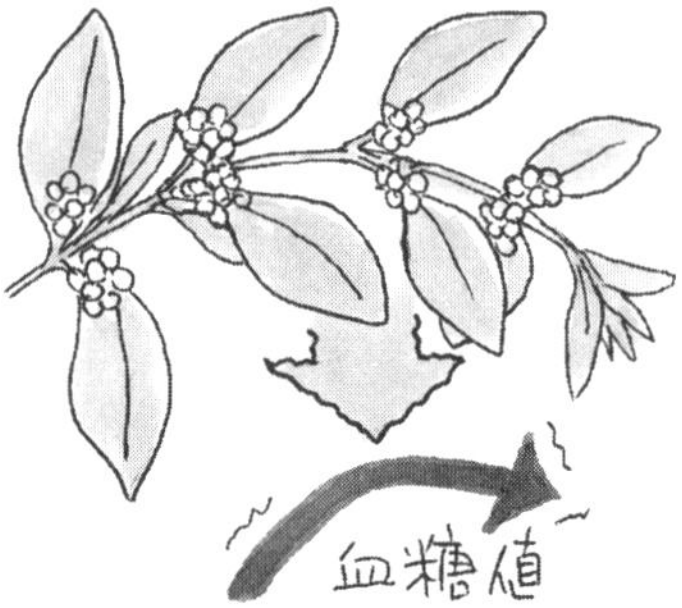

ギムネマは、腸に入った糖分の吸収も抑制するので、血糖値の上昇を抑制できる

健康食品
クコシ

不老長寿の赤い実を薬酒や薬膳料理に

効能
●肝臓病予防
●滋養強壮
●眼病改善
●疲労回復
●老化防止
●老眼防止

ナス科の落葉小低木クコの成熟果実を乾燥させたものです。漢方では、古くから不老長寿の生薬《しょうやく》として用いられています。

果実のほか、クコは、「地骨皮（じこつぴ）」と呼ばれる根の皮、「枸杞葉（くこよう）」と呼ばれる葉も漢方に処方されます。根の皮では解熱、強壮、鎮咳、去痰など、葉では高血圧予防、動脈硬化予防、冷え症改善などの薬効が知られています。

「延命茶」の別名があるクコの葉のお茶は、ティーバッグでも市販されています。

【注意点】

熱があるときは服用を控えてください。

効果・効用

血行を促進するベタインやゼアキサンチン、疲労した神経を興奮させるアルカロイドをはじめビタミンA、B_1、B_2、C、カルシウム、鉄などが豊富に含まれています。

効能としては、肝臓を保護する、体力をつける、めまい、かすみ目、視力減退、老眼進行といった目のトラブルを改善するなどが知られています。肝臓に対しての作用については、肝細胞内への脂肪の沈着を防ぎ、肝細胞の新生を促進することが動物実験によっても明らかになっています。

利用法

クコシは、漢方薬局や健康食品店で入手できます。大粒で鮮紅色のものが良品とされています。

煎《せん》じて服用するときの1日の使用目安量は、6～18gです。

昔から不老長寿の妙薬といわれ、愛飲されてきた薬酒（クコ酒）も、甘味を控えめにしてホワイトリカーに1か月ほど漬けておくだけで、簡単にできます。夕食前か寝る前に、毎日少しずつお湯か水で割って飲むとよいでしょう。薬酒には生の実も利用できます。

そのほか、クコシは、甘味があっておいしく、お粥《かゆ》、スープ、サラダ、炒めもの、煮ものなど薬膳料理にも欠かせません。薬酒から取り出したクコシも、いろいろな料理に利用してみてください。

健康食品

クマザサ

民間療法、食品保存に古くからひっぱりだこ

効能

●がん予防　●動脈硬化予防
●高血圧予防　●貧血改善
●胃腸病改善　●疲労回復

温帯、亜熱帯に分布するササの一種で、薬用に用いられるのは1年ものの若葉です。

がんを予防するなどとして、健康食品として注目されていますが、クマザサの利用は今に始まったことではなく、古くから民間薬として広く利用されています。殺菌・防腐作用があることから、食品の保存にも用いられています。ササずし、ササダンゴは、その代表的なものです。

【注意点】

生葉は、採取してすぐに使うことを原則にします。時間がたつと、有効成分が分解され、効果が半減してしまいます。

効果・効用

鉄、カリウム、マグネシウム、カルシウムなどのミネラル、ビタミンではCやB群、また葉緑素（クロロフィル）、多糖類のパンフォリン、植物繊維のリグニンなどが、夏季に生える緑色の濃い1年ものの若葉に多く含まれています。

これらの有効成分の働きにより、抗がん、コレステロール低下、血栓溶解、血圧降下、貧血改善、胃腸病改善、健胃、整腸、骨の強化、免疫力増強、疲労回復、炎症鎮静、止血、解毒などの効果が期待できます。

乾燥させた葉、葉のエキスを濃縮したもの、粉末、顆粒、錠剤などが市販されています。

利用法

生の葉が手に入ったときは、1回20～30gを目安に、新鮮なうちにミキサーにかけ、青汁として飲むとよいでしょう。健胃、胃もたれ解消などに効果があります。

そのほか、外用として、皮膚病や切り傷などの治療にエキスを塗ったり、あせもには浴剤としてお風呂のお湯にエキスや生葉を入れるといった使い方もできます。

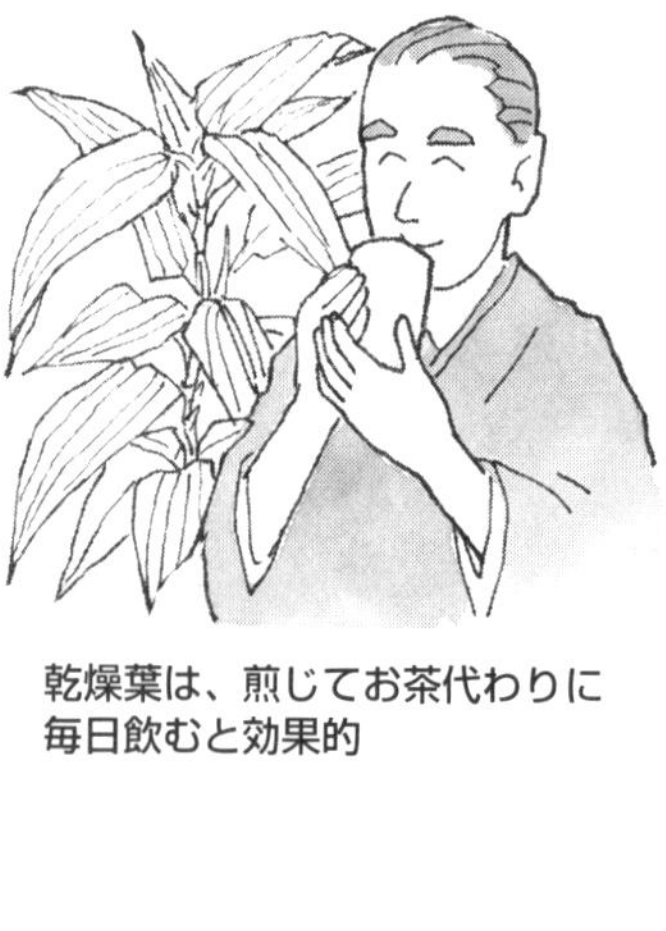

乾燥葉は、煎じてお茶代わりに毎日飲むと効果的

健康食品

黒酢

通常の酢よりもさらに高い健康効果をゲット

効能

●疲労回復 ●高血圧予防
●動脈硬化予防
●肝臓病予防
●アレルギー症状改善

酢は人間がつくり出した最も古い調味料の一つ。黒酢はその一種で、発酵、熟成に1～3年をかけて作られたものです。

原材料、土地などによりさまざまなバリエーションがありますが、日本の黒酢では鹿児島県のつぼ酢が有名です。

【注意点】

酢は胃酸と同様の働きをするため、胃弱の人や胃酸過多の人がストレートで飲んだり、空腹時にストレートで飲んだりすると、胃の粘膜を傷めることがあります。

食べものといっしょに摂取するか、飲用する場合は薄めて飲むようにしてください。

効果・効用

酢の健康効果として、代謝を促進して疲労回復を助ける、ストレスを解消する、自律神経を安定させる、食欲を促す、血圧やコレステロールをコントロールする、血糖値を下げる、肝機能を強化する、肥満を解消する、便秘を改善するなどが認められています。

酢は、熟成期間をかけるほどうま味や香りがよくなりますが、それとともにクエン酸、酢酸、コハク酸、乳酸といった有機酸、ビタミン、ミネラル、必須アミノ酸などの有効成分も増え、先に述べたようなからだへの作用もアップします。

つぼ酢については、アトピー性皮膚炎などアレルギーの改善にも有効であることがわかっています。

利用法

健康食品店、スーパーの食品売り場などで入手できます。サラダ、酢のもの、すしなどの料理に調味料として利用するのが一般的ですが、炭酸、水、お湯、紅茶などで割り、好みでハチミツやレモンを加えてサワードリンク、健康飲料として飲むのもよいでしょう。

健康食品店では、黒酢の錠剤、カプセルなども市販されています。

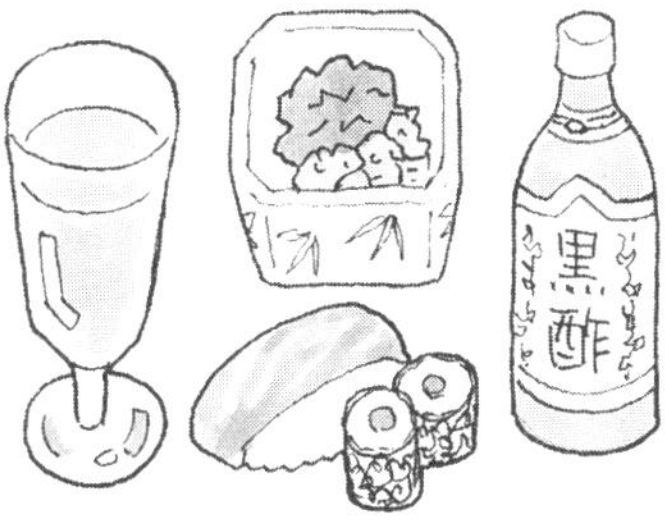

黒酢はふだんの料理に調味料として気軽に利用できる

健康食品

クロレラ

多種類の有効成分を含む総合栄養補助食品の代表

効能

●栄養補助　●免疫力強化
●がん予防　●高血圧予防
●動脈硬化予防　●貧血改善

繁殖力の旺盛な緑藻類クロレラ科の淡水性単細胞藻です。

19世紀末に発見されて以来、〝未来の食糧〟として各地で研究が進み、今では総合健康補助食品として定着しています。

効果・効用

良質のたんぱく質をはじめ、葉緑素（クロロフィル）、ビタミンA、B群、C、E、ナイアシン、カルシウム、マグネシウム、鉄、食物繊維などが豊富に含まれています。緑黄色野菜不足などによる栄養のアンバランスを整え、酸性体質をアルカリ性に変える格好の食品といえるでしょう。葉緑素の働きにより、血栓予防、血圧低下、コレステロール低下、抗がん、貧血改善、腎臓や肝臓の強化、解毒などの効果も期待できます。

さらに、特有のクロレラ成長因子（CGF）という生理活性物質には、まだ研究段階ですが、生物の成長を促進し、細胞の働きを活発にして若返らせる作用があると考えられており、この点でも注目されています。

健康食品として錠剤、粒状、顆粒状、粉末、ソフトカプセル、濃縮エキスなどが市販されています。

利用法

かつてのクロレラは、細胞膜を破砕《はさい》しないと成分の吸収が低いということがありましたが、クロレラの品種改良が進んだ現在では、細胞膜破砕処理をしているかどうかで吸収率が異なるということはほとんどありません。使いやすいタイプを選ぶとよいでしょう。

【注意点】

クロレラによる皮膚炎が問題になったこともありますが、現在は厚生労働省によってその原因である葉緑素のフェオホルバイドの含量が規制されているため、適正摂取量を守っている限り、まず安心といえます。

しかし、まれに発疹、胃部不快感、下痢などの症状が出ることがあります。異常が現れたときは、使用を中止してください。

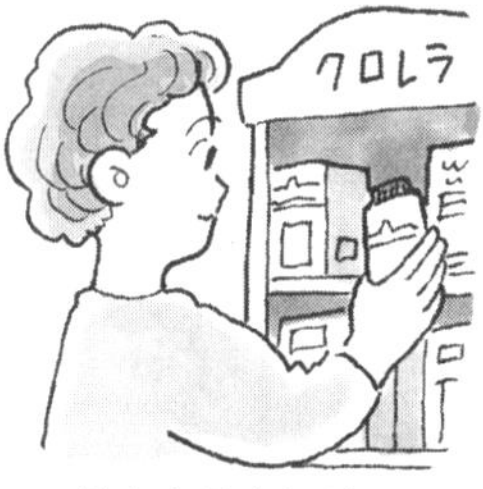

健康食品店などでいろいろなタイプのクロレラが手に入る

健康食品

玄米酢

玄米パワーをしっかり引き継いだ健康酢

効能

●疲労回復 ●食欲増進

●自律神経安定

●高血圧予防 ●動脈硬化予防

●肝機能改善

日本では主に米から酢をつくっていますが、精白した米でなく、玄米からつくられたものを玄米酢といいます。

胚芽やぬかを除く過程で多くの栄養素を失った精白米に比べて、もみがらを除いただけの玄米には、健康に役立つ成分が豊富に含まれています。その有効成分は、酢に加工されても、精白米を原材料とした酢よりも多く残っています。

【注意点】

原液をそのまま飲むと、胃の粘膜を傷めることがあります。胃弱の人、胃酸過多の人、また空腹時は、水などで薄めて飲むようにしたほうがよいでしょう。

効果・効用

酢に疲労回復、食欲増進、血液浄化、血糖値低下、コレステロール低下、肝機能の強化、便秘解消などの効果があることはよく知られていますが、これらは有機酸、糖質、アミノ酸などの働きによります。

精白米でつくった酢に比べて、玄米酢にはこれらの有効成分が多く含まれており、その分、より高い健康効果が期待できます。

利用法

健康食品店やスーパーなどでポピュラーに売られています。料理全般に広く使うほか、健康ドリンクとして飲むこともできます。

また、酢にはカルシウムを溶かす作用があり、小魚料理に酢を使うと、骨まで食べられるようになります。カルシウムを合理的に摂取するために酢を活用するのも一法でしょう。酢卵もこの作用を生かしたものです。

＊酢卵／卵1個を殻ごと大きめのコップなどに入れ、卵がかぶるくらいの酢を注いで、冷蔵庫に1週間ほど入れておきます。卵の殻がブヨブヨになってきたら、箸《はし》でよくかき混ぜてこし、瓶などに保存します。毎日、大さじ1杯くらいずつ水などで薄めて飲みます。

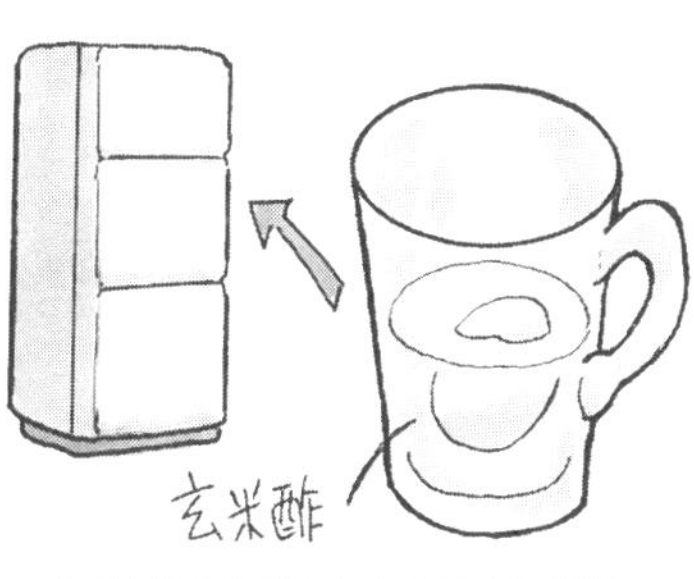

酢卵は生活習慣病の予防や強壮に効果がある

健康食品

高麗人参

古くからパワーアップに重用されてきた薬草

効能

●虚弱体質改善　●疲労回復
●強壮　●老化防止
●精神安定　●糖尿病改善

朝鮮、中国東北部原産のウコギ科の多年草オタネニンジンの根を乾燥させたものです。野菜のニンジンとは、属する科も、薬効も、用法も異なります。

高麗人参、あるいは朝鮮人参の名で親しまれていますが、日本では御種人参とも呼ばれます。江戸中期に幕府が種を諸藩に配付して栽培を奨励していたため、種に御の字がつき、オンタネ→オタネになったといわれます。

中国では古くから延命長寿の生薬として珍重していますが、何世紀も経た現在でもその効能は高く評価され、健康食品などに広く活用されています。

効果・効用

衰弱したからだを素早く回復させる、気分を落ちつかせる、血液の循環をよくする、基礎体力をつける、胃腸を丈夫にして食欲を促す、肩こりや冷え症を改善する、精力を高めるなど、広範囲にわたる効能が古くから知られています。日本薬局方に記載されている効能も、「虚弱体質、肉体疲労、病中病後の体力回復」となっています。

このような効能は、ジンセノサイドというサポニン配糖体、パナキシノールをはじめとする精油成分、ビタミン、ミネラルなど多種類の有効成分の複合的作用によるのではないかと考えられています。薬理学的にも、抗ストレス作用、血糖値降下作用、血圧降下作用、コレステロール低下作用、作業能力増進作用、抗腫瘍《しゅよう》作用などが明らかになっています。

動物実験でがんへの有効性が認められたという興味深い事実も発表され、抗がん作用についての研究も進められています。

利用法

健康食品として、手軽にとれるお茶、顆粒、粉末、カプセル、ドリンクなどが市販されています。味のクセが気になって生薬《しょうやく》には抵抗があるという人は、これらを利用するとよいでしょう。

漢方生薬の高麗人参は、煎《せん》じて飲むのが一般的です。虚弱体質、胃もたれ、食欲不振、冷え症、貧血、ヒステリー、病後の回復期などには、3～10gを300～4

00mlの水で半量になるまで煎じ、1日3回に分けて食後に温服します。

そのほか、スープにしたり、豚の角煮をつくるときにいっしょに煮込んだりと、薬膳料理に利用することもできます。薬酒にして飲用するのもよい方法です。

＊鶏肉と高麗人参のスープ／材料の分量は、3〜4人分の目安です。高麗人参35gは大まかに切ります。鶏骨つきもも肉3本とネギの青い部分1本分はぶつ切り、ショウガ1かけは薄切りにします。米大さじ2杯はガーゼでゆるく包みます。以上の材料と水4カップを厚手の大鍋に入れて塩ひとつまみを加え、アクをすくいながらコトコトと煮ます。長く煮れば煮るほど、高麗人参のエキスが浸出します。30分は火にかけておくようにしましょう。最後にネギの青い部分と米を取り出し、塩、しょうゆ、酒で味を調えてでき上がり。好みで細切りのネギやざく切りのシャンツァイを散らしてどうぞ。

＊高麗人参酒／高麗人参50gとホワイトリカー1ℓを保存瓶に入れて密封し、冷暗所に置いておきます。2〜3か月で飲めるようになります。

1日の適量は、盃に1〜2杯です。毎日飲むと、胃腸が弱い人、疲れやすい人、体力がない人などの体質改善に役立ちます。苦みが強いので、好みで氷砂糖、陳皮（チンピ）、大棗（タイソウ）などを加えてつくったり、ほかの果実酒とブレンドして飲むとよいでしょう。

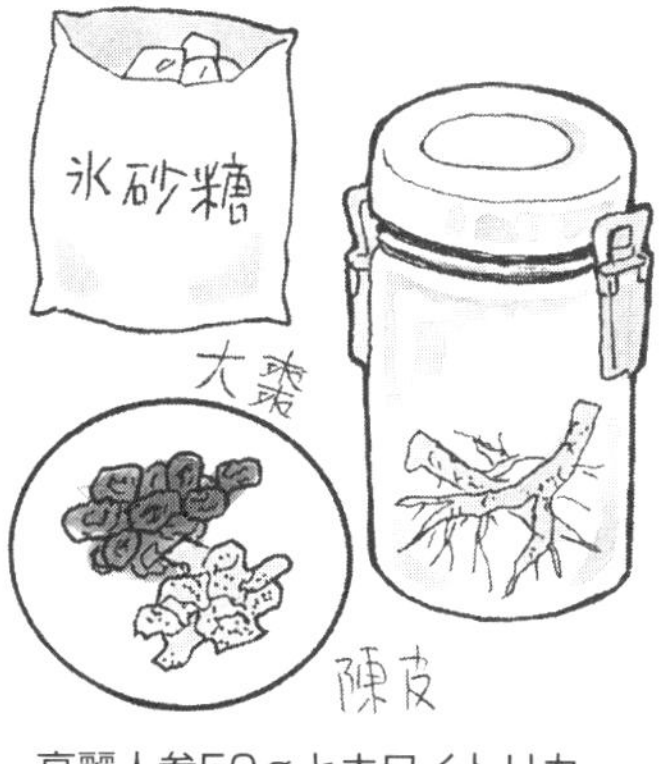

高麗人参50gとホワイトリカー1ℓを瓶に入れ、冷暗所に2〜3か月置いておけば薬酒ができる

【注意点】

血圧が高く、のぼせやめまいの症状があるときに多量に摂取すると、脳出血を起こすおそれがあります。体質により、高麗人参が向かない人もいます。高血圧の人、アレルギー体質の人、妊娠・授乳中の人などは、かかりつけの医師や漢方専門医と相談の上、服用することをおすすめします。

なお、長期間の連続使用によって不眠、動悸、血圧上昇、頭痛などの症状が現れたときは、服用を中止してください。中止すれば、次第に症状は治まってきます。腎機能が低下して尿量減少やむくみがみられるとき、感冒の発熱があるときなどの服用も避けてください。

健康食品

小麦胚芽

現代人に不足しがちな栄養成分の宝庫

効能

- 老化防止
- 血行促進
- 脚気予防
- 疲労回復
- 心機能強化
- 美肌
- 貧血改善

小麦胚芽は、小麦粒の端にちょこんとついている部分。

小麦粒のわずか2%を占めるにすぎず、消化がよくない、食感が悪いという理由で、小麦粉を製粉する工程でふつう分離されますが、実はこの捨てられる胚芽こそが小麦の生命源。栄養成分の宝庫なのです。

50年ほど前にハウザー博士というアメリカの栄養学者が、著書の中でハウザー食の一つとして小麦胚芽を紹介して以来、それまでほとんど利用されることがなかった小麦胚芽が注目されるようになり、今では健康食品、栄養補助食品としてすっかり定着しています。

効果・効用

主成分はたんぱく質。全体の約28%を占めるたんぱく質は、アミノ酸組成に優れ、特にリジン、ロイシン、バリンといった必須アミノ酸が卵の約2倍も含まれている点で高く評価されます。必須アミノ酸は、精製された小麦では、ほとんど期待できません。

また、栄養代謝に働くビタミンB群（B_1、B_2、B_{12}、ナイアシンなど）、過酸化脂質の生成を防ぐビタミンE、腸の蠕動《ぜんどう》運動を活発にする食物繊維なども豊富に含まれています。加工食品やインスタント食品、スナック菓子を多用する最近の食生活で不足しやすいこのような栄養素の補給に最適といえます。

生理作用としては、疲労の回復を早める、脚気《かっけ》を予防する、血液の循環をよくして心機能を向上させる、貧血を改善する、シミやソバカスを防ぐ、老化を防ぐ、性ホルモンの合成を促す、便秘を改善するなどが知られています。

利用法

小麦胚芽に加熱処理を行い、酵素の活性の抑制と乾燥をはかった粉末、フレーク、ドリンクなどが市販されています。胚芽を圧《あっ》搾《さく》・抽出して精製した小麦胚芽油もあります。

粉末は、きな粉様でクセがないので、牛乳、ジュース、ヨーグルト、スープ、みそ汁、ホットケーキ、クッキー、パン、コロッケ、ハンバーグなどいろいろな飲みものや料理に混ぜて利用できます。フレークは、そのまま食べたり、シリアル感覚

【注意点】

小麦胚芽による副作用は、特に報告されていません。小麦胚芽は消化が悪いという難点がありますが、健康食品として市販されているものは食べやすく加工されているので、消化不良を起こす心配もありません。

ただし、小麦はアレルギーの原因になりやすい食品の一つです。小麦で湿疹などのアレルギー症状が出る人は、小麦粉や小麦粉を含む食品とともに、小麦胚芽食品、小麦胚芽油も除去するようにしてください。

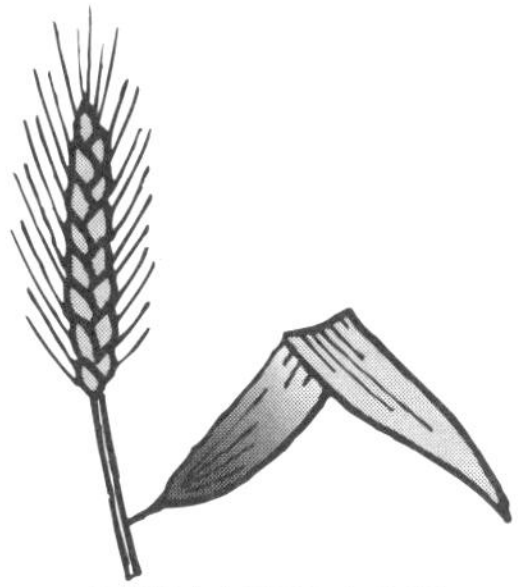

胚芽は小麦の生命源

で牛乳をかけて食べたりします。脂溶性のビタミンEをたっぷりとりたいときは、小麦胚芽油を調理に上手に利用するとよいでしょう。

なお、粉末やフレークには、脂肪分を残したものと脱脂したものがあります。脂肪分の有無で健康効果も風味も異なりますから、表示を確かめ、目的、好みにあったものを選んでください。

ミニ知識

小麦は、皮部、胚乳部、胚芽部に分けられます。

製粉の際には、胚芽部とともに皮部も除かれますが、一般に“小麦ふすま”と呼ばれる皮部も利用価値大です。食物繊維が非常に豊富で、シリアルやスナック菓子などに利用されています。

胚乳部だけになった小麦粉の主成分は、でんぷん。たんぱく質は米より多いものの、アミノ酸組成は米にも劣り、栄養的魅力に欠けます。ただし、胚芽とふすまを含め小麦全体を挽き込んだ全粒粉には、ビタミンB群、ビタミンE、ミネラル、食物繊維などが多く含まれています。健康のためには、できるだけ全粒粉を使うようにするのがよいでしょう。

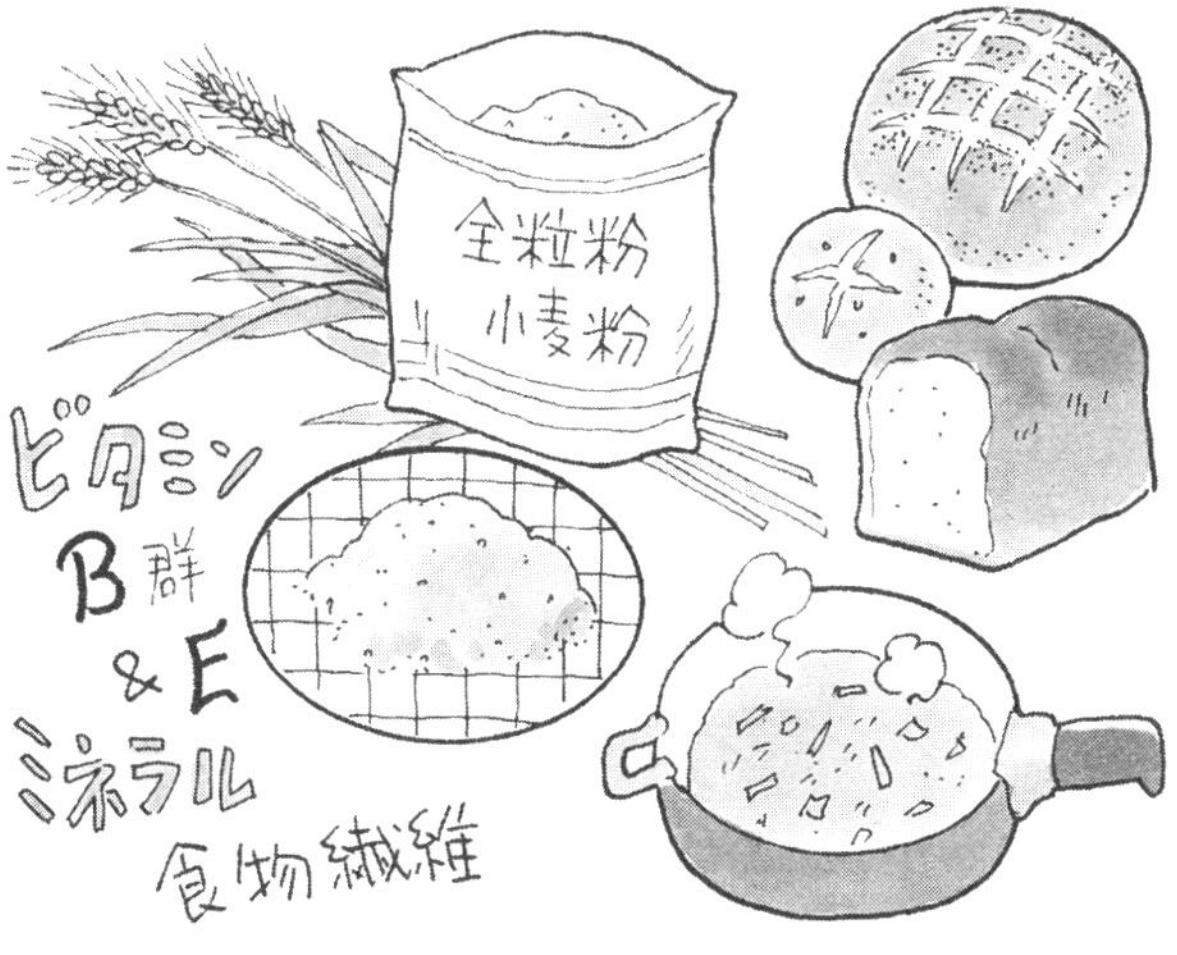
全粒粉
小麦粉
ビタミン
B群
&E
ミネラル
食物繊維

健康食品

コンフリー

有機ゲルマニウムが豊富な〝奇跡の草〟

効能

●貧血改善　●肝機能促進
●がん予防
●心血管障害予防
●脳血管障害予防

「ロシアムラサキグサ」「ヒレハリソウ」の別名があります。

この牧草を野菜として常食しているロシアのコーカサス地方の人がおしなべて長寿であることに着目し、その効用を明らかにした学者が〝奇跡の草〟と称し、世界に広めました。

【注意点】

コンフリーはクセがあり、青汁などを飲みやすくするためにハチミツを加えることがありますが、アレルギー体質の人は加えないほうがよいでしょう。

なお、根に含まれるピロリジンアルカロイドという物質は、発がん性を持つといわれます。利用は葉だけにしてください。

効果・効用

緑の葉っぱを持つ葉緑素食品の一つです。春から秋にかけての若葉には、ビタミンA（β-カロテン）、ビタミンB群（B_1、B_2、B_6、B_{12}）、ビタミンC、ビタミンE、カルシウム、鉄など、多彩なビタミン、ミネラルが含まれています。なかでも、悪性貧血に有効なビタミンB_{12}が、植物では例外的に豊富に含まれているところが特徴といえます。

また、コンフリーの葉の細かい毛状の部分には、葉緑素（クロロフィル）の一成分である有機ゲルマニウムもたっぷり含まれています。有機ゲルマニウムは、酸素を体内にくまなく送り届けるために欠かせない元素で、肺がん、胃《い》潰瘍《かいよう》、心筋梗塞《しんきんこうそく》、脳卒中、小児ぜんそく、てんかんなどの改善効果が期待できます。

利用法

健康食品として粉末、顆粒、濃縮液など、また野菜として生のコンフリーも市販されています。

生が入手できたときは、ゆでてあえものにしたり、てんぷらや炒めものにしたり、青汁として飲んだりします。青汁にする場合の1回の適正摂取量は、葉6枚程度です。飲みにくいときは、ほかの野菜や果物、ハチミツなどといっしょにジューサーにかけてジュースにするとよいでしょう。

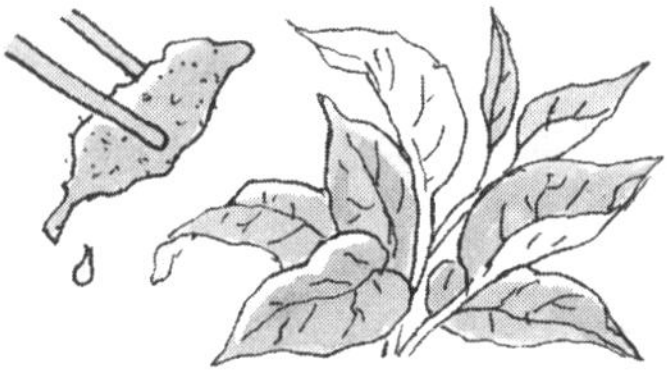

生葉は料理にも使える

健康食品

サメの軟骨

抗がん作用で注目される中国料理の高級食材

効能

●がん予防　●がん治療
●炎症抑制　●美肌
●老化防止

珍味、フカヒレのことです。

中国では不老長寿の食べものとして古くから珍重されていますが、アメリカの栄養生理学者によって抗がん作用があることが明らかにされ、近年、新たな脚光を浴びています。

【注意点】

抗がん作用が認められているサメの軟骨ですが、その作用は万能とはいいかねます。

効果があるのは、乳がん、前立腺がん、中枢神経組織がん、膵臓がんなどの固形がん。新生血管の形成に直接関連しないリンパ腫、ホジキン病、白血病などのがんに対しては、大きな効果は期待できません。

血管の生成を抑える成分として、3種類の特殊なたんぱく質と、ムコ多糖類の一種であるコンドロイチン硫酸が含まれています。

効果・効用

サメの軟骨の服用により、免疫機能が向上して、がんの新生血管の生成が抑えられ、がん細胞の増殖・転移がくい止められることが臨床試験で明らかになっていますが、その抗がん作用はこれらの成分の相乗作用によるものと考えられています。

がんばかりでなく、糖尿病性網膜症、血管新生緑内障、骨関節症、慢性関節リウマチなど、新生血管の形成に関連する病気に対しても、サメの軟骨に含まれる成分は有効に働きます。

コンドロイチン硫酸については、がんの痛みをやわらげる、炎症を鎮める、肌の老化を防ぐといった効果もあるとされています。

利用法

手軽にとれる健康食品として、サメの軟骨100%の粉末が「カーティレイド」の名で市販されています。不溶性成分を除去して消化・吸収力を高めたものなどもあります。

食材としては、サメ（フカ）のヒレを形のまま乾燥させた「全翅（チョワンチイ）」と、さらしてほぐしたものを固めた「翅餅（チイピン＝さらしヒレ）」がありますが、家庭で使いやすいのは後者。水に数時間から一晩漬けてもどし、よく水洗いをしてからスープや煮込みなどにします。最近は水煮の缶詰なども出回っています。

健康食品

サフラワー

婦人病全般の特効薬 生活習慣病の予防にも有効

効能

●生理痛緩和 ●生理不順改善
●更年期症状改善
●高血圧予防
●動脈硬化予防

ヨーロッパ、アジアの各地で見られるキク科の1～2年草で、「紅花（ベニバナ）」「末摘花（スエツムハナ）」とも呼ばれます。日本では、山形県などで栽培が盛んです。

古代エジプトやインド、中国ですでに薬効が認められていた植物で、全草が食用、薬用として、また花は口紅、頬紅といった化粧品の紅の原料、食品や布の染料としても利用されます。

種子から抽出する油は、血中コレステロールを下げるなどの効果があるとして注目されています。

効果・効用

サフラワーの花には、黄色色素のサクロールイエロー、紅色色素のカルタミン、リグランなどの成分が含まれています。

薬効としては、血液をきれいにし、循環をスムーズにする作用が古くから知られています。漢方では、骨盤内に滞留した〝気〟と血のめぐりをよくする浄血剤として用いられており、特に生理痛、生理不順、貧血、冷え症、更年期障害など女性特有の症状、女性に多い症状の改善に有効としています。

また、動物実験により、長時間にわたって血圧を下げたり、冠状動脈や末梢血管を拡張して血液の流れをよくする作用があることも報告されています。このことから、高血圧や動脈硬化の改善、狭心痛の緩和などの効果も期待できます。

なお、葉には、がんや心筋梗塞《しんきんこうそく》を予防する抗酸化物のフラボノイドが含まれています。サフラワー油（ベニバナ油）の原料になる種子には、必須脂肪酸のリノール酸やビタミンEが豊富に含まれています（油については105ページ参照）。

利用法

漢方薬局では、管状花を乾燥させたものが「紅花（コウカ）」という生薬《しょうやく》名で売られています。鮮紅色のものが新しく、良品です。

生薬としての乾燥花の常用量は、1日2～8g、多くても15gを限度とします。

利用法としては、小さじ1杯ほどの乾燥花に熱湯を注ぎ、お茶代わりに飲むのが最も手軽です。もちろん、煎《せん》じて飲んでもかまいません。

【注意点】

乾燥させた花や種子を湿気の多いところに保管するのは禁物。密閉容器に入れるか、乾燥剤とともにビニール袋などに入れて口を縛り、冷蔵庫や冷凍庫で保存してください。

また、使うときは、絶対に洗ったりしないようにします。

なお、サフラワーの花は、子宮筋を収縮させる作用があるため、妊娠している人は利用してはいけません。出血傾向のある人も、避けるのが無難です。

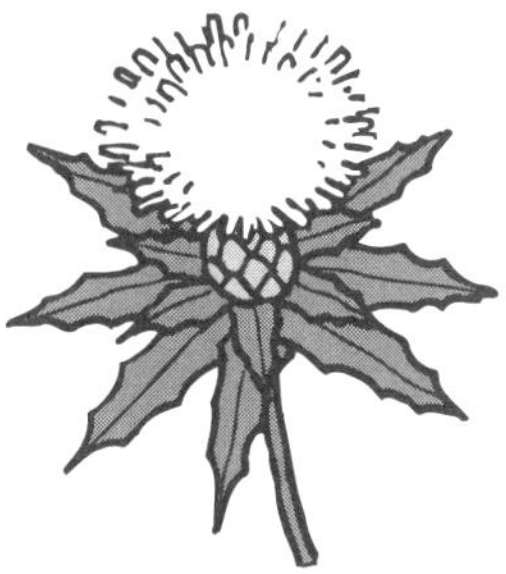

サフラワーの別名はベニバナ

また、乾燥花50gとホワイトリカー1ℓを容器に入れ、2か月ほど冷暗所に置いておくと、ルビーのような美しい紅色の薬酒ができます。好みで砂糖やレモンを加えてつくってもよいでしょう。花を入れたまま1日に盃1~2杯ずつ飲んだり、お湯や水で割って飲んだりします。

ミニ知識

サフラワーは、初心者にも栽培しやすい植物です。庭やベランダで育て、全草をむだなく利用してみましょう。

日本では、6～7月ごろに、分枝した枝の先にアザミのような花をつけます。花は初め黄色で、次第に淡紅色から紅色へと色を変えます。花はやや淡紅色に変わったころに摘み取り、種子は7～8月ごろ熟した果実から取り、それぞれ日干しします。

乾燥させた花は、漢方生薬の紅花と同様に利用します。

乾燥させた種子は、炒ってそのまま食べたり、乾燥させた花と混ぜてつき砕き、熱湯を注いでお茶代わりに飲んだりします。動脈硬化の予防に有効です。

葉も、てんぷらなどに利用できます。

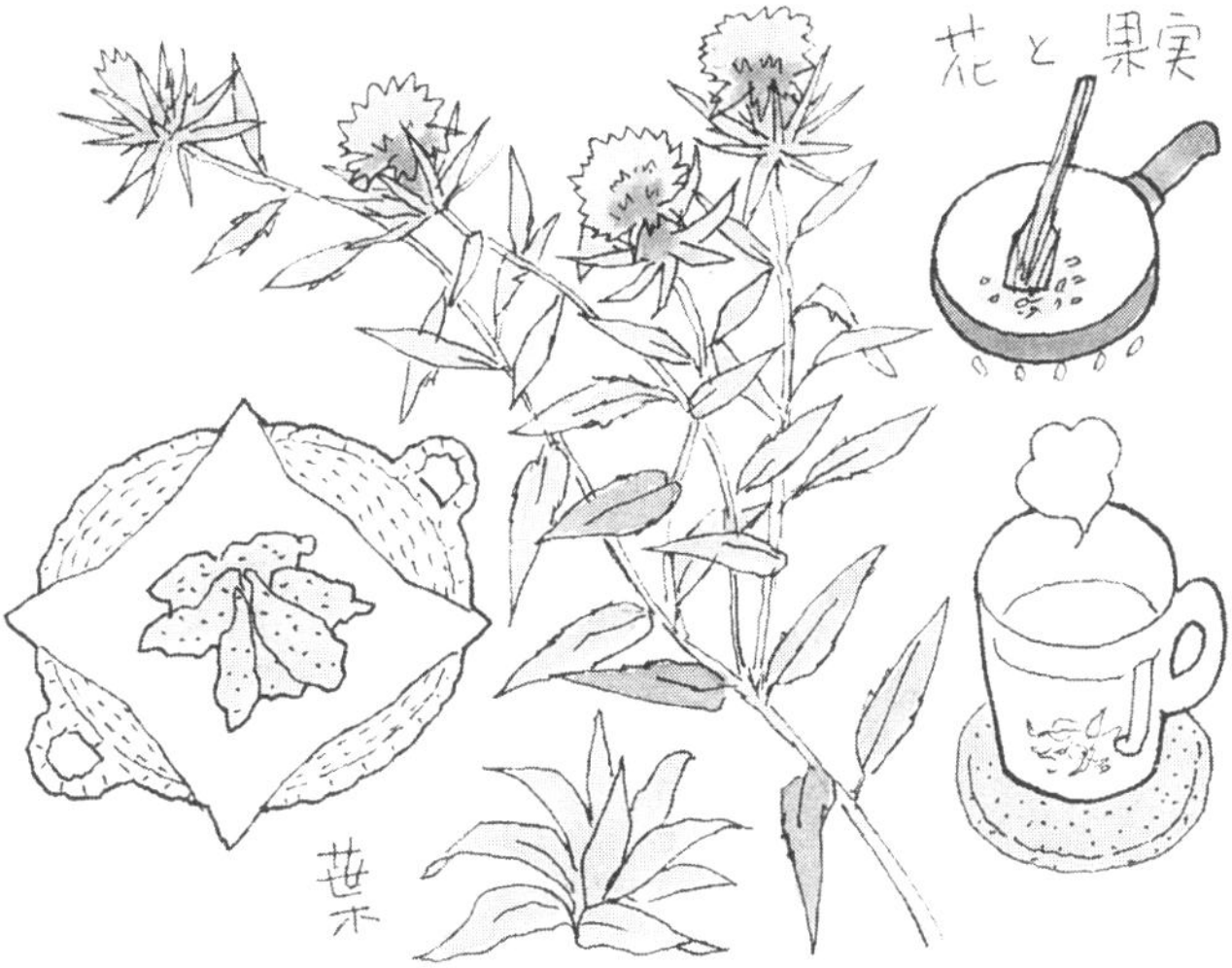

健康食品

サフラン

希少価値の高い 女性のための要薬

効能

●生理痛緩和
●生理不順改善
●更年期障害緩和
●鎮静　●鎮痛　●健胃

ヨーロッパ、中東、南アジア、また日本でも栽培されている多年草アヤメ科サフランのめしべの柱頭を乾燥させたものです。

多くの薬効を持つことから、古くから民間療法で多岐に利用され、漢方では生薬の一つとして扱われています。

また、サフランは料理の色づけ、香りづけとしても用いられます。食生活の洋風化に伴い、日本の家庭の食卓にも登場する機会が増えているようですが、サフランが〝スパイスの王様〟〝世界一高価なスパイス〟などといって珍重されるのは、非常に生産量が少ないためです。

わずか1gの乾燥めしべを得るために、150本前後の花が

効果・効用

成分として、クロシンをはじめとする黄色色素カロチノイド配糖体、苦味配糖体のピクロクロシン、サフラノールという芳香性のある精油成分、脂肪油などが含まれています。

漢方では女性の要薬として冷え症、生理不順、生理痛、産後の腰痛、更年期のイライラや不眠などに処方し、日本でも生理に伴う不調をやわらげるための民間薬として古くから用いていますが、このような症状が緩和されるのはサフラノールの働きによると考えられています。動物実験では、子宮の収縮作用があることも報告されています。

そのほか、効用としては、ぜんそくや百日咳《ひゃくにちぜき》などの鎮静、鎮痛、健胃、利尿などが知られています。ヨーロッパの民間療法では、からだを温め、気分を高揚させる薬効があるとして、血行促進、発汗促進、消化促進、疲労回復、また痛風などにも古くから幅広く利用されています。

利用法

漢方薬局では、「番紅花（バンコウカ）」の生薬《しょうやく》名でサフランのめしべの柱頭を乾燥させたものが売られています。スーパーのスパイス売り場などでも、料理用として市販されている瓶詰、袋詰を求めることができます。乾燥品は、鮮紅色で光沢のあるものが良品です。そのほか、健康食品店に足を運ぶと、お茶や薬用酒も入手できます。

必要といわれています。

【注意点】

サフランには、一つの球根に一つの花が咲くヨーロッパ原産のものと、1球から2～3輪ずつ花が咲く中東原産のものがありますが、前者には毒性があるといわれ、食用、薬用には中東原産種が利用されます。

サフランは、家庭でも容易に育てることができ、最近のガーデニングブームを背景に自家栽培する人も増えていますが、ヨーロッパ原産種は鑑賞するだけにしましょう。

なお、サフランは、効き目が穏やかで安全とされていますが、通経作用が強いため、妊娠中の人は利用を避けてください。

乾燥させためしべの利用法としては、薬用ではサフランティーにするのが一般的です。めしべ4～5本に熱湯100mℓを注いで2～3分おき、黄金色になったお茶を温かいうちに飲みます。生理不順や生理痛には、生理予定日の数日前から服用すると効果的です。また、1日に2～3回、毎日飲み続けていると、冷え症、更年期特有の不快症状などが穏やかに改善されてきます。常用する場合は、1日1・5～3gを目安にします。サフランティーには、リフレッシュ効果もあります。

香辛料としては、ブイヤベース、パエリア（洋風炊き込みごはん）など地中海風の料理でおなじみです。料理を鮮やかな黄色に染め、独特の風味を醸しだしてくれます。いつものカレーも、白いごはんでなく、〝サフランライス〟にかけると、ひと味違うはず。おいしく食べながら、健康効果も期待できます。

＊サフランライス／米2カップは洗ってざるにあげ、水気をきっておきます。サフラン小さじは2カップの熱湯に漬けておきます。オリーブ油大さじ2で米を炒め、炊飯器にサフラン水とともに入れて炊き上げます。カレーと相性ぴったりです。肉料理などのつけ合わせにするのもよいでしょう。応用として、炒めた米を塩、こしょうで調味し、鶏肉、ベーコン、シーフード、マッシュルーム、ピーマン、タマネギなどを加えて炊き上げれば、パエリアになります。

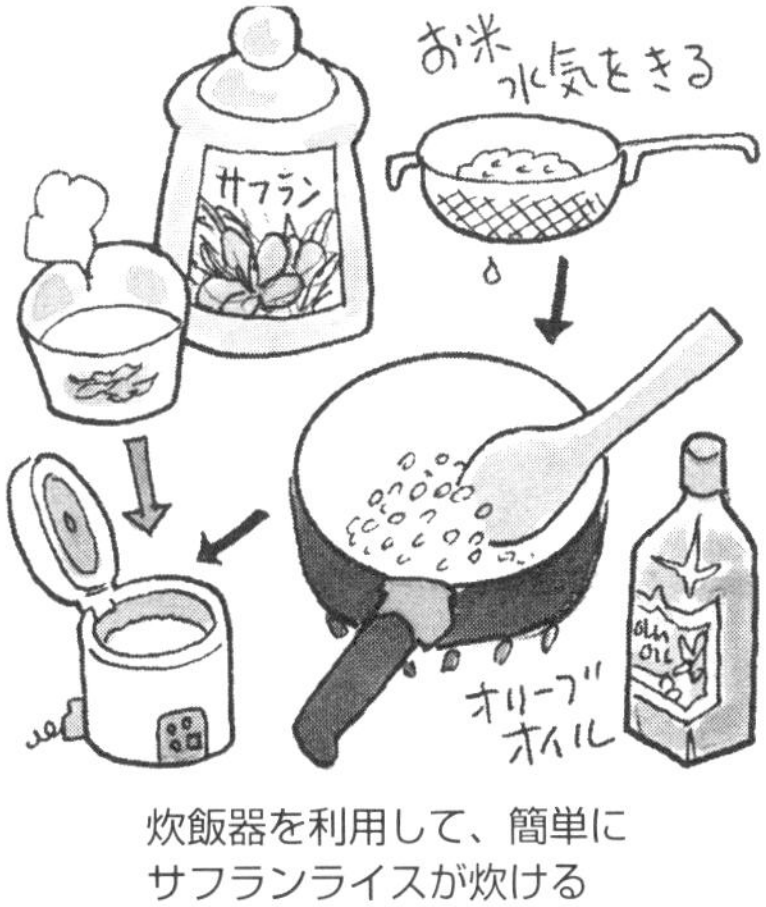

炊飯器を利用して、簡単に
サフランライスが炊ける

三七人参

昔からの止血作用に加え生活習慣病の予防効果も

効能

●胃・十二指腸潰瘍の改善
●止血 ●心臓病の予防・改善
●がんの予防・改善

高麗人参と同じウコギ科の多年草です。種子を蒔《ま》いてから3〜7年経たないと収穫できないところから、「三七《さんしち》人参」の名がついています。単に「三七」と呼んだり、「田七（デンシチ）」「田七人参」「田三七」などと呼ばれることもあります。

中国では古くから民間薬として止血などに利用していましたが、虚血性心疾患やがんへの有効性も認められ、さらなる注目を浴びています。

【注意点】

止血作用が知られていますが、肝臓などに起因する吐血、のぼせなどによる鼻出血には使用しないでください。

効果・効用

数種のジンセノシド、パナキシノール、β－シトステロールなどが含まれており、これらの成分が複合的に作用して、局所の血管を収縮し、出血時間を短縮することがわかっています。昔から潰瘍《かいよう》や外傷の止血、鎮痛に用いられていますが、体験的に得た薬効が科学的に裏づけられたといえます。

また、中国の研究で、田七ケトンという特殊成分も発見されています。田七ケトンには、心臓の冠状動脈の血液量を増加させ、同時に心筋の酸素消費量を減少させて、心臓の負担を軽減する、血液中の脂質量やコレステロールを減少させるなどの作用が認められています。このことから、中国では、狭心症、心筋梗塞《しんきんこうそく》、動脈疾患などの治療にも用いています。

日本での三七人参の薬効についての研究も盛んで、皮膚がん、肺がん、肝臓がんを抑制する効果が発表されています。

利用法

健康食品として、根を乾燥させたもの、それをさらに粉末状にしたものなどが市販されています。

乾燥品は、煎《せん》じて服用します。使用量の目安は、1日3〜9gです。粉末は、1日1・5〜3g（最多量5〜6g）をオブラートなどで包んで服用したり、お湯に溶かして飲んだりします。

なお、最近では、三七人参のエキスを利用した化粧品も開発されています。

健康食品

サンソウニン

鎮静・催眠作用により〝心の病気〟を改善

効能

●不眠改善　●精神不安解消
●ストレス解消　●疲労回復
●血圧降下　●強壮

中国原産のクロウメモドキ科の落葉樹サネブトナツメの成熟種子です。漢字では「酸棗仁」と表記しますが、果実が酸っぱいところから〝酸棗〟の字が当てられています。

漢方では鎮静作用のある生薬《しょうやく》として分類され、不眠症などに処方しています。

【注意点】

そのまま煎じるか、炒って用いるかで作用が全く逆になります。症状に合わせて利用することが大切です。

また、一度に大量に服用すると、昏睡や知覚喪失がみられることがあります。常用量は8～15gが目安です。

リノール酸、ミリスチン酸、パルチミン酸、ステアリン酸、ペヘン酸、ストテリンといった各種脂肪酸、たんぱく質、サポニン配糖体などが含まれています。

効果・効用

薬効としては、中枢神経を抑制する作用、鎮静・催眠作用、持続的な血圧降下作用などが知られています。ただし、炒って油成分を揮発させると、気持ちを落ちつかせる作用はなくなり、逆に神経を興奮させる作用を持つようになります。

乾燥させた種子が漢方薬局で入手できます。大粒で赤みを帯びた楕円形のものが良品です。

利用法

不眠（特に心因性の不眠）、ノイローゼ、神経衰弱、鎮静、ストレス、動悸、自律神経の興奮によるのどや口の渇き、消耗性疾患による脱水、疲れやすいなどの症状があるときは、乾燥種子をそのまま3カップほどの水で半量になるまで煎《せん》じ、お茶代わりに飲みます。

特に不安感が強くて眠れないときは、就寝前に温めて飲むと効果的です。

消化不良や寝汗などには、乾燥種子を炒ってから同様に煎じて服用します。

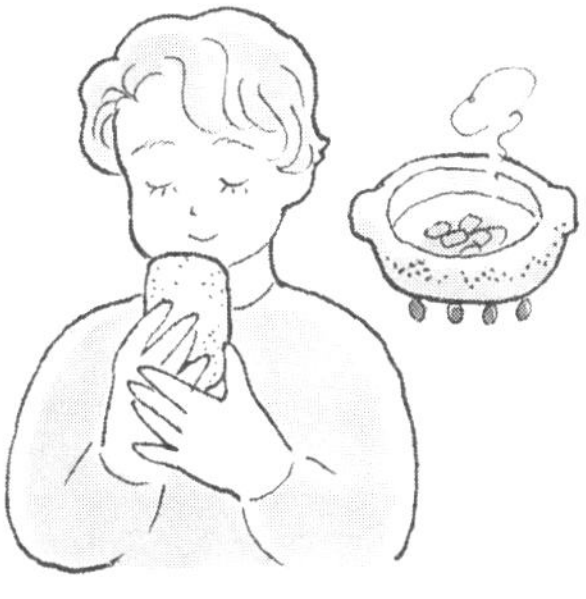

乾燥させた種子を約3カップの水で煎じ、お茶代わりに飲むとよい

健康食品

シイタケエキス

生活習慣病を予防する
実力派の健康長寿食品

効　能

- ●高血圧改善
- ●動脈硬化予防
- ●骨粗鬆症予防
- ●免疫力強化
- ●がん予防

1億500万年前の白亜紀に誕生したという説もあるマツタケ目シメジ科のシイタケ。日本では300年以上も前から人工栽培され、最も多く消費されている食用キノコです。

シイタケの健康効果は古くから知られるところで、中国では気力を補い、胃の消化力を増す健康長寿の食品と位置づけて、お年寄り、長く病床に伏している人、疲れやすい人などに用いてきました。

抗がん作用やコレステロール低下作用、血圧降下作用などが明らかとなった現在は、生活習慣病予防という視点から、シイタケの有効成分を抽出した健康食品が注目を集めています。

効果・効用

シイタケ自体から抽出したエキスには、さまざまな生理活性物質が含まれています。その主なものとしては、血中コレステロールを減らして動脈硬化を予防する作用や血圧降下作用があるエリタデニン、体内でビタミンDに変わってカルシウムの吸収を助けるエルゴステリン、抗がん作用があることが医学的に確認されているβ－グルカン（レンチナン）、インターフェロンをつくって抗ウイルス作用を発揮するリボ核酸などがあげられます。

菌糸体から抽出したエキスの効用としては、免疫系の活性を高めて外部から侵入してくるウイルスや細菌を排除する働きがあり、ウイルス性慢性肝炎やHIV（エイズ）感染に対して有効であることがわかっています。また、骨髄細胞を増殖して血液を健康にする、肝機能を強化する、コレステロールを吸収するなどの作用も認められています。

利用法

現在、健康食品として市販されているシイタケエキスは、シタイケ自体から有効成分を抽出したものと、シイタケの軸から伸びている白い糸状の菌糸体をバイオ技術で人工栽培し、分解、濾過《ろか》、除菌、殺菌、濃縮、乾燥の工程を経てつくられた菌糸体エキス（LEM）の2種類に大別されます。

それぞれ顆粒、錠剤、液状、ティーバッグなどがありますから、目的や利用のしやすさを考えて、自分に合ったものを選ぶとよいでしょう。

シイタケは消化があまりよくないため、胃腸の弱い人がたくさん食べると消化しきれない場合がありますが、シイタケエキスならそのような心配はありません。

【注意点】

のぼせやすい人が生シイタケを一度にたくさん食べると、のぼせやめまいを起こすことがあります。アレルギー体質の人では、湿疹が出ることがあります。湿疹は、特に春先に多食した場合に出やすいようです。このような人は、食べすぎないように注意が必要です。

濃縮してあるタイプが多いエキスは、表示の用量を守って利用してください。

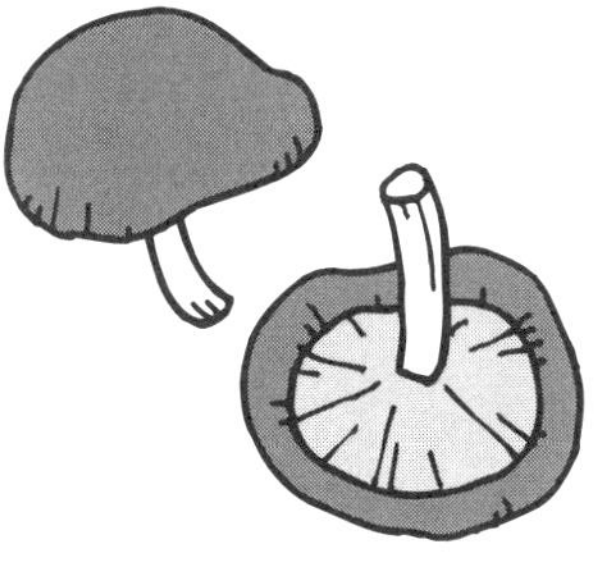

シイタケは健康長寿の食品

ミニ知識

食材としておなじみの生シイタケや干しシイタケも、エルゴステリン、食物繊維、ビタミンB群、カリウムなどの供給源として期待できます。毎日の食事に積極的に利用するとよいでしょう。低カロリーですから、ダイエット食、糖尿病治療食にもおすすめです。

なお、エルゴステリンは、日光（紫外線）に当たることによってビタミンD効力を発揮するようになります。生シイタケは、使う前に10～20分ほど笠の裏側を天日に当てるようにするとよいでしょう。本来、干しシイタケは天日に干してつくられるものですが、最近は電気乾燥のものが少なくありません。干しシイタケも同様にすると、より大きなビタミンD効果が得られます。

干しシイタケは、もどし汁にもいろいろな有効成分が含まれていますから、捨てずに吸いものや煮もののだしなどに利用したいものです。

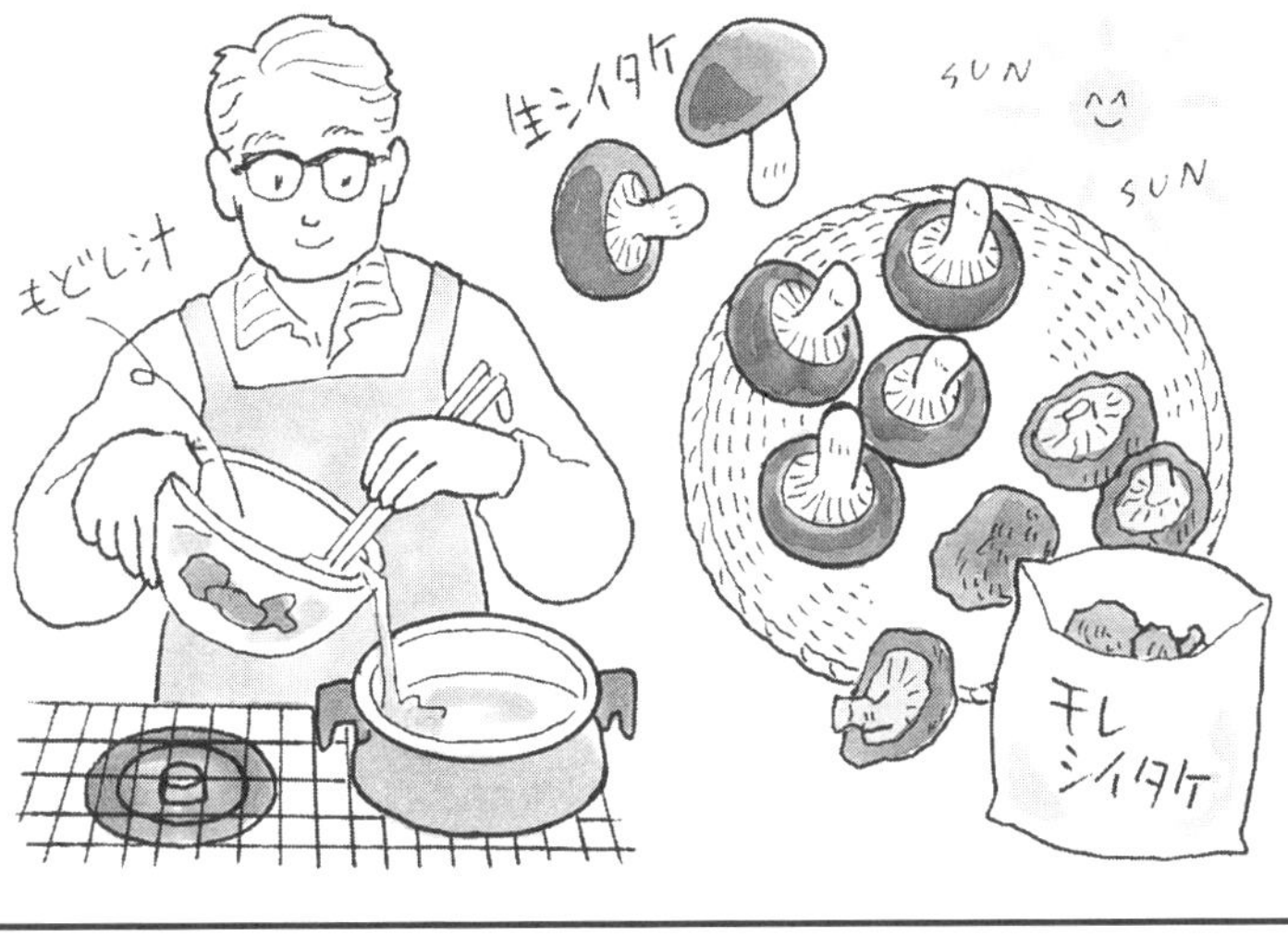

健康食品

シジミエキス

肝臓が気になる愛飲家に有効な成分がてんこ盛り

効　能

●肝臓病の予防・改善　●虚弱体質改善
●貧血改善
●動脈硬化予防

シジミは、海水と淡水が混じる入江などで採れる二枚貝。日本ではアサリと並ぶポピュラーな貝の一つで、宍道湖、浜名湖、霞ヶ浦などがシジミの産地としてよく知られています。

シジミもアサリも、栄養成分はよく似ていますが、各栄養素の含有量は、ビタミンAを除き、シジミのほうが上です。

シジミを殻ごと煮込んだ濃い煮出し汁は、古くから肝臓の特効薬とされ、民間療法で盛んに用いられています。

最近は、健康食品として錠剤などでも市販されています。

効果・効用

タウリン、メチオニン、アルギニン、システンといったアミノ酸で構成される良質のたんぱく質、カルシウムや鉄などのミネラル、ビタミンB_{12}をはじめとするビタミンB群、ビタミンC、グリコーゲン、ビタミンA、などが豊富に含まれています。

これらの中でも特に注目される成分は、タウリンとビタミンB_{12}です。タウリンには、肝汁酸と結合して解毒作用を活発化する働きがあります。〝赤いビタミン〟と呼ばれるビタミンB_{12}には、造血作用、肝機能を活発にする働き、記憶力や集中力を高める働きなどがあります。

日本では昔から肝臓病や黄疸の民間療法薬として、また中国では肝臓病のほか虚弱体質の人、貧血の人、高齢者、病後の体力回復期などにもよいとシジミを利用してきましたが、栄養学的にも非常に理にかなっていたといえます。「二日酔いにはシジミのみそ汁が効く」といわれるのも、シジミの有効成分とみそのアミノ酸が複合的に作用して、肝臓の強化に働くからです。タウリンには、二日酔いの元凶といえるアセトアルデヒドを排除する働きもあります。

そのほか、肝臓への脂肪の沈着を防ぐイノシトールというビタミン様物質、皮膚をなめらかに整えてくれる卵胞ホルモン、肝汁の分泌を促進してコレステロール値の上昇を抑えるコハク酸なども含まれています。

【注意点】

〝寒シジミ〟といって、シジミは寒中に採れるものが最もおいしいとされます。

その一方で、〝土用シジミは腹薬〟という言葉もあります。効能の点では夏のシジミも引けはとっておらず、夏場に食べると、暑さでバテ気味のからだが元気になるといわれています。

通年、安価な値段で出回っていますから、季節を問わず、食卓に出したいもの。シジミのみそ汁を朝食の定番メニューにするのもよいかもしれません。

ただし、足が早い（腐りやすい）ので、鮮度に注意が必要です。必ず生きているものを買い求め、できるだけその日のうちに調理するようにしましょう。

また、シジミには、からだを冷やす性質がありますから、冷え症の人は多食しないようにしてください。

利用法

健康食品店などで市販されているシジミエキスは、シジミを煮出して有効な成分のみを抽出し、濃縮したものです。錠剤のほか、シジミエキス配合のドリンク剤などがあります。

また、二日酔いのときは、シジミのみそ汁も効果的です。この場合は、必ず水から煮出し、貝そのものより、むしろ有効成分がたくさん流れ出ている煮汁を飲むようにします。ネギ、粉ざんしょうを加えて飲むと、解毒作用がアップし、不快症状がさらにすみやかに軽減されます。

ミニ知識

市販品を利用すると手軽に効率よく健康効果が得られますが、家庭で作った自家製シジミエキス（濃いシジミ汁）でも同様の効果が期待できます。

真水に漬けて砂を吐かせた殻付きのシジミ4～5カップと水1ℓを鍋に入れて弱火で小1時間ほど煮込み、貝を取り出して煮汁が1/3～1/2量になるまで煮詰めます。

好みで、しょうゆや塩でごく薄く塩味をつけてもよいでしょう。でき上がったら、瓶などに詰めて冷蔵庫で保存し、1日3回、盃1杯くらいずつ飲みます。

二日酔い、肝臓病、貧血にはもちろん、解熱、利尿、のどの渇きを止める、目を健康にするなどの効果もあります。

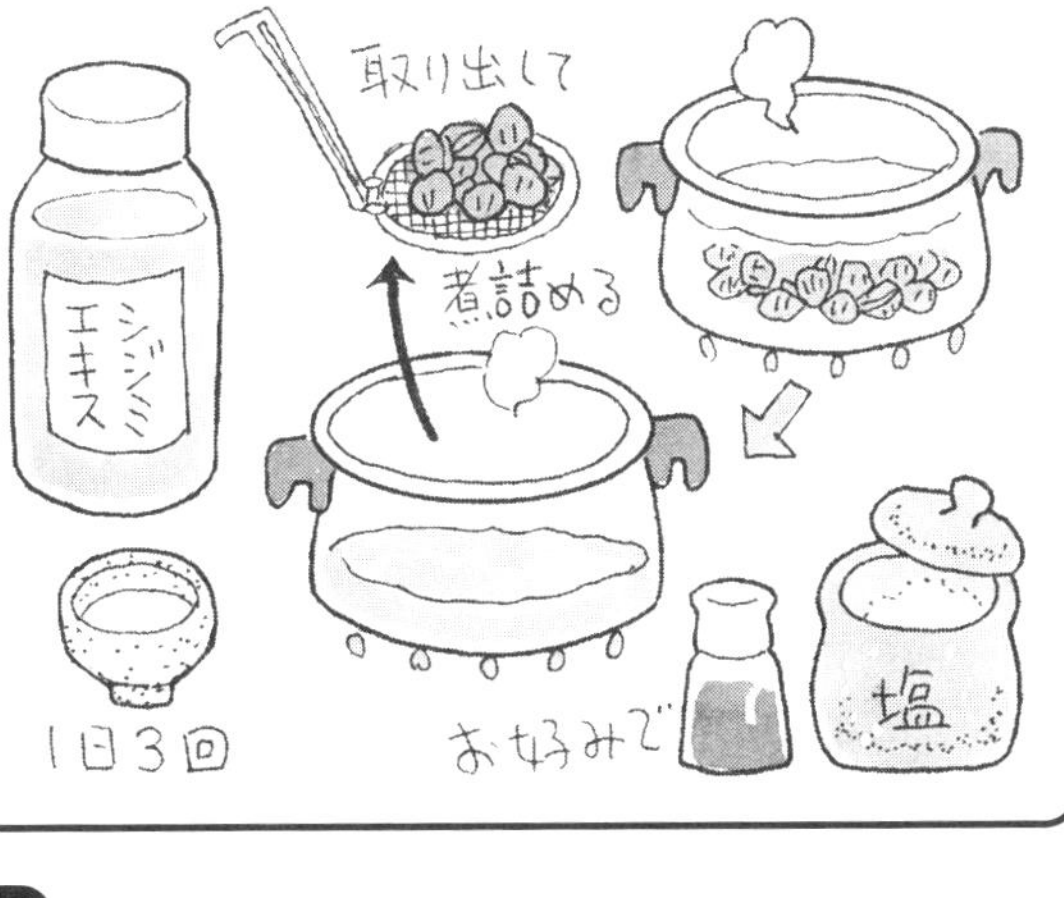

健康食品

スクワレン

新陳代謝を促して各臓器の機能を回復

効能

●肝臓病予防 ●美肌保持
●胃腸病改善
●健康増進

効果・効用

スクワレンは、人間の皮脂中やオリーブ油などにも存在する油脂で、新陳代謝を促す働きが知られています。また、酸素と結びつきやすい高純度の不飽和炭化水素であることから、体内で酸素をとり込み、各細胞へ酸素を積極的に供給する働きをするのではないかとも考えられています。さらに、スクワレンの大きな特徴として、表皮細胞への浸潤性、浸透性に優れていることもあげられます。

これらのことから、各臓器の機能を活性化する効果が期待され、特に肝臓病に対して有効であるとされています。胃や腸壁の潰瘍《かいよう》、炎症の改善、美肌保持に役立つことも報告されています。まだ科学的に承認されているわけではありませんが、抗がん作用があるとして注目されています。

利用法

健康食品として製品化されているのは、深海ザメから採取した天然の肝油を減圧蒸留によって精製したものです。

スクワレンは不安定で酸化しやすいため、ほとんどはカプセルあるいは錠剤の形で市販されています。健康食品のほか、スクワレンは、栄養クリーム、口紅、ファンデーションなどの化粧品にも、保湿成分として配合されています。化粧品に使われているのは、スクワレンに水素を添加して安定させたもので、スクワランと称されます。軟膏、座薬などの医薬品にも使われています。

スクワレンは、深海に生息するサメの肝臓に含まれる肝油の90%を占める油性物質。高水圧、低酸素、厳寒の劣悪環境で生きるサメの活力源と考えられています。深海ザメのうちでも、特にアイザメの肝油が良質とされています。

かつては化粧品の保湿成分として主に利用されていましたが、現在では健康食品として注目されるようになっています。「深海ザメエキス」の名でも市販されています。

【注意点】

副作用などは特に報告されていませんが、表示の用量を守って服用してください。

健康食品

スッポンエキス

老若男女にうれしい 滋養強壮食品の代表格

効能

●強壮・強精 ●疲労回復 ●老化防止 ●貧血改善 ●精神安定

必須アミノ酸組成のよいたんぱく質が豊富に含まれています。スッポンは古くから強壮・強精食品として知られていますが、その効果はこの良質のたんぱく質の働きによるのではないかと考えられています。

効果・効用

たんぱく質に加え、骨の強化や精神の安定に欠かせないカルシウム、造血作用のある鉄やビタミンB群（B_1、B_2、B_6、B_{12}、葉酸、パントテン酸）、コレステロールを減らす不飽和脂肪酸のリノール酸などもバランスよく含まれています。

このことから、骨粗鬆症《こつそしょう》予防、イライラやストレスの緩和、貧血改善、動脈硬化予防、疲労回復、病後の体力回復、虚弱体質改善などの効果も期待できます。

漢方では、気力・血液を増加させる働きがあるとして、血液が滞って起こる腰痛や女性の帯下、生理不順、更年期障害、老化予防にも用いています。

利用法

健康食品として、エキスの乾燥粉末、丸ごと粉末にしたもの、顆粒、錠剤、カプセル、ドリンク剤などが市販されています。

料理には、肉やスープの缶詰を使うと便利です。

＊スッポン雑炊／缶詰のスッポンの肉を食べやすい大きさに切ってスープとともに鍋に入れ、強火にかけます。煮立ったらネギとショウガのぶつ切りを加え、弱火にして30分ほど煮ます。洗った米を加えてさらに弱火で40～50分コトコトと煮、塩、こしょうで味を調えます。強精、疲労回復、婦人病などに効果的です。

スッポンは淡水性のカメの仲間で、古くから滋養、強壮、強精に効果のある食品として知られています。特に中国では、甲羅も含めたすべてに薬効があるとして、活用しています。

家庭でさばくのは難しいので、エキスを抽出したり、丸ごと粉末にした健康食品を利用するとよいでしょう。料理に手軽に使える肉やスープの缶詰も市販されています。

【注意点】

特に副作用は報告されていませんが、健康食品は用量を守ることが大切です。食品としてとる場合も、常識の範囲内での利用を心がけましょう。

健康食品

スピルリナ

たんぱく質や葉緑素が豊富な総合栄養補助食品

効能

●がん予防
●消化器系疾患改善
●肝臓病改善
●糖尿病改善
●貧血改善
●肥満解消

効果・効用

成分の50％以上が良質のたんぱく質で、β－カロテン、ビタミンB群、鉄、亜鉛、カルシウム、マグネシウムなども含まれています。乾燥粉末100g中のたんぱく質量は大豆の約2倍、β－カロテンはホウレンソウの50倍以上、ビタミンB_{12}の含有率も植物性食品では唯一レバーを上回ります。

また、コレステロール低下作用や抗がん作用が知られる葉緑素（クロロフィル）、フィコシアニンという吸収のよい抗酸化物、マウス実験で発がんを抑制することが判明した色素成分のゼロキサンチンといった成分も含まれています。

消化を妨げる細胞壁がないために一般の食品より消化・吸収がよいこと、低カロリーであることなども、スピルリナの特徴としてあげられます。

これらのことから、がん、消化器疾患、肝臓病、腎臓病、糖尿病、高脂血症、貧血、眼精疲労、視力低下、白内障、肥満などに有効とされます。

もちろん、ダイエット中の人、外食が多くて緑黄色野菜が不足しがちな人の栄養補給にも効果的です。

利用法

乾燥粉末を粒状、顆粒状、エキス剤などに加工したものが健康食品として市販されています。

フェオホルバイドの含量規制などをきちんと守った有名メーカーの製品、成分表示がきちんとされている製品を選ぶとよいでしょう。

高塩分、高アルカリの塩湖に生息する藻類の一種です。

たんぱく質をはじめとするさまざまな栄養分が豊富に含まれている上、消化・吸収もよく、メキシコなどでは16世紀ごろから常食されています。

日本では、淡水の緑藻クロレラとともに、総合栄養補助食品として注目されています。

【注意点】

皮膚障害の原因となるフェオホルバイドの含量は厚生労働省が規制していますが、体質や体調により、まれに湿疹、胃部不快感、下痢などの症状が出ることがあります。異常が現れたときは使用を中止してください。

健康食品

胎盤エキス

古くクレオパトラも美しさを保つために愛用

効能

●美肌保持 ●老化防止
●貧血改善 ●疲労回復
●体力強化
●アレルギー性疾患改善

哺乳動物の胎盤には、妊娠の維持と胎児の発育に不可欠の成分が豊富に含まれています。

その活用の歴史は古く、クレオパトラやマリーアントワネットも若返りと美肌づくりに愛用していたといわれますが、効用が科学的に明らかになったのは1960年代に入ってから。以来、健康食品や化粧品、医薬品などに活用されています。

なお、健康食品の原料となるのはヒト以外の胎盤です。ヒトの胎盤を用いた医薬品は、「プラセンタ製剤」と呼ばれます。

【注意点】

副作用は特に報告されていません。

成分として、各種の必須アミノ酸、ペプチド（たんぱく質の分解過程でできるアミノ酸の集合体）、ビタミン、ミネラルなどがバランスよく豊富に含まれています。

効果・効用

古くから知られる若返り、美肌づくり、滋養強壮、疲労回復、貧血改善などの効用、またここ何十年かの間に明らかになった抗酸化作用、抗炎症作用、自律神経やホルモンの調節作用、抗アレルギー作用などは、生理機能を活性化するこれらの成分の複合的な作用によります。

最近では抗がん作用もあるのではないかと期待され、研究が進められています。

利用法

健康食品として、ヒト以外の胎盤から抽出したエキスを加工した錠剤、ドリンク剤などが市販されています。漢方薬の「人胞（じんほう）」「胞衣（えな）」「紫河車（しかしゃ）」などにも処方されています。

ヒトの胎盤から抽出したプラセンタ製剤は、筋肉注射薬として認定されており、慢性肝炎、胃潰瘍《かいよう》、十二指腸潰瘍、更年期障害などの治療に用いられています。

そのほか、胎盤エキスは、美肌用化粧品にも配合されています。

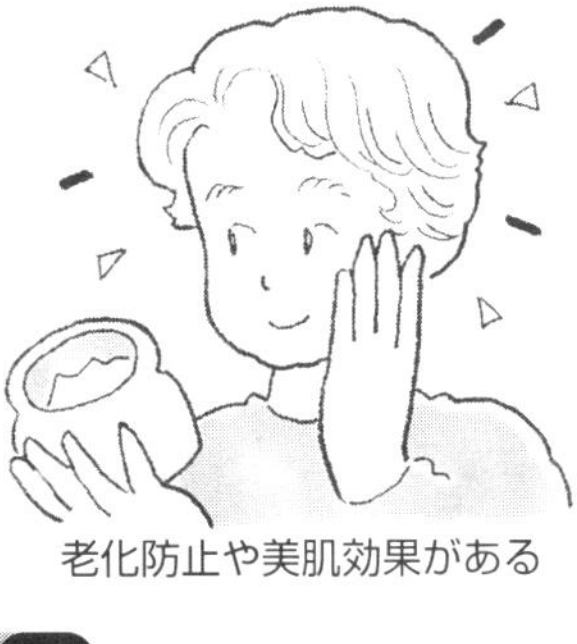

老化防止や美肌効果がある

健康食品

チンピ

古来より中国では健胃薬などに処方

効能

●健胃 ●食欲増進
●胃腸病改善 ●去痰
●鎮咳
●冷え症改善

ミカンの成熟した果実の皮を陰干しや日干しにして乾燥させたものです。

中国では、漢方生薬の一つとして、古来利用されています。

【注意点】

ミカンは、フルーツとして食べる実にも、健胃、食欲増進などの薬効があるとされます。もちろん、手軽にとれるビタミンC源としても貴重です。

食べすぎると、柑皮症といって、手のひらなどが黄色くなることがありますが、これは心配ありません。ただし、実にはからだを冷やす性質があるので、冷え症の人は多食しないようにしてください。

効果・効用

ミカンの皮には、精油成分のリモネンやテルピリン、フラボノイド配糖体のヘスペリジンやナリンギンなどが含まれています。これらの成分には、健胃、整腸、鎮静、抗炎症作用などがあるといわれています。

漢方では、食欲不振、吐き気、嘔吐など脾臓や胃腸が弱っている症状、痰《たん》が多い咳《せき》、風邪、冷え症などに対する薬効が知られ、生薬《しょうやく》の一つとして慢性気管支炎を改善する「瓜呂枳実湯（かろうきじつとう）」、老人の頭痛を伴うめまいを改善する「釣藤散（ちょうとうさん）」、健胃薬の「平胃散（へいいさん）」「茯苓飲（ぶくりょういん）」「六君子湯（ろくくんしとう）」などに処方されています。

漢方薬局で入手できます。外皮が赤褐色で、裏面が白く、きめの細かいものが良品です。

利用法

一般的な利用法としては、チンピ10gを3カップの水で半量になるまで煎《せん》じ、これを1日2～3回に分けて飲みます。粉末状にすりつぶし、1日3回、1～2gずつ食前に飲むという方法もあります。

そのほか、適量を布袋に入れ、浴槽に浮かべるという使い方もできます。からだが温まり、冷え症、冷えによる肩こりや腰痛、風邪の予防などに役立ちます。

ミカンをたくさん食べる冬場には、食べたあとの皮を集めて陰干しし、同様に使うのもよいでしょう。その際は、ノーワックスのミカンの皮を使用します。

健康食品

トウチュウカソウ

昆虫の幼虫と合体した摩訶不思議なキノコ

効能

●滋養強壮
●疲労回復
●貧血改善
●動脈硬化予防
●糖尿病改善
●がん予防

ガ、ハチ、チョウ、セミなどの昆虫の幼虫に子嚢《しのう》菌類が寄生し、虫のたんぱく質を栄養にして発生するキノコの一種です。「冬虫夏草」の漢字が示すとおり、冬場は虫体で、夏に草状になります。

中国では古くから宮廷などで不老不死の妙薬として珍重されてきましたが、昨今は日本でも「がんに効く」と話題になり、手軽に利用できる健康食品がブームになっています。

【注意点】

トウチュウカソウの作用は緩慢です。効果が現れないからといってすぐに中止したりせず、長期間服用を続けてください。

寄生する昆虫の種類により異なりますが、マンニトール、エルゴステロール、抗菌成分のコルディセピン、ビタミンB_{12}をはじめとするビタミン、ミネラル、アミノ酸、不飽和脂肪酸などが含まれています。

効果・効用

効用としては、強壮強精、疲労回復、病後の体力回復、去痰《きょたん》、鎮咳《ちんがい》、鎮静、貧血改善、心臓・血管系の強化、免疫力強化、血糖値コントロール、慢性腎炎改善などが知られています。抗がん作用についても、臨床実験で明らかになっています。

利用法

初夏に地中から掘り出して乾燥させたもの、また健康食品として乾燥品の粉末、カプセル、ドリンク剤などが市販されています。

乾燥品は、16～17gを3～4ℓの水で4～5時間煎《せん》じて服用します。常用量の目安は、朝晩コップに1杯ずつです。

煎じて残ったものは、焼酎、ウオッカなどアルコール度数の高い酒に漬けて飲用したり、薬膳料理に利用したりします。料理では特に鶏肉との相性がよく、逆にダイコンと組み合わせると成分が中和され、薬効が弱くなるといわれます。料理に利用するときは、食品の組み合わせを少し考えたいものです。

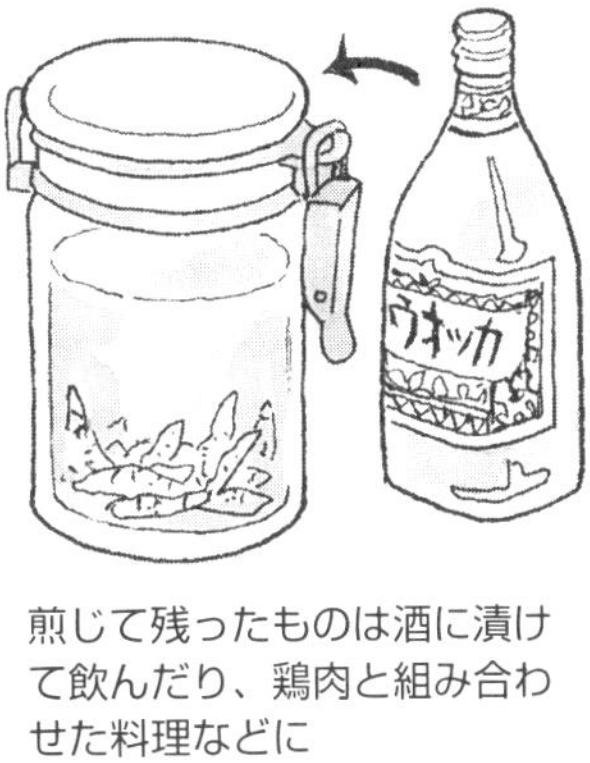

煎じて残ったものは酒に漬けて飲んだり、鶏肉と組み合わせた料理などに

健康食品

ドクダミ

民間薬として古くから利用されている薬草

効能

●高血圧改善 ●動脈硬化予防
●冷え症改善 ●皮膚病改善
●解熱 ●健胃整腸

日本各地に分布するドクダミ科の多年草です。

全草に特異な臭気があることから、毒があるのではないかと〝毒溜（どくだめ）〟と呼ばれたのがドクダミの語源といわれる一方で、毒を矯（た）める（せき止めて外に出す）という語源説もあるように、その効用は古くから知られています。

漢方では、10の薬効がある、重要な薬草であるといった意味合いで、全草を乾燥させたものに「十薬」「重薬」の生薬名をつけ、解熱解毒剤や健胃整腸剤などに処方して重用しています。

日本でも民間薬として広く利用されており、日本薬局方にも

効果・効用

ドクダミの葉、茎、花穂に含まれているエルチトリン、イソクエルチトリンなどのフラボノイド系成分には、毛細血管を強くして血管を拡張する作用、血行をよくする作用、皮膚や粘膜を強くする作用、炎症を鎮める作用、ホルモンのバランスを整える作用、利尿作用、緩下《かんげ》作用などが認められています。このことから、高血圧、動脈硬化、冷え症、肩こり、アトピー性皮膚炎、にきび、肌あれ、肺炎をはじめとする化膿性の感染症に伴う発熱、更年期障害、慢性膀胱炎、腎炎、むくみ、便秘などへの効果が期待できます。

また、生のドクダミの強い臭気のもととなっているデカノイルアセトアルデヒドという精油成分には、糸状菌や黄色ブドウ球菌を強く抑制する抗菌効果があります。葉の葉緑素には、肉芽組織を形成しておできの跡などをきれいにする働きがあります。水虫、湿疹、虫刺されといった皮膚病の外用薬として用いてきた先人たちは、経験的にこのことを知っていたのでしょう。

利用法

健康食品としては、お茶用の乾燥葉やドクダミ酒などの製品が市販されています。漢方薬局では、全草を乾燥させたものが「十（重）薬」の生薬《しょうやく》名で市販されています。庭先などにドクダミが生えている場合は、花が咲いている5～8月ごろに株を根から掘り起こすか茎のところから葉を摘んでカラカラに干すと、市販の乾燥品と同様のものができます。

厚生労働省の認可を受けた薬草として収載されています。

【注意点】

副作用などは、特に報告されていません。

外用、内用に安心して用いることのできる薬草といえますが、外用する場合は、採取した葉を流水できれいに洗い、ふきんなどで水気をよく拭き取ってから使用してください。摘み取ったままでは、雑菌の侵入により皮膚症状を悪化させるおそれがあります。

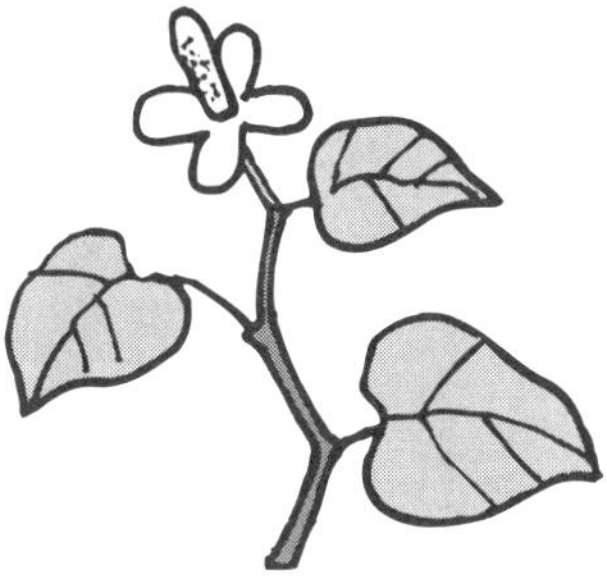

ドクダミは10の効用がある？

よく乾燥させたものは、臭みはほとんどなく、煎《せん》じて服用するのが一般的です。乾燥品10gを3カップの水で半量になるまで煎じ、これをこしたものを1日3回に分けて空腹時に飲みます。軽く5分くらい煎じてこしたものをお茶代わりに毎日飲むのも効果的です。

そのほか、乾燥品は入浴剤として利用することもできます。

外用には、主に生葉を利用します。あせも、にきび、かみそり負け、湿疹、かぶれ、アトピー性皮膚炎、水虫、タムシなどには、生葉を細かく刻んでからすり鉢ですりつぶしたものや絞り汁を患部に塗ります。

膿があるときは、新鮮な葉2～3枚をアルミホイルに包んで、やわらかくなるまでガス火かオーブントースターで蒸し焼きにし、これをガーゼなどにとって軽くもんでから患部にはりつけておくと、膿を吸い出してくれます。

なお、やわらかい若葉は、ゆでてからあえものや煮ものにしたり、てんぷらにして食べてもおいしいものです。

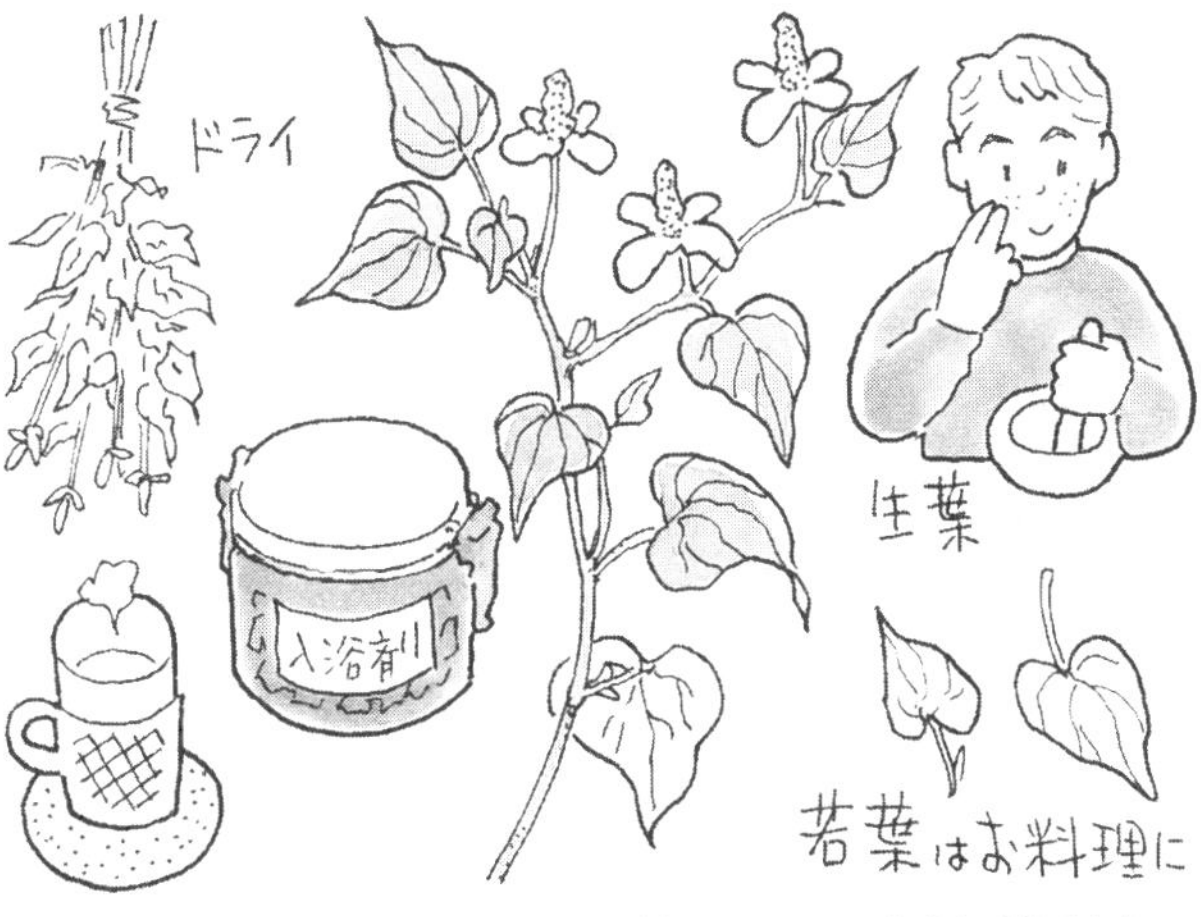

お茶やお酒として飲んだり、入浴剤にしたり、さらに外用として塗っても薬用効果がある。若葉は料理にも使える

健康食品

ニンニクエキス

錠剤やカプセルなら口臭の心配もなし

効能

●疲労回復　●食欲増進
●冷え症改善
●動脈硬化予防
●高血圧予防　●がん予防

ユリ科ネギ属の多年草ニンニクは、旧約聖書にも記載されているほど歴史の古い植物です。エジプトではピラミッドづくりに従事する労働者がスタミナ源として食べていたといい、中世ヨーロッパでは疫病予防に用いられ、現在では医薬品の基礎剤としても利用されています。

ただし、問題はそのにおい。侮辱を耐え忍ぶという意味で、ニンニクは漢字で「忍辱」と書かれますが、これは僧侶もにおいを忍んで食べる隠語が語源。

最近は、健康のためにニンニクをとりたいのだけどにおいが気になってという人のために、ニンニクのエキスを凝縮した無臭の健康食品が市販されてお

効果・効用

ニンニクの薬効は古来より知られ、強壮剤、健胃剤、高血圧や動脈硬化の薬として民間療法で広く利用されていましたが、その効用が科学的に解明されはじめたのは20世紀に入ってからです。

成分としてまず注目されるスコルジン、アリシンは、疲労物質の蓄積を防ぐビタミンB_1の体内での吸収を促進する作用が認められています。ニンニクにはビタミンB_1そのものも豊富に含まれており、スコルジン、アリシンとのトリプル効果で疲労を一掃してくれるというわけです。

スコルジンには、体内のエネルギーの燃焼を促進して新陳代謝を盛んにする作用、末梢血管を拡張して血液循環をよくする作用、血液中の善玉コレステロールを増やして悪玉コレステロールを減らす作用もあります。

アリインと酵素アリイナーゼの結合により生成されるイオウ化合物のアリシンも、強力な殺菌作用、抗酸化作用、解毒作用、胃の運動を活発にして胃液の分泌を促進する作用などがあることが明らかになっています。

さらに、ニンニクには、有機ゲルマニウムが１００g中に75・4㎎も含まれています。ゲルマニウムは、生命維持に欠かせない酵素を運ぶ働きをするほか、体内の有害重金属を除去し、悪性腫瘍《しゅよう》を予防する作用もあるとされます。近年、ニンニクががんの予防効果でも大きな注目を浴びているのは、そのためです。

り、人気になっています。

【注意点】

ニンニクは、高い薬効を持っている分だけ、強い刺激があり、摂取法によっては胃痛や貧血を起こすおそれがあります。

健康食品は用量、用法を守り、香味野菜として利用するときは次の点に注意してください。

＊空腹時に生で食べない……空腹時に生食すると、胃への刺激が強すぎて、胃痛を起こすことがあります。空腹時の生食は控えてください。

＊食べすぎない……過食すると、溶血作用により血中のヘモグロビンが減少し、人によっては貧血を起こすことがあります。生は1日1片程度、火を通しても1日2～3片、子どもはそれぞれその半量以下を目安にするのが無難でしょう。

利用法

健康食品として、ニンニクのエキスを凝縮した粉末、顆粒、粒、錠剤、カプセル、ドリンク剤などが市販されています。ニンニクを食べた後に漂うあの独特の臭気の正体はアリシンですが、原料に無臭ニンニクを使った製品や消臭成分を配合した製品なら、においを気にせずに摂取できます。

市販品の利用を考えるばかりでなく、家庭でしょうゆ漬け、酢漬け、みそ漬け、ハチミツ漬けなどにしておくのも一法です。ニンニク臭が薄れて食べやすくなるばかりでなく、漬け込んだしょうゆやみそなども、ニンニクエキスの入ったおいしい調味料として料理に活用できます。ニンニク酒もおすすめで、アルコールの作用が手伝って、疲労回復に即効性が期待できます。

なお、保健野菜、香味野菜としては、肉や魚のたんぱく質といっしょに食べると、効果的です。たんぱく質がニンニクによる胃への刺激をやわらげ、一方、ニンニクはたんぱく質の消化をよくします。また、お粥《かゆ》に炊き込むと、殺菌作用と胃腸を温める作用により、下痢や冷え症が改善されます。

なお、ニンニクには紫皮のものと白皮のものがありますが、抗菌力は紫皮のもののほうが上。生と加熱調理したものでは、生のほうが強力です。

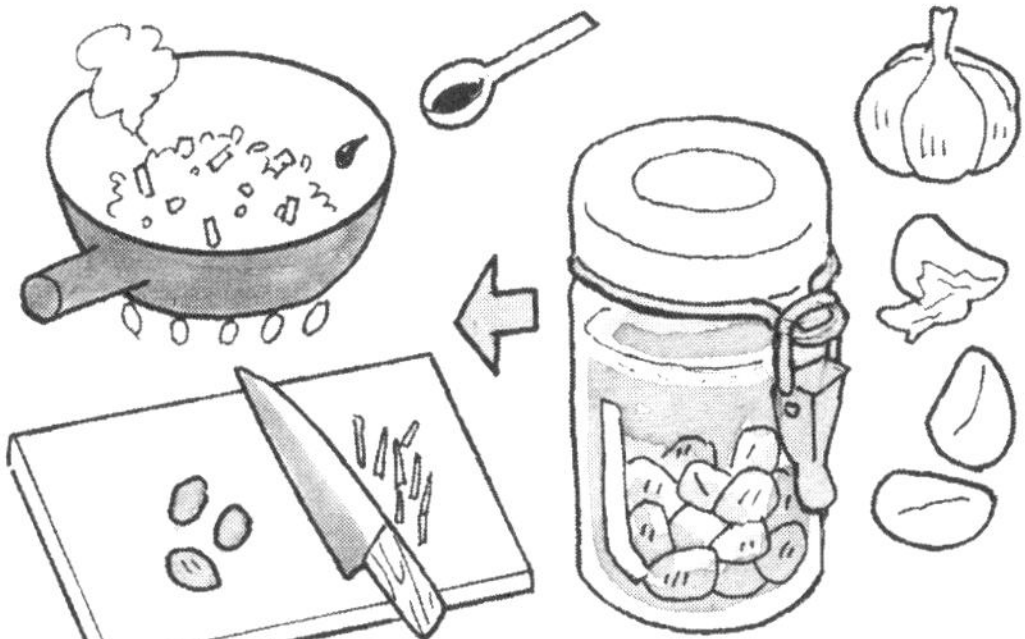

ニンニクの皮をむき、しょうゆの入った容器に入れる。ニンニクも食べやすくなり、ニンニク風味のしょうゆはいろいろな料理に使える

健康食品

梅肉エキス

青い梅の実を加工した日本独特の健康食品

効能

●疲労回復　●便秘改善
●下痢改善　●二日酔い改善
●冷え症改善

完熟前の青い梅の実をいぶして乾燥させた漢方薬「烏梅（うばい）」をもとに、日本で考案された独特の健康食品です。

梅肉エキスは、江戸時代から下痢、便秘、食あたり、食中毒などに処方されてきましたが、ここ数年猛威をふるっている病原性大腸菌O－157に対しても有効であることがわかり、あらたな注目を集めています。

効果・効用

梅肉エキスには、疲労のもととなる乳酸の生成を抑えるクエン酸やリンゴ酸、腸の運動を活発にするカテキン酸、肝臓の働きを高めるピクリン酸、血流を改善するムメフラールなどの有機酸が含まれています。

これらの成分の働きにより、疲労回復、便秘改善、下痢改善、二日酔い改善、乗り物酔い予防、冷え症改善、冷えによる肩こりの改善などの効果が期待できます。

有機酸には、優れた殺菌作用があることも知られています。

利用法

市販の梅肉エキスは、青梅の果汁を絞って煮詰め、ペースト状にしたものです。携帯に便利な粒状の製品もあります。

ペースト状の梅肉エキスは、食あたり、下痢、嘔吐、腹痛、二日酔いなどのときは、水で薄めて飲みます。解熱には、お湯で薄めて飲むと効果的です。酸味が強くて飲みにくいようなら、ハチミツを加えて飲んでもよいでしょう。

そのほか、あえもの、サラダといった料理に利用することもできます。梅干しと違って塩分を気にすることもありませんし、食中毒防止にも役立ちます。

【注意点】

青梅を食べると、含まれているアミダグリンにより、中毒を起こすことがあります。青梅は食べないようにしてください。

梅肉エキスは、中毒の心配ありません。

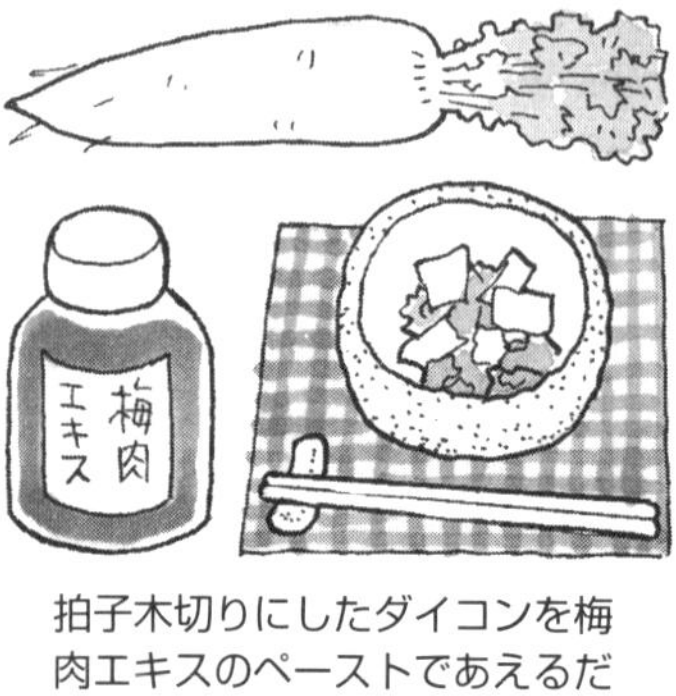

拍子木切りにしたダイコンを梅肉エキスのペーストであえるだけでもおいしい一品になる

健康食品

ハチミツ

不老長寿の薬として古今東西でひっぱりだこ

効能

●疲労回復 ●滋養強壮 ●美肌 ●老化防止 ●動脈硬化予防 ●高血圧改善

効果・効用

主成分は果糖とブドウ糖で、たんぱく質、ビタミンB群、ビタミンC、ビタミンE、カリウム、鉄、リン、カルシウム、さらに必須微量元素なども、少量ずつですが、含まれています。これらの成分は、いずれも体内に吸収されやすい形でハチミツに溶け込んでいるため、すぐにエネルギー源になり、疲労回復や病中・病後の体力回復に役立ちます。

そのほか、果糖やブドウ糖による強心、利尿、解熱、解毒、防腐効果、ビタミンB_6による美肌効果、カリウムによる動脈硬化や高血圧の予防、改善効果、マグネシウムによる鎮静効果なども期待できます。

利用法

水飴やブドウ糖を加えたハチミツもありますが、健康食品として利用するなら、割高でも100％純粋の製品を選びたいもの。花の種類によって色や香り、成分は若干異なりますが、健康効果に大差はありません。

即効性のエネルギー源としてそのまま食するほか、甘味料として料理に使ったり、レモン、リンゴ、プラム、梅、ダイコン、ショウガなどを漬け込んでから、水や炭酸で割り、飲料として飲むこともできます。ダイコンやショウガのエキスを浸出させたハチミツは、民間療法では風邪薬として利用されています。

なお、冬季など白く固まることがありますが、成分が変化したわけではありません。電子レンジで軽く加熱したり、湯せんにかけたりすると、液状にもどります。

ミツバチが蓄えた花のミツを採取して精製したものです。

人類最古の甘味料であると同時に、古代エジプト時代から薬用にも使われていています。第一次世界大戦でドイツ軍が傷薬として用いたことも有名です。

【注意点】

多量に摂取すると、おなかがゆるくなることがあります。また、肥満の原因にもなります。

アトピー性皮膚炎や花粉症の人では、症状の悪化も心配されます。摂取量に注意してください。

ハトムギ

栄養面でも注目される 美肌、イボ取りの妙薬

効能

●美肌保持 ●イボ取り
●むくみ改善 ●健胃
●食欲増進 ●神経痛改善

原産地は東南アジアから中国南部。名前に〝ムギ〟とついていますが、ムギではなく、イネ科の1年草です。

漢方生薬の「薏苡仁(よくいにん)」はハトムギの種実の殻を取り除いて乾燥したもので、中国最古の薬物書「神農本草経(しんのうほんぞうきょう)」にもその名と効能が記されています。

日本では、昔から美肌、イボ取りの妙薬として有名です。

薬効ばかりでなく、栄養学的にも大変優れ、栄養補給にも利用されます。たんぱく質含有量は穀類の中で最も多く、玄米の約2倍含まれています。鉄も、玄米の約2倍の含有量です。たんぱく質、ビタミンB_1、ビタミンB_2、鉄、カルシウム、カリウム、食物繊維などのほか、腫瘍《しゅよう》を抑制し、皮膚の角質層の新陳代謝を高めるコイックセノリドという成分が含まれています。

効果・効用

ハトムギはイボ取りの薬として有名ですが、イボは皮膚の角質層にできる一種の良性腫瘍です。外用するふつうのイボ取りの薬と違って、内服で効果があるのは、コイックセノリドの腫瘍抑制作用によると考えられます。

また、肌あれ、にきび、吹き出物、シミ、ソバカスといった肌のトラブルを改善し、潤いのある美しい肌にするという効果も、代謝を促進するというコイックセノリドの作用によるところが大きいと考えられます。アミノ酸組成のよいハトムギのたんぱく質も、新陳代謝を活発にし、美肌づくりにひと役かってくれます。

そのほか、有効成分はまだ解明されていませんが、ハトムギにはからだの中の余分な水分を取り除く利尿作用もあり、むくみ、水太りタイプの肥満、関節に水がたまりやすい症状、膀胱炎などに効果が期待できます。

神経痛やリウマチのこわばりを治す、食欲を増進する、消化を助ける、胃を丈夫にする、下痢や便秘を改善するなどの効用も知られています。

利用法

殻つきのものと脱穀したものがあります。また、健康食品として水飴状のハトムギ糖、濃縮エキス、粉末、フレーク、手軽に利用

できるティーバッグ入りハトムギ茶、レトルトのお粥《かゆ》、製粉してビスケットやせんべいにしたもの、キャンディなども市販されています。

殻つきは、お茶として利用します。ハトムギ1/2カップを空炒りしてから、水3カップを加えて30分ほど煎《せん》じ、これを1日数回に分けて飲みます。シミ、ソバカスなどに効果があります。

脱穀したものは、薬膳料理に利用します。お粥にする場合は、一晩水に浸けてふやかしながらクセを取り、6～7倍の水で3～4時間コトコトと煮ます。ハトムギ飯《めし》は、同様に吸水させてから、ハトムギ1に対して水2・5の水加減で、米を炊くときと同じ要領で炊きます。

ハトムギだけのお粥やごはんが食べにくいようなら、米を混ぜて炊き上げてもよいでしょう。常食すると、肌のトラブル改善、イボ取りなどの効果が期待できます。水太りタイプの人、むくみっぽい人は、アズキを混ぜて炊き上げると、さらに効果的です。そのほか、スープにしたり、鶏肉の煮込みに加えるなどの調理法もあります。

ハトムギ糖は、ハトムギを粉砕し、酵素の力を借りて液化、糖化したもので、砂糖の代わりにコーヒーや紅茶に入れたり、パンにつけて食べたりします。

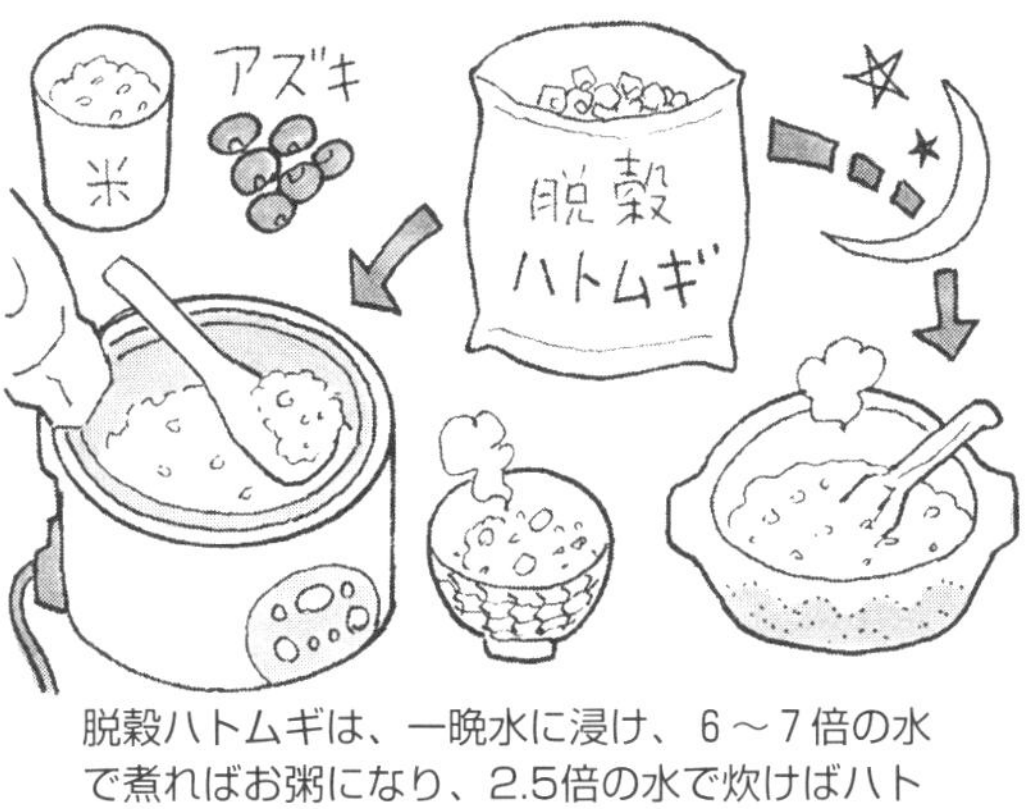

脱穀ハトムギは、一晩水に浸け、6～7倍の水で煮ればお粥になり、2.5倍の水で炊けばハトムギ飯ができる。米やアズキを混ぜてもよい

【注意点】

ハトムギは生のままでは消化が悪く、加熱不十分のまま摂取すると、胸焼けなどを起こす場合があります。胃腸の弱い人は食べるより、煎じてお茶代わりに飲むほうが安心でしょう。市販品のほとんどは、十分に加熱処理してから製品化されていますが、粉末状のものを服用するときは、注意書きをきちんと読んでから利用してください。

また、ハトムギにはからだを冷やす作用があるので、冷え症の人や生理中の人、妊娠中の人も慎重に用いたいもの。お粥やスープにして食べるときは、ショウガ、ベニバナ、サフランなどを組み合わせて調理するとよいでしょう。

なお、夏場は虫がわきやすいので、保存は冷蔵庫でしてください。

健康食品

ヒャクゴウ

乾燥品は漢方生薬、生は日本料理の食材に

効能

●強壮 ●血行促進 ●去痰
●鎮咳 ●鎮痛 ●利尿
●生活習慣病予防
●精神安定

中国の古典医薬品集「神農本草経（しんのうほんぞうきょう）」にも記載されている漢方生薬《しょうやく》のヒャクゴウは、ユリ科ユリの地下にできる肥大した鱗茎をバラバラにして水洗いした後、熱湯を通してから日干しにしたものです。

オニユリ、コオニユリ、ヤマユリ、スカシユリなどの鱗茎は、乾燥させずにユリ根として食用にもされます。

食用ユリの日本での主産地は北海道や新潟で、冷蔵したものが1年中出回っています。

効果・効用

強壮効果や粘膜を保護する作用のある良質のでんぷんをはじめ、たんぱく質、脂肪、カリウムなどが含まれています。

コンニャクの主成分として知られる食物繊維のグルコマンナンも含有することから、生活習慣病を予防する効果も期待できます。

中国では、ヒャクゴウ病（一種のノイローゼで、何かにとり憑《つ》かれたように行往坐《ざ》臥《が》が定まらない状態）という病気を治すことからヒャクゴウの名がついたともいわれ、女性の更年期障害、自律神経失調症、ヒステリー、イライラ、ストレス、不眠などに対して精神安定の目的でも処方しています。

また、中国の動物実験で、咳《せき》を止める作用、ぜんそくをやわらげる作用が確かめられており、呼吸器の弱い人の体質改善にも役立ちます。

そのほか、効用として血行促進、利尿、去痰《きょたん》、鎮静、便秘改善などが知られています。ブドウ糖を多く含んでいるため、消化がよく、胃腸の弱い人も安心して利用できます。

利用法

ユリの鱗茎の乾燥品ヒャクゴウは、漢方薬局で入手できます。利用法としては、4～10gを1回量として2カップの水で半量になるまで煎《せん》じ、服用します。また、水に漬けてもどし、ユリ根と同様に料理に利用することもできます。

【注意点】

ユリ根の調理法は多岐にわたりますが、健康野菜として利用する場合は、ある程度まとまった量を食べる必要があります。

おすすめは、1個丸ごとの煮ものや揚げもの、あるいはあえものなど。茶碗蒸しの具や汁の実として2〜3片入れる程度では薬効は期待できません。

ただし、ユリ根にはからだを冷やす作用があるので、下痢をしているときや風邪をひいているときなどは控えてください。

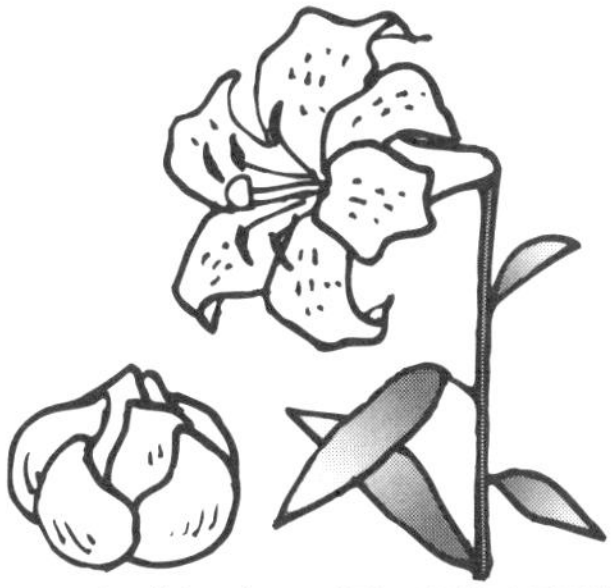

ヒャクゴウ（ユリ根）は健康野菜

スーパーや青果店で食材として売られているユリ根は、ほのかな甘味と苦み、ほっくりとした味が身上。よく洗ってゴミや泥を落とし、たっぷりの熱湯でゆでてから煮もの、あえもの、蒸しもの、揚げもの、汁の実などにします。苦みが気になるときは、酢水で下ゆでするると、食べやすくなります。

＊ユリ根の含め煮／ユリ根4個は、丸ごと3〜4分ゆでます。だし汁1カップ、塩小さじ1/2、みりん大さじ2、砂糖小さじ2を煮立ててユリ根を入れ、ユリ根をおどらせないように紙ぶたをして、弱火で5〜6分煮ます。火を止めてそのまましばらくおき、冷ましながら味を含ませます。

＊ユリ根の梅肉あえ／ユリ根2〜3個は、鱗片を1片ずつバラバラにはがして3〜4分ゆでて、冷まします。梅干しの裏ごし2個分、薄口しょうゆ小さじ1、みりん小さじ1、だし汁小さじ2を合わせ、ユリ根をあえます。

＊ユリ根のみつ煮／ユリ根2〜3個は、鱗片を1片ずつはがして3〜4分ゆでます。鍋に水1カップとハチミツ大さじ3〜4、ユリ根を入れて弱火にかけ、5〜6分煮ます。火を止め、煮汁に浸したまま冷まします。

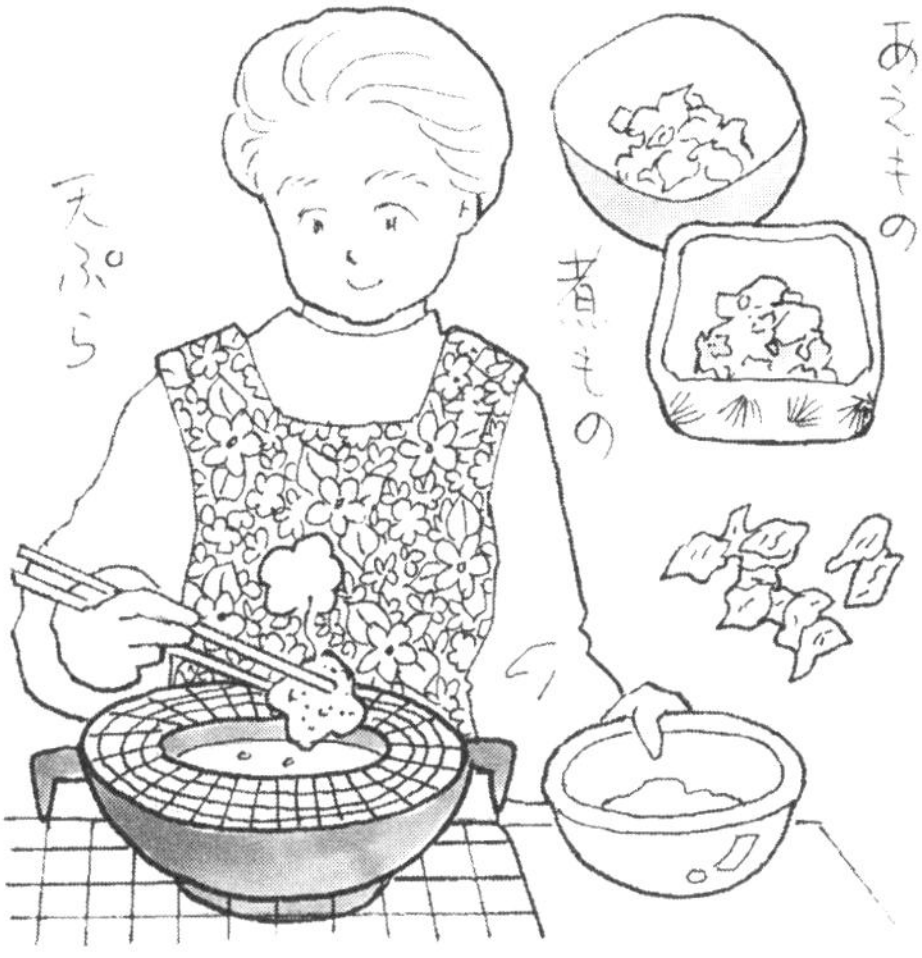

ユリ根は煮ものやあえもののほか、てんぷらなどの揚げものにしてもおいしくいただける

健康食品

ブルーベリーエキス

パソコンなどで目を酷使する人におすすめ

効　能

- ●眼精疲労改善
- ●眼精疲労に伴う肩こりの改善
- ●脳血管障害予防
- ●がん予防

ツツジ科の多年生低木ブルーベリーの果実から有効成分を抽出したものです。

ヨーロッパでは果実を生食したり、ジャムやゼリーにしたりしていましたが、目の機能を高める作用や抗酸化作用が明らかになり、医薬品、健康食品に利用されるようになっています。

効果・効用

ブルーベリーの果実に含まれる天然色素成分のアントシアニン配糖体（ＶＭＡ）には、目の機能を高める効果があり、糖尿病性網膜症や眼精疲労の改善例が数多く報告されています。

そのほか、毛細血管を保護する作用、血栓をできにくくする作用、活性酸素の害からからだを守る作用などもあり、脳血管障害をはじめとする生活習慣病やがんへの効果も動物実験や臨床試験により確認されています。

なお、アントシアニン配糖体は、野生種、特に北欧産のビルベリー（ホワートルベリー）に多く、その含有量は栽培種の数倍から10倍といわれています。このことから、健康食品には主にビルベリーの果実が用いられています。

利用法

抽出したエキスを加工した顆粒、錠剤、カプセル、飲料、キャンディ、ガムなどが市販されています。

また、最近は、甘味を強く改良した栽培種の生果実も入手しやすくなっています。皮や種ごと食べ、食物繊維や各種ビタミン、ミネラルの補給に役立てるとよいでしょう。野生種ほどではないにしろ、アントシアニン配糖体も含まれています。

【注意点】

副作用などは特に報告されていません。

目の疲れや眼精疲労からくる肩こりなどの改善効果が認められる1日の摂取量は、エキス125㎎、アントシアニン配糖体の量にして62・5㎎といわれています。

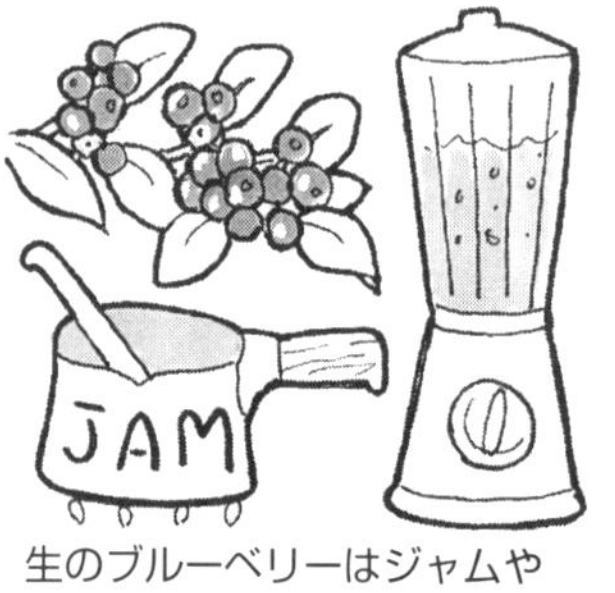

生のブルーベリーはジャムやジュースにしてもおいしい

健康食品

プロポリス

がん細胞も死滅させる〝天然の抗生物質〟

効能

●がん予防 ●動脈硬化予防
●高血圧予防
●アレルギー疾患改善
●抗ストレス

ミツバチが採取した樹液や花粉を自らの唾液などと混ぜ合わせてつくった、黒褐色で粘着力のある物質です。日本では「ハチヤニ」とも呼ばれます。

古くから多くの薬効が知られ、古代エジプトではミイラの腐敗防止に、古代ギリシャやローマでは皮膚疾患や感染症などの治療にと、〝天然の抗生物質〟とも呼んで多岐に利用されていましたが、最近はその抗がん作用に期待が集まっています。

【注意点】

まれに発疹、胃部不快感、下痢などの症状が出る場合があります。用量を守り、異常が現れたときは使用を控えてください。

色素成分のフラボノイドをはじめ、各種酵素、アミノ酸、脂肪酸、ビタミン類、ミネラル類など多くの有効成分が含まれています。

効果・効用

これらの働きにより、神経をリラックスさせる抗ストレス作用や、血液をきれいにして細胞の働きを活発にする作用、抗菌作用、抗炎症作用、抗アレルギー作用、鎮痛作用、抗酸化作用などがあることは以前からわかっていましたが、日本でプロポリスの存在がクローズアップされるようになったのは、成分の中から抗がん作用の強いクロレダン系の物質ジテルペンが発見されてからです。１９９１年の日本がん学会で、国立予防研究所の研究者らが「プロポリスはがんの増殖を抑えるだけでなく、がん細胞を死滅させる作用もある」と報告しています。

利用法

原液のほか、錠剤、カプセル剤、ドリンク剤などが市販されています。産地別では、ブラジル産、オーストリア産、中国産、日本産などがありますが、一般にブラジル産が最も品質が安定しているといわれます。

原液は、ハチミツに数滴落とし、パンや果物につけて食べる方法が一般的です。

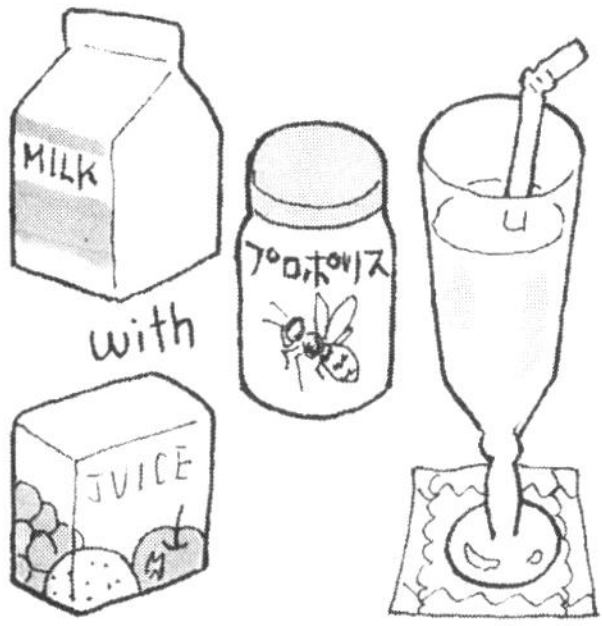

飲用する場合は、原液を水またはぬるま湯で薄めて飲んだり、牛乳やジュースに混ぜたりするとよい

健康食品

マイタケエキス

働き盛りの間で話題の特殊成分を含むエキス

効能

●がん予防 ●高血圧改善
●動脈硬化予防
●糖尿病予防 ●肥満解消

ミズナラ、クリ、ブナ、シイなどの広葉樹の老木の根元などに発生するマイタケは、サルノコシカケ科のキノコの中で唯一の食用キノコです。花びら状に薄いカサが重なって生える様子が、長い袖をたなびかせて舞っているように見えるのが、名前の由来といわれます。

食用キノコの一級品とされ、天然ものは今でも大変に高価ですが、1970年代に人工栽培に成功し、栽培ものが市場に安価で出回るようになりました。

健康食品として市販されているマイタケエキスは、マイタケから有効成分を抽出したものです。生活習慣病やがんの予防効果があるとして、働き盛りの世代の間で話題となっています。

効果・効用

マイタケは、たんぱく質、糖質、ビタミンB_1、ビタミンB_2、体内でビタミンDに変わるエルゴステリン、鉄、リン、カリウム、亜鉛、食物繊維などを含む低エネルギーでヘルシーな食品です。これらの成分の働きにより、肥満を解消する、血中のコレステロールや中性脂肪を減少させる、血圧や血糖値をコントロールする、消化器系のがんを防ぐなどの効用が期待できます。

そのほか、うまみ成分としてグルタミン酸、アスパラギン酸などのアミノ酸、多糖類のβ－グルカンなどが含まれています。

β－グルカンは、キノコ類一般に含まれている抗がん成分です。からだの抵抗力を高め、細菌やウイルスに対する抵抗力を強めることから、HIV（エイズ）の治療にも効果があるのではないかと考えられています。

さらに、マイタケ特有の成分として、D－フランクションが含まれています。D－フランクションは、独自の分子結合の糖たんぱくで、β－グルカンに勝る強力ながん抑制効果があるとされ、臨床実験でもがん組織の縮小が確認されています。

なお、D－フランクションは水溶性のため、生のマイタケから摂取しようとしても、調理の過程で煮汁などに成分が逃げてしまい、思うように摂取することができません。その点、マイタケエキスなら、D－フランクションが効率的に摂取できます。

代の間で話題になっています。

【注意点】

副作用は特に報告されていませんが、体質や症状により効果の現れ方は異なります。薬効を期待する場合は、専門家の指示を仰いだほうがよいでしょう。

また、マイタケを調理して食べる場合は、消化があまりよくないので、胃腸の弱い人は過食しないようにしてください。アレルギー体質の人も、過食により湿疹が出ることがありますから、量に注意が必要です。

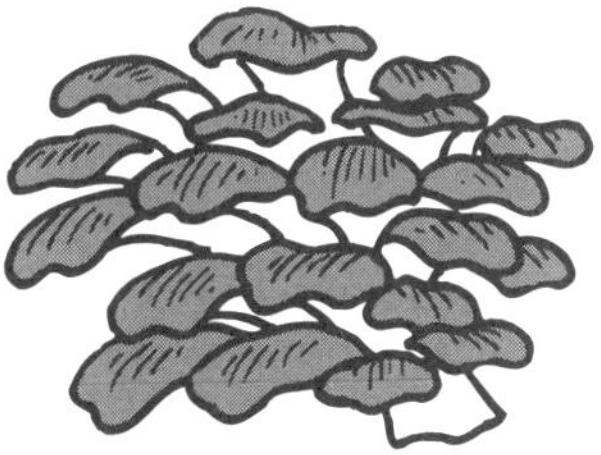

マイタケは食用キノコの一級品

利用法

健康食品として、マイタケからD－フランクションをはじめとする有効成分を抽出、濃縮したエキスを粉末、錠剤、カプセルなどにしたものが市販されています。ビタミンCを配合したものなどいろいろな種類がありますから、表示をよく確かめて自分に合ったものを選びましょう。

また、繊維質がやわらかく、味、香り、歯切れのよさと三拍子そろった生のマイタケは、秋田名物のきりたんぽ鍋には比内鶏とともに欠かせない食材として有名ですが、健康に役立つ成分もたくさん含まれています。

調理による損失はあるものの、継続して食べればD－フランクションの効果も期待できます。煮もの、あえもの、鍋もの、揚げもの、炒めもの、吸いものと調理法を工夫し、積極的に食卓にのせるようにしたいものです。

採取したマイタケを裂いて天日乾燥させた乾燥品は、生のものよりいちだんと香りが強く、きのこごはんなどに最適です。生も乾燥品も、使う前に少し天日に当てると、ビタミンD効果がアップします。

＊マイタケのバターソテー／マイタケは石づきを落として裂きます。バターでひと口大に切ったベーコンをさっと炒め、マイタケを加えて炒め合わせ、塩、こしょうで味を調えます。好みでレモンを絞っていただきます。

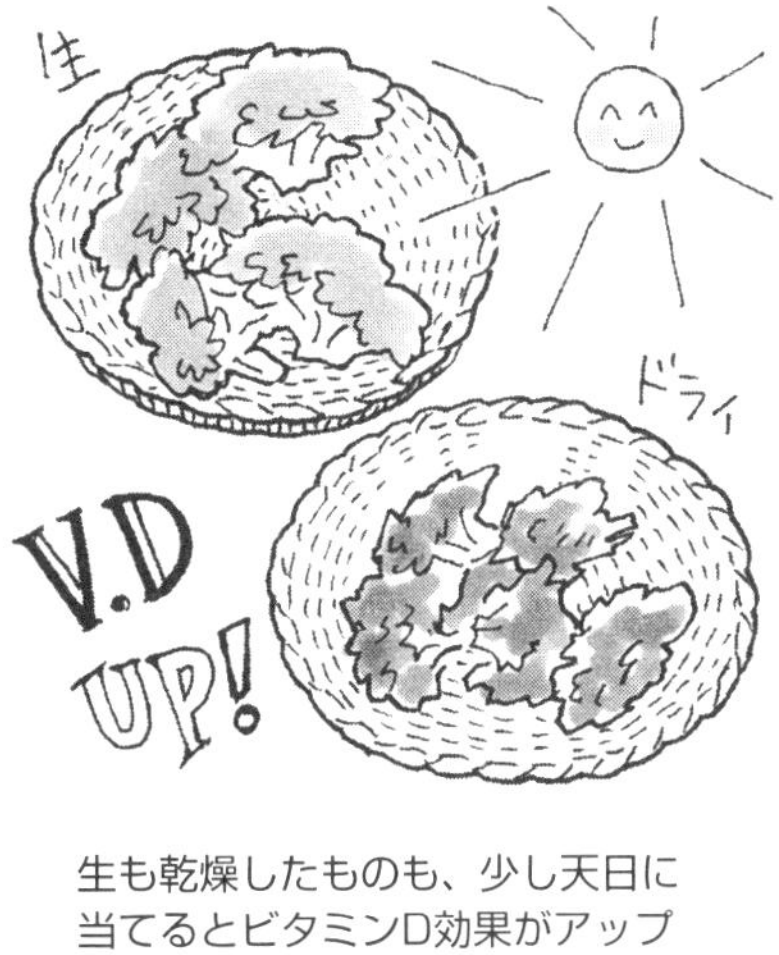

生も乾燥したものも、少し天日に当てるとビタミンD効果がアップ

健康食品

松葉エキス

不老長寿の妙薬は喫煙者にも有効

効能

●がん予防 ●高血圧予防
●動脈硬化予防 ●老化防止
●冷え症改善

黒松や赤松の葉をすりつぶして煮ると、精油が浸出してきます。松葉エキスは、これを搾り取ったものです。

昔から多くの薬効が知られ、民間療法で広く用いられてきましたが、最近は喫煙者に有効という報告も出され、松葉エキスを摂取しやすい形に加工した健康食品が注目されています。

効果・効用

抗がん作用やコレステロール低下作用が知られる葉緑素（クロロフィル）、血管壁を強くするケルセチンをはじめ、ビタミンA、ビタミンC、ビタミンK、カルシウム、鉄などが含まれています。

民間療法では、中風（脳卒中）の予防や治療によい、血液をきれいにして血圧を下げる、血行を促進して冷え症、不眠、食欲不振、神経痛、リウマチなどを改善するなどといわれています。最近では、タバコのニコチンを体外へ排出するという作用も報告されています。

利用法

松葉エキスを錠剤や丸薬にしたもの、松葉エキス入りのガム、キャンディなどが市販されています。

生の松葉からエキスを取るときは、新しく伸びた黒松や赤松の若葉を摘み、きれいに洗って利用します。細かく刻んですり鉢ですりつぶし、弱火にかけると、精油が浸出してきます。これを搾り取って服用します。ごく新鮮なものなら、生のままの松葉汁を飲むこともできます。

不老長寿を保つといわれる松葉酒も、松葉150～200gをグラニュー糖50～100g、ホワイトリカー1ℓとともに密閉容器に入れて3か月くらい熟成するだけで、簡単にできます。盃に1杯ずつ1日3回飲むか、寝る前に盃1、2杯ずつ飲むのが適量です。ヤニのにおいが気になるときはハチミツなどを少量加えます。

【注意点】

有害成分は含まれておらず、副作用などは特に報告されていません。

健康食品

マローエキス

脳や肌を若返らせる有効成分の宝庫

効能

●ボケ防止 ●美肌保持
●貧血改善 ●イライラ解消
●動脈硬化予防
●高血圧予防

牛や豚の骨髄を煮出した液を濃縮したもので、「骨髄エキス」とも呼ばれます。

中国や欧米に比べ、日本では動物の骨を食材として用いることは少ないのですが、骨の中の造血部分である骨髄には多種類の栄養成分がぎっしり詰まっています。

【注意点】

副作用などは特に報告されていません。

骨つき肉や鶏ガラなどを家庭で調理する場合は、回転のよい店で新鮮なものを求めるようにしてください。

効果・効用

細胞膜や脳・神経組織の成分となるリンたんぱく質やリン脂質、細胞を活性化するコラーゲンやコンドロイチン、神経を静穏にするカルシウム、増血効果のある鉄や銅、ビタミンA、ビタミンB群、ビタミンDなどが含まれています。

これらの成分の働きにより、脳の働きをよくする、肌を生き生きさせる、目の疲れを防ぐ、イライラを鎮める、貧血を予防・改善するなどの効果が期待できます。

そのほか、血中コレステロールを下げる働きもあるとされ、動脈硬化や高血圧の予防にも役立ちます。

利用法

牛や豚の骨髄から取った濃縮エキスを錠剤、カプセルなどにしたものが健康食品として市販されています。また、マローエキスを配合したクッキーなども製品化されています。

牛や豚の骨つき肉、鶏ガラなどを購入してスープストックや煮込みを作るときは、コトコトと時間をかけて煮るようにすると、骨髄からエキスがじっくり浸出し、効果的です。スープストックは、冷凍しておくこともできます。

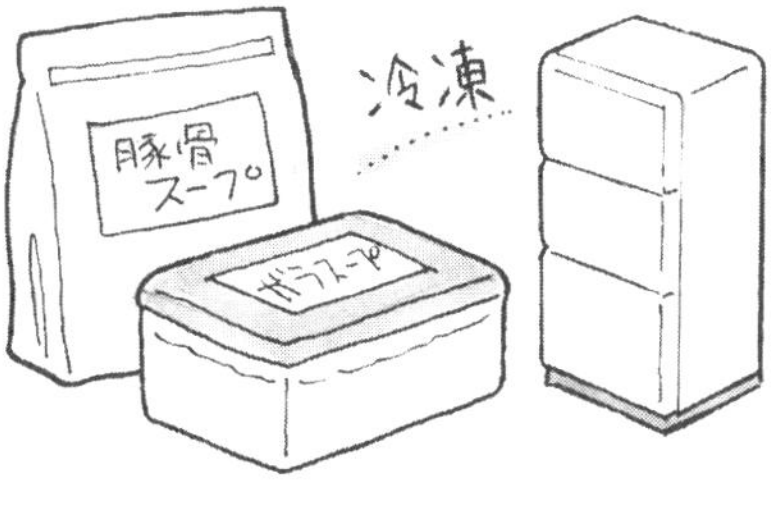

牛や豚の骨つき肉や鶏ガラで作ったスープストックは冷凍しておくと便利

健康食品

メグスリノキ

内服で目のトラブルを改善する〝天然の目薬〟

効能

●眼精疲労改善 ●かすみ目改善
●白内障改善
●目の痛みの緩和
●肝障害改善

山形、宮城県以南の本州、および四国、九州の山野に自生する、日本特産のカエデ科の落葉樹です。この木の煎じ汁が目によいところから「目薬木」の名前がついています。「千里眼の薬」の別名もあります。

その名が示すとおり、眼病の特効薬として知られています。ただし、伝染性の結膜炎やトラコーマには効果はありません。

樹皮、小枝、葉の部分が薬用になりますが、樹皮をはぎとると木が枯死してしまうため、小枝と葉が利用されています。

【注意点】

副作用などは特に報告されていません。

効果・効用

メグスリノキの抽出液を使った動物実験で、弱った肝臓の機能を高め、肝障害を改善する効果があることが認められています。

肝臓と目は密接な関係にあり、肝臓の働きが低下すると目が悪くなり、肝機能が改善されれば目の症状も改善されます。メグスリノキは古くから老人性の白内障やかすみ目、眼精疲労、目の痛みによいとして用いられていましたが、昔の人は経験的にこのことを知っていたようです。

完全に解明されているわけではありませんが、肝機能の改善効果は樹皮、小枝、葉に含まれるエピ・ロドデンドリンという成分の働きによると考えられています。

利用法

葉や小枝を乾燥させたものが、漢方薬局や健康食品店で入手できます。ティーバッグ入りのお茶用も市販されています。

乾燥品の1日の摂取目安量は、10～15gです。2～3カップの水で半量になるまで30分ほど煎《せん》じ、これを1日3回に分けて飲みます。

肝機能の改善が目的の場合は、肝臓保護作用のあるアスナロの乾燥葉と半量くらいずつにして煎じると、いっそう効果的です。

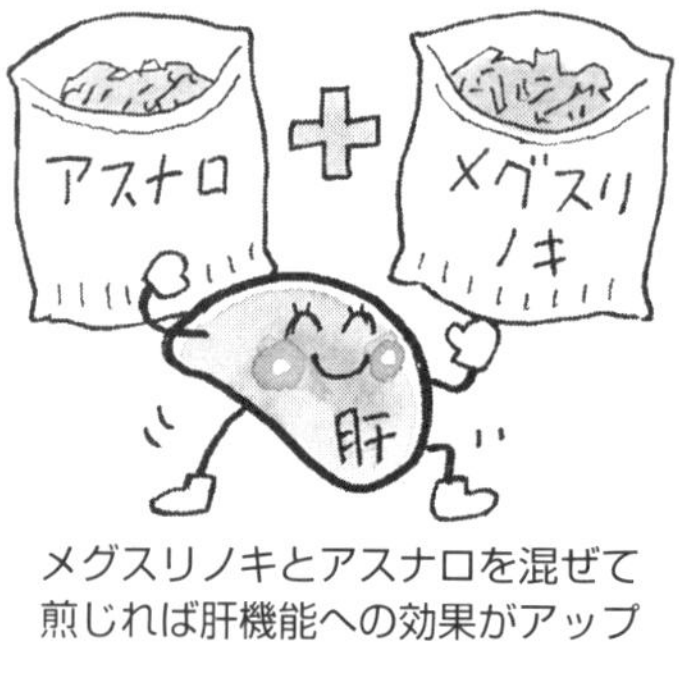

メグスリノキとアスナロを混ぜて煎じれば肝機能への効果がアップ

健康食品

ヨーグルトキノコ

アラーがもたらした幻の発酵栄養食品

効能

●整腸 ●消化促進 ●がん予防 ●肝機能強化 ●感染症予防 ●血栓予防

牛乳にケフィア粒を加えて発酵させた、旧ソ連コーカサス地方発祥の発酵乳です。「ケフィア」あるいは「ケフィール」とも呼ばれます。

最初のケフィア粒はアラーがもたらし、イスラム教の開祖マホメットが広めたといわれています。現在、健康食品として、また病人の治療食として各国で広く用いられています。

【注意点】

ケフィア粒から自分でつくる場合は、衛生管理に十分な注意が必要です。1週間に一度はケフィア粒をぬるま湯ですすぎ、ガラス容器もきれいに洗ってください。

効果・効用

乳酸菌、酢酸菌、酵母が共生するケフィア粒には、整腸、消化促進、便秘解消のほか、カルシウムの吸収を助けたり、がんの発生やがん細胞の増殖を抑える働きもあると報告されています。

また、ヨーグルトキノコは発酵食品であることから、常飲していると、肝臓の機能を改善する、免疫力を高めて感染症やストレスへの抵抗力をつける、血栓を防ぐといった発酵による作用も期待できます。

栄養面での魅力も大きく、材料の牛乳に含まれる良質たんぱく質、カルシウムをはじめとするミネラル、各種ビタミンなどが摂取できます。

一般に市販されているヨーグルトキノコの粉や顆粒は、ケフィア粒から乳酸菌と酵母を分離し、凍結乾燥したものです。牛乳に入れ、発酵させてから飲用します。

利用法

現在、ケフィア粒そのものは販売されていませんが、持っている人から譲り受けた場合は、次のようにしてつくります。

***ヨーグルトキノコのつくり方**／クルミ大のケフィア粒と、一度沸かしてから20℃前後に冷ました牛乳250mlを広口のガラス容器に入れ、密閉して冷暗所（冷蔵庫は不可）に12～48時間置きます。これをよくふり、ざるでこして飲用します。ざるに残ったケフィア粒は、繰り返し利用できます。

健康食品

ヨモギ

滋養豊かで薬効も高い ポピュラーな薬草

効能

●冷え症改善 ●貧血改善
●健胃 ●整腸 ●動脈硬化予防
●がん予防
●高血圧予防

日本各地の山野に自生するキク科の多年草です。

日本では最もポピュラーな薬草の一つで、古くから切り傷や食あたり、下痢止めなどに利用しています。

中国でも、ヨモギは邪気を払い、常食すると長生きできるといって、珍重しています。漢方で健胃剤や鎮痛剤に処方される生薬《しょうやく》の「艾葉（がいよう）」は、ヨモギの葉を陰干ししたものです。

薬用のほか、よく燃える草という意味の「善燃草（よもぎ）」から名づけられたといわれるように、お灸のモグサの材料にもされます。春の草もちや草だんごの材料として欠かせないこと

効果・効用

ヨモギの葉には、ビタミンA（カロテン）、ビタミンB_1、ビタミンB_2、ビタミンC、鉄、カルシウム、リン、多糖類、酵素などが含まれています。それらの中でも特に含有量が多いのはカロテンで、活性酸素の害からからだを守り、がんを予防するなどの効果が期待できます。

また、精油成分として含まれているシネオールやアルファーツヨシは、からだを温めたり、胃腸を丈夫にする作用があり、冷え症、腰痛、生理痛、生理不順、筋肉痛、神経痛、リウマチ、ぜんそく、気管支炎、貧血、健胃、整腸、食欲増進などに効果があるとされています。

そのほか、優れた止血、収斂《しゅうれん》作用も認められており、細胞や血管の老化防止にも役立ちます。

利用法

漢方薬局で売られている乾燥葉「艾葉（がいよう）」は、煎《せん》じて飲んだり、薬湯にしたりします。お茶用の乾燥葉は、健康食品店でも入手できます。

生葉は、そのまま、あるいは陰干しして利用します。

＊煎じて／乾燥葉20〜30gを400mlの水で半量になるまで煎じ、1日2〜3回に分けて飲みます。疲労回復、強壮、冷え症、冷えによる腹痛、生理不順、子宮出血、貧血、動脈硬化などに効くとされています。神経痛やリウマチには、ヨモギの葉に

から「モチグサ」の別名もあります。

【注意点】

食用、飲用した場合の副作用は、特に報告されていません。

外用として切り傷の治療などに用いるときは、葉を流水できれいに洗い、傷口からの雑菌の侵入を防いでください。

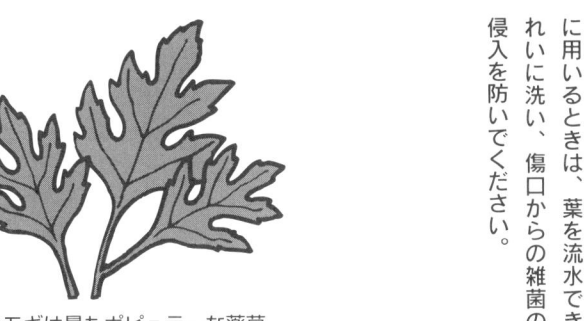

ヨモギは最もポピュラーな薬草

ハトムギと甘草を混ぜて煎じて飲むと、楽になるといわれます。

＊青汁に／生葉や茎をすり鉢ですってガーゼで絞り、盃に1杯飲みます。下痢、特にしぶり腹を伴う下痢に効果があります。

＊薬酒に／乾燥葉100g、または8～10月ごろの成長した生葉500gをちぎって広口瓶に入れ、グラニュー糖100g、ホワイトリカー1・8ℓを入れて、冷暗所に置きます。2～3か月たったら、こしてヨモギを除きます。毎日、盃に1～2杯ずつ飲むと、動脈硬化の予防や冷え症の改善に役立ちます。

＊料理に／春先のやわらかい若葉は、てんぷらにしたり、ゆでてからあえものにしたりするとよいでしょう。ビタミンやミネラルが摂取できます。

＊薬湯に／乾燥葉300g、または生葉500～600gを適当にちぎって木綿袋に詰め、水のうちから浴槽に入れて沸かします。血行がよくなってからだがポカポカ温まり、湯冷めしません。

冷え症、腰痛、肩こり、神経痛、筋肉痛によいばかりでなく、特有の芳香によって呼吸が楽になり、ぜんそくや気管支炎にも効果があります。

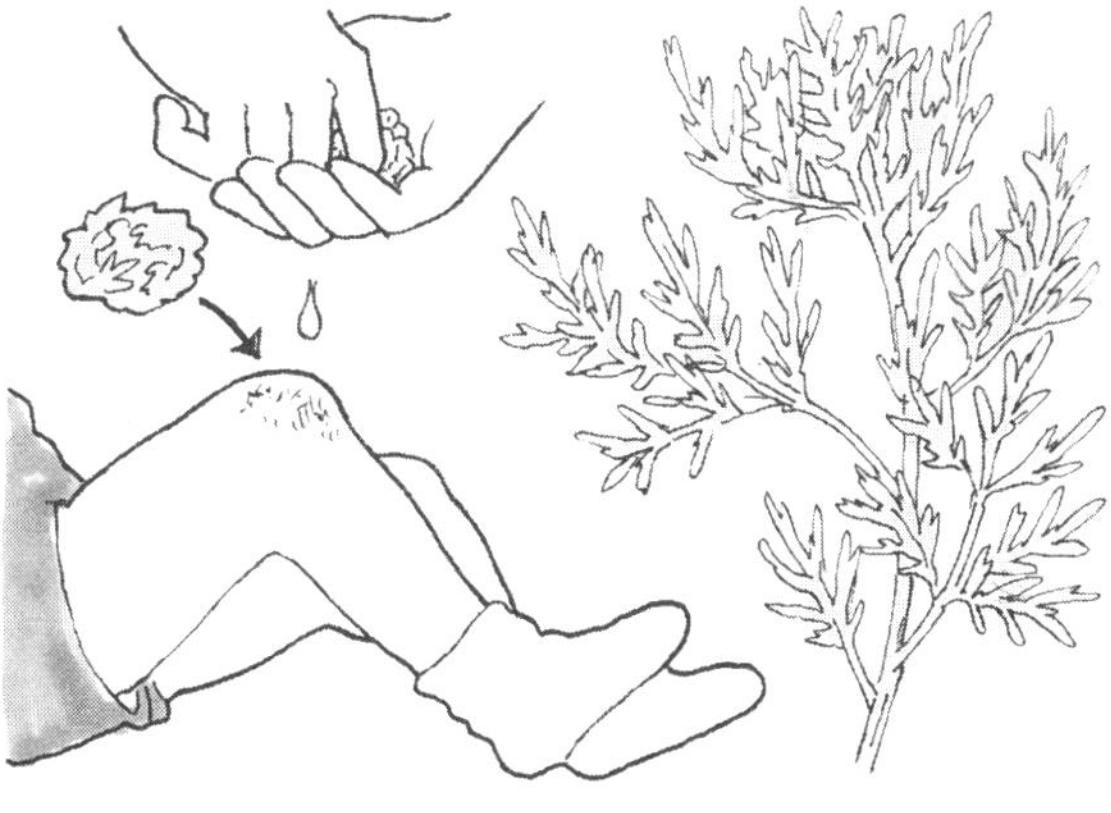

切り傷、すり傷には、葉をよくもんで汁を患部にたらし、上から葉のもみかすをのせておくと、血が止まり、傷が早く治る

健康食品

卵黄油

卵黄を煮詰めてとった油は心臓病の特効薬

効能

●心臓病予防　●肝臓病予防
●ボケ防止
●肥満解消　●冷え症改善
●美肌保持

鶏の卵黄をかき混ぜながら煮詰めていくと、黒い油が出てきます。この油が、健康増進に役立つ民間薬として古くから伝えられてきた卵黄油。「卵油」とも呼ばれます。

弱火にかけて気長にかき混ぜるだけで簡単にできるため、昔は家庭で手づくりされていましたが、最近は市販の卵黄油を利用する人が増えているようです。

なお、卵黄油の最大の有効成分であるレシチンの名は、ギリシャ語の〝卵黄（Ｌｅｃｉｔｈｏｓ）〟に由来しています。

効果・効用

鶏卵の栄養価の高さはよく知られるところですが、ことに卵黄には有効成分が豊富に含まれています。その卵黄から抽出した卵黄油は、成分の約30％が細胞膜の構成成分であるリン脂質で占められています。そして、このリン脂質には、生命の基礎的物質であるレシチンが含まれています。

レシチンには、油と水を混ぜ合わせる乳化作用があり、コレステロールが血管壁に沈着するのを防いだり、血管壁を強化したり、肝臓に脂肪がたまらないようにしたり、体内脂肪の新陳代謝をよくしたりします。記憶に関係する神経伝達物質のアセチルコリンという物質を生成する働きもわかっています。

そのほか、血管内の余分なコレステロールを取り除いて血液の循環をよくするリノール酸、老化防止のビタミンといわれるビタミンE、免疫力を高めるビタミンAなどが含まれています。

これらの成分の働きにより、心臓病の引き金となる高血圧や動脈硬化の予防と改善、脂肪肝や肝硬変の予防と改善、ボケやアルツハイマーの予防、肥満防止、冷え症改善、白髪《しらが》予防、肌の若返りなどの効果が期待できます。外用では、痔《じ》に有効とされています。

利用法

健康食品として市販されている卵黄油は、信頼のおけるメーカーのものを選び、表示の用法、用量を守って利用します。

家庭で手づくりしたものは、朝晩2～3滴ずつくらいが適当です。独特のにおいが気になって飲みにくいときは、オブラートに包んだり、カプセルに詰めたり、ほかの飲みものに混ぜて飲んだりするとよいでしょう。

【注意点】

鶏卵、特に卵黄は高コレステロール食品の代表としてあげられる食品で、卵黄油にもコレステロールが含まれています。コレステロールを下げる成分が豊富とはいえ、やはり過剰な摂取は避けるべきでしょう。高コレステロール血症などで医師から食事指導を受けている人は、医師と相談の上、利用するのが安心です。

また、体質や体調により、発疹などのアレルギー症状が出る場合があります。アレルギー体質の人は、注意して利用してください。

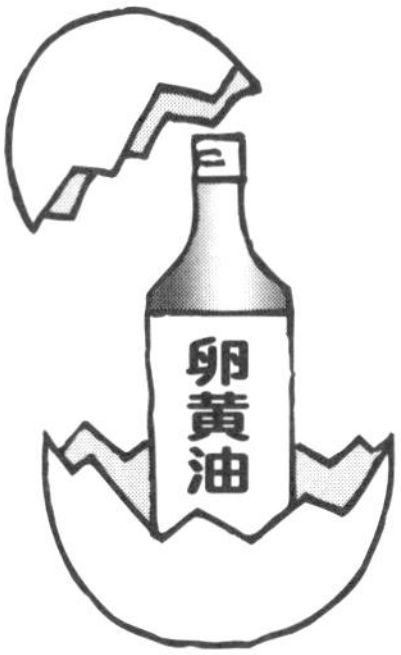

ミニ知識

卵黄油は手づくりすることができます。

厚手の鍋（土鍋、フライパンなど）に卵黄10～20個を入れて弱火にかけ、木じゃくしなどで押しつぶすようにかき混ぜながら煮詰めていきます。根気よくかき混ぜること約2時間、ねっとりとした黒い油がにじみ出てきたら、鍋を傾けて油だけを瓶などに集めて、でき上がり。卵10～20個で、大さじ2杯強の卵黄油がとれます。

4、5年は保存がききますから、時間のあるときにまとめてつくっておくとよいでしょう。

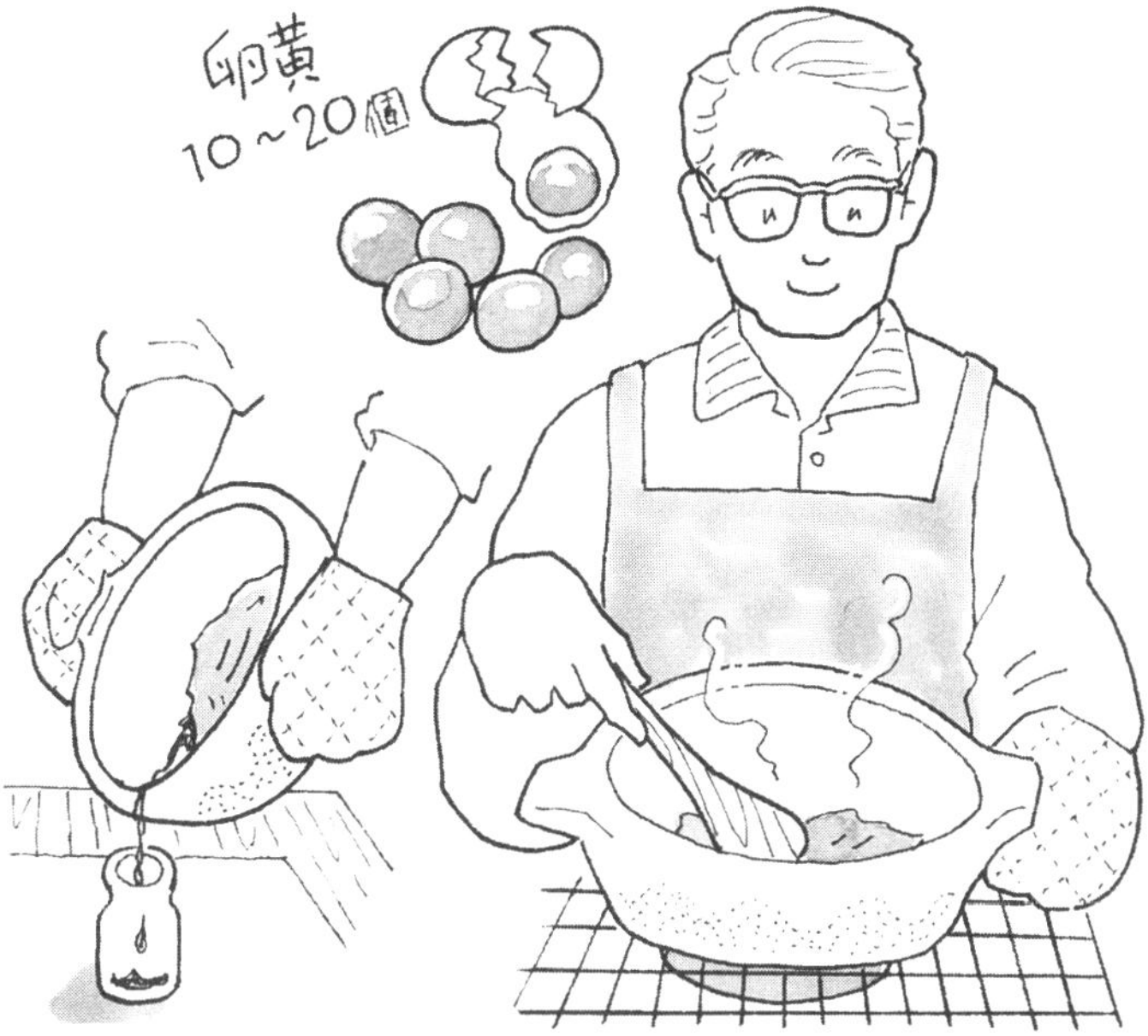

健康食品

リンゴ酢

バーモント健康法で主役をはるヘルシー食酢

効能

●疲労回復 ●気力回復
●食欲増進 ●高血圧予防
●肝臓病改善 ●肥満防止

リンゴ果汁に酵母を添加してアルコール発酵させ、さらに酢酸菌を添加して発酵、熟成させた醸造酢です。「アップルビネガー」とも呼ばれます。

欧米ではポピュラーな食酢の一つですが、健康食品として脚光を浴びるようになったのは、ジャービス医師が提唱した自然食療法〝バーモント健康法〟が評判になってから。〝バーモント健康法〟は、長寿者が多いことで有名なアメリカのバーモント州の人たちが毎日飲んでいたといわれるバーモント・ドリンクを中心に、ヤマイモなど粘り気のある食べもの、野菜、海藻、コーン油を毎日バランスよく食べることを基本にしています。

効果・効用

酢酸、リンゴ酸、コハク酸、クエン酸などの有機酸、発酵生成物のアミノ酸、またリンゴを原料としているために米酢などよりミネラルのカリウムが豊富に含まれています。

有機酸には、代謝をスムーズにして疲労物質の乳酸やピルビン酸の生成、蓄積を抑える働きや、肝機能をよくする働きがあり、疲労回復、気力回復、肩こり解消、肝臓病改善などの効果が期待できます。

アミノ酸には、代謝をコントロールする、神経を安定させる、脂肪を脂肪細胞にたまりにくくして肥満を防ぐなどの作用があります。

カリウムには、血液の新陳代謝を盛んにして体内の余分な塩分の排出を促し、血圧を下げる働きがあります。酢を料理に使うと食塩の使用量を減らすこともできますから、食塩を控えなければならない高血圧の人にはうれしいかぎりです。

そのほか、リンゴ酢をはじめとする酢には、コレステロール低下作用や、食中毒菌のサルモネラ菌、ブドウ球菌などを30分以内に死滅させるという強力な殺菌作用もあります。

また、食欲のないときに酢のものをとると、食欲が沸いてくることがありますが、それは酢の香りによって大脳の食欲中枢が刺激され、唾液、胃液などの分泌が促されるからです。

【注意点】

酢は胃液の分泌を高めるため、胃酸過多の人や胃潰瘍《いかいよう》の人が多量に摂取すると、症状を助長してしまうおそれがあります。一度にたくさんとらないようにしてください。

原液のままではなく、薄めて飲んだり、ドレッシングや二杯酢、三杯酢にして食物といっしょにからだにとり入れたりしたほうが、適度な効用を得ることができるでしょう。

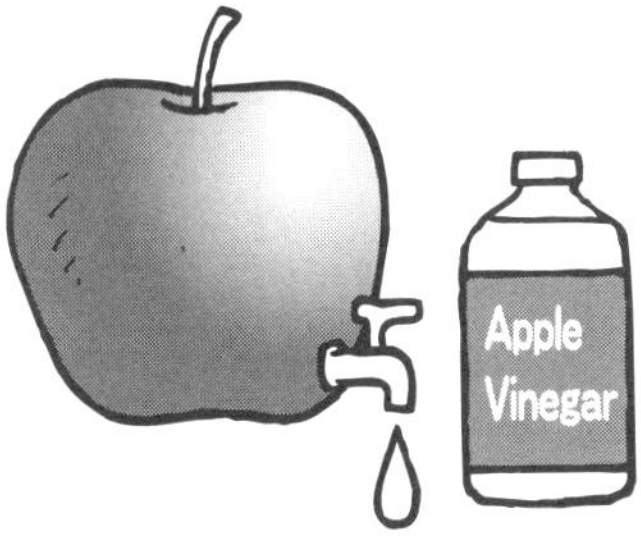

りんご果汁を発酵・熟成させた酢

利用法

健康食品店のほか、一般の食料品店やスーパーなどでも入手できます。甘くさわやかな香りとすっきりとしたやわらかな酸味が特徴で、さまざまな料理に広く利用できます。

体力をつけ、健康の維持に貢献するという〝バーモント健康法〟のバーモント・ドリンクも、ぜひ試してみてください。

＊ヤマイモとリンゴとワカメのサラダ／リンゴ酢としょうゆとコーン油を1対1対2の割合で合わせ、ドレッシングをつくります。ヤマイモは拍子木切り、リンゴは薄切り、ワカメはもどしてひと口大に切り、器に盛ってドレッシングをかけます。すりゴマをドレッシングに加えたり、仕上げにふったりすると、健康効果が一段とアップします。

ミニ知識

バーモント・ドリンクは手軽につくれ、飲みやすいのでおすすめです。

つくり方は、リンゴ酢大さじ2とハチミツ大さじ2をグラスに入れ、冷水または炭酸、あるいは熱湯で割ります。

疲労の度合いによって、1日1～数回飲用します。

疲労回復のほか、高血圧、めまい、風邪などにも有効です。のどの痛みには、少し薄めにしてうがい薬として用います。

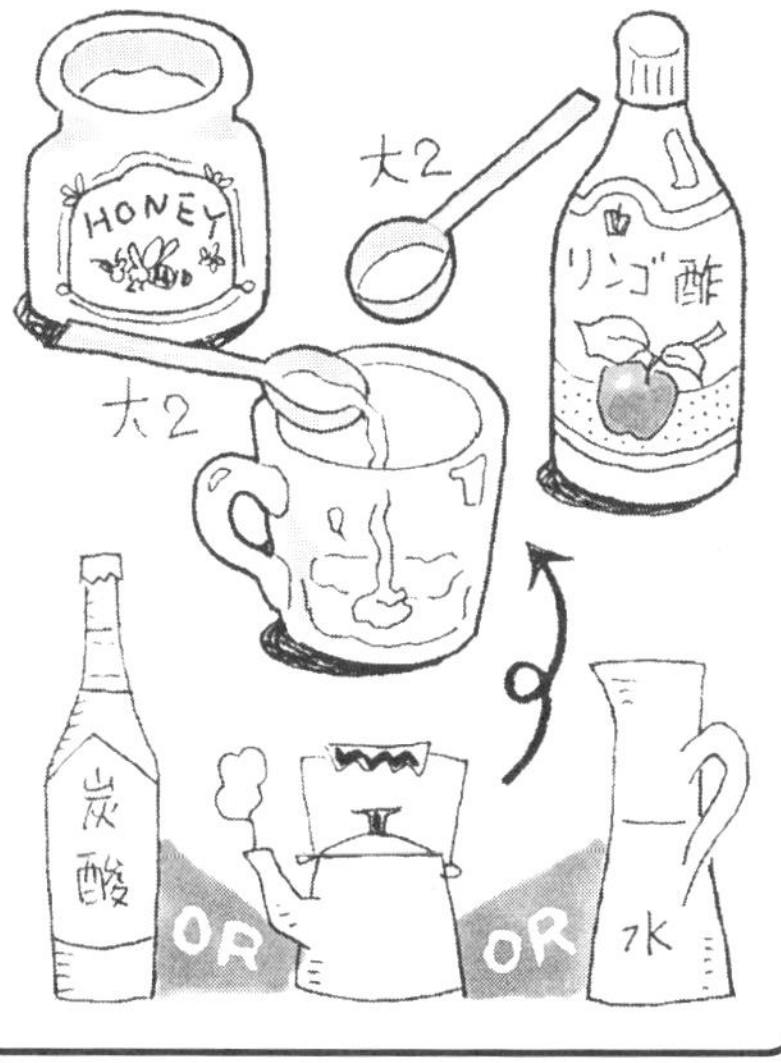

健康食品

レイシ

人工栽培に成功してからポピュラーな健康食品に

効能

●肝臓病予防　●高血圧予防
●自律神経失調症改善
●更年期障害改善
●不眠解消

サルノコシカケ科のマンネンタケのことで、漢字では「霊芝」と書きます。

非常に希少価値の高いキノコで、中国では古代より〝不老長寿の仙草〟として珍重してきましたが、1970年代に中国と日本で人工栽培に成功し、健康食品として広く利用されるようになっています。

【注意点】

レイシは特定の病気を治すというものではなく、病弱、虚弱な体質を徐々に丈夫なからだに変えて諸症状を改善するという生薬です。

結果を急がず、根気よく服用を続けてください。

効果・効用

具体的な薬効成分や作用のメカニズムのすべてがはっきりと解明されているわけではありませんが、注目の有効成分として、免疫力を高める多糖体、体内でビタミンDに変わってカルシウムやリンの働きを助けるエルゴステロール、腫瘍《しゅよう》抑制作用を持つβ－グルカンなどが含まれています。

古くからいわれる強壮、肝臓保護、血圧降下、利尿、鎮咳《ちんがい》、鎮痛、鎮静などの効用は、長期の摂取により、からだが本来持っている自然治癒力が高まり、免疫力が強化されるためと考えられています。

漢方では、血液の流れをスムーズにするとして、更年期障害、自律神経失調症、肩こり、腰痛、便秘、不眠などにも処方されます。

利用法

レイシには、赤芝、青芝、黄芝、黒芝、紫芝の5種類があり、種類によって効用が少しずつ異なります。一般に最も薬効が高いとされるのは赤芝ですが、気になる症状がある人は、漢方医などに相談し、自分に合うものを選ぶとよいでしょう。

利用法はいずれも同じで、漢方生薬《しょうやく》として市販されている乾燥品は、水で煮出して飲んだり、ホワイトリカーに浸して薬酒として飲んだりします。

乾燥品のほか、エキス、ペースト、粒状、顆粒、細粒、糖衣錠などの形でも市販されています。

健康食品

ローヤルゼリー

幻のR物質の〝R〟はローヤルゼリーの頭文字

効能

●老化防止 ●虚弱体質改善
●疲労回復
●更年期障害改善
●神経症改善

良質たんぱく質、各種のミネラルやビタミンをはじめ、現在わかっているだけでも50種類以上の成分が含まれていますが、その中でも特に注目されるのは、パロチン類似物質やヒドロキシデセン酸です。

効果・効用

ローヤルゼリーの若返り効果は、パロチン類似物質によると考えられています。ヒドロキシデセン酸には、抗がん作用があるといわれています。

そのほか、各種成分の相乗的な作用により、滋養強壮、虚弱体質改善、食欲増進、疲労回復、新陳代謝促進、更年期障害改善、神経症改善などが期待できます。

なお、驚異的な生命力をもたらすローヤルゼリー中の物質をR物質と呼び、世界中で研究が進められていますが、R物質が何かはまだ解明されていません。

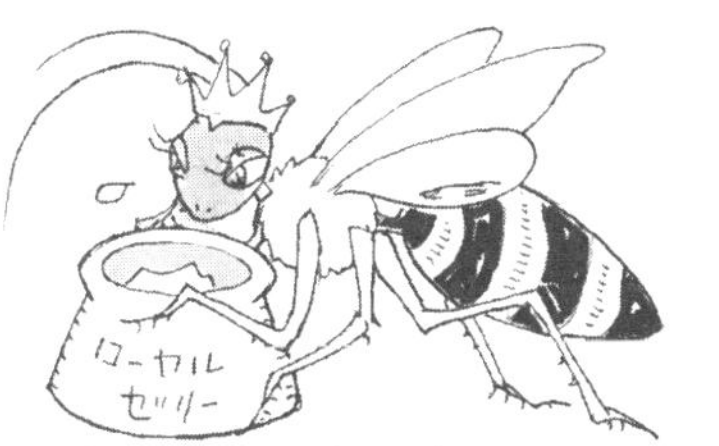

ローヤルゼリーは女王バチのエサになるもので驚異的な生命力をもたらす

働きバチの咽頭腺から分泌される乳白色の粘性物質で、女王バチのエサとなるものです。

女王バチは、1～2か月の寿命の働きバチに対して3～4年も生き続け、その間、1年に数10万個の卵を産むといわれますが、その生命力、生殖力は、エサにあると考えられています。

健康食品として注目を集めるようになったのは、危篤状態のローマ法王ピウス12世がローヤルゼリーの服用によって奇蹟的に回復したというニュースが全世界に報道されてからです。

利用法

要冷蔵・冷凍の生ローヤルゼリー、常温で保存可能なハチミツ入りローヤルゼリー、カプセル入り粉末、錠剤、さらにローヤルゼリー入りの健康食品やドリンク剤が市販されています。

生ローヤルゼリーは、そのまま口に含むと、ピリピリとした刺激と酸味を感じます。服用しにくいようなら、食べものや飲みものに加えるとよいでしょう。

【注意点】

まれに発疹、胃部不快感などの症状が出る場合があります。

アマチャズル茶

効果・効用

日本中のどこにでも生えているウリ科のつる草です。

1977年、薬効のあることが日本生薬学会で発表されて以降、健康食品として注目を浴びています。

成分にサポニンと呼ぶ高麗人参に似た物質が多く含まれるのが特徴です。

薬効としては、鎮静作用、不眠改善、疲労回復、老化防止などのほか胃潰瘍《いかいよう》、高血圧、糖尿病などの予防作用が期待されます。中年以降、生活習慣病が気になる人におすすめのお茶です。

利用法

4～11月に葉や茎を採取し、水洗いして天日によく干します。適度に乾燥したら、約500㎖の熱湯に3～5gぐらい入れ、弱火で15分間ほど煎《せん》じ、お茶の感覚で飲用します。

注意点

種類により葉が甘いものと苦いものがあります。甘い葉はサポニンが少ないので多めに煎じます。

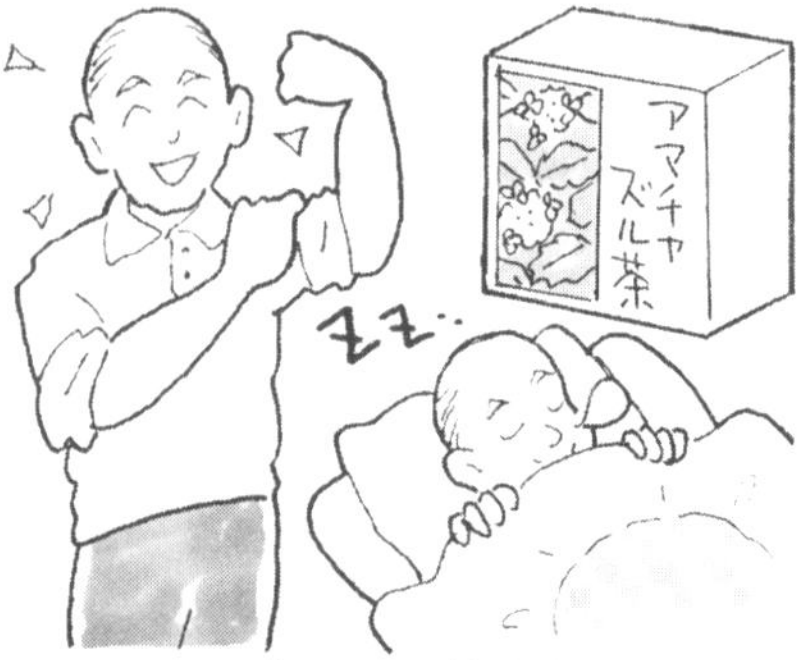

アマチャズル茶は、鎮静効果、不眠改善、老化防止などに効果がある

ウーロン茶

効果・効用

漢字で「烏龍茶」。銘柄として鉄観音や水仙などが知られる代表的な中国茶で、味と香りに優れています。

半発酵茶なので、緑茶に比べ苦みや渋みの少ないのが特徴です。

成分として、ビタミンCは緑茶に譲りますが、脂質を分解するサポニンを多く含み、カフェインやタンニンも豊富です。

アルカリ性飲料としてからだの酸性化を防止し、消化促進、利尿、肥満予防などの効果があります。

利用法

特に油脂の多い中国料理によく合います。

食後の1杯が脂っこい料理の消化を助け、アルコールの酔いをすっきりさせます。

注意点

神経興奮作用があるので、濃いものを多量に飲むのは避けましょう。

柿の葉茶

効果・効用
文字どおり、乾燥させた葉を煎《せん》じてお茶のように飲用します。

柿（生果）は糖質や食物繊維をはじめ、ビタミンやミネラル類が豊富な果物ですが、葉にも特にビタミンCが多量に含まれています。

そのため代謝活動を活性化させて免疫性を高め、風邪の予防、視力回復、動脈硬化や高血圧など生活習慣病の予防と改善、美肌効果などが期待されます。

利用法
熱湯で素早く成分を抽出し、お茶と同じように飲用します。

若葉数枚をほかの野菜や果物とミックスしてジューサーにかけて飲んでも効果があります。

注意点
3分以上熱湯につけるとビタミンCが失われるので飲用は早めに。

トチュウ茶

効果・効用
中国に自生するトチュウ科の落葉樹の葉を原料につくられます。

漢字で「杜仲茶」と書きますが、むかし杜仲という人が、この樹皮を煎《せん》じて飲んだところ、関節の痛みがとれ、全身が軽くなったことが名前の由来とされます。

杜仲は病虫害に強く、生命力の強い木として知られますが、樹皮や葉にビタミンC、タンニン、ペクチンなどの成分が含まれ、古くから漢方薬に用いられています。

薬効としては、頭痛、めまい、不眠改善、利尿、血圧降下作用、老化防止、肥満解消などが期待されます。

利用法
乾燥葉を急須に入れ、熱湯を注いでお茶として飲用します。

注意点
市販されるトチュウ茶は健康茶として飲用できますが、幹皮を乾燥したものは生薬《しょうやく》なので、食用はもちろん処方箋がないと使用できません。

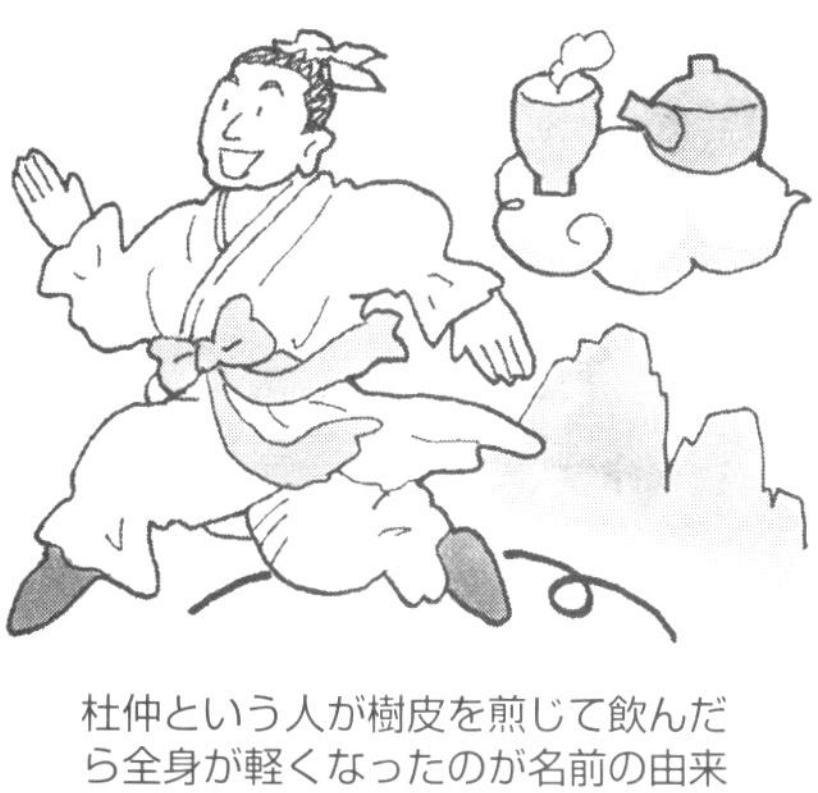

杜仲という人が樹皮を煎じて飲んだら全身が軽くなったのが名前の由来

ドクダミ茶

効果・効用　ドクダミ科の多年草を原料につくられます。成分に独特のにおいのもとになるデカノイルアセトアルデヒト、またクエルチトリンなどが多く含まれています。

これらの物質には抗菌、抗ウイルス作用、血管拡張作用などが認められ、薬効として解熱、利尿、消炎、健胃整腸、便秘改善、および高血圧や動脈硬化を予防する作用が期待できると考えられています。

利用法　ドクダミ茶として製品が市販されています。自生のものは4～8月に若葉を採取して天日乾燥させ、15～30gを煎《せん》じて飲用します。

注意点　薬効を引き出すためには長時間煎じないことが大切です。

ハブ茶

効果・効用　マメ科の一年草、エビスグサを原料にしたお茶です。漢方では種子を乾燥した「決明子」を便秘や腹部膨満感の改善や目の充血改善の生薬《しょうやく》として用います。

お茶は成分のアントラキシンという物質に緩下《かんげ》作用、利尿作用、強壮作用のほか、含有成分に疲れ目改善作用や緩やかな血圧降下作用のあることが指摘されています。

利用法　精製茶やティーバッグが健康茶として市販されています。高血圧にはドクダミ茶を同量混ぜて飲用すると、より効果があるといわれます。

注意点　下痢、低血圧、慢性胃腸疾患、肝炎のある人は、症状を悪化させるおそれがあるので使用できません。

ビワ茶

効果・効用　常緑喬木のビワの葉を原料につくります。成分には少量のブドウ糖、果糖、でんぷん、クエン酸、リンゴ酸、アミグダリン、タンニン、サポニンなどが含まれ、主に利尿、去痰《きょたん》・鎮咳《ちんがい》作用があります。

また、成分の相互作用により胃腸病、肝臓病、糖尿病、高血圧、アレルギーなどの予防改善効果が期待されます。

利用法　古い葉を採取し、天日干ししたものを煮出して飲用します。そのまま手軽に利用できる茶葉も市販されています。煎《せん》じるときに、ミカンの皮やショウガを少量加えると飲みやすくなります。

注意点　葉の細かい毛（絨毛《じゅうもう》）は気管支粘膜を刺激するので、必ず取り除いて使用することです。

プーアル茶

効果・効用

緑茶にコウジカビを発酵させてつくる黒茶の一種です。中国南部に位置するプーアル県が集散地であったことが名前の由来とされます。

また、コレステロールや中性脂肪などの脂質を低下させ、肥満を予防する効果があることから「減肥茶」とも呼ばれます。

効能としては、脂質の代謝促進作用のほか、利尿作用、食欲増進作用などが明らかになっていますが、成分がどのように作用するのか具体的なメカニズムはまだ十分に解明されていません。

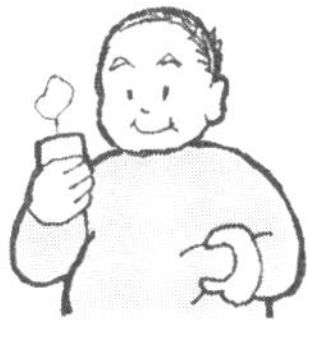

ラフマ茶

効果・効用

キョウチクトウ科の多年性宿根植物、「羅布麻(ラフマ)」の葉を原料としたお茶でヤンロンチャ(燕龍茶)とも呼ばれます。

カルシウム、鉄、ナトリウムなどのミネラル分が豊富で、血圧を下げる作用があるケセルチンやヒスタミンなどの成分も含みます。

効能としては、血圧降下作用、高血圧に伴う頭痛、めまい、耳鳴りなどの改善、風邪の諸症状改善作用などがよく知られます。

そのほか、興奮作用があるカフェインは含まれませんが、鎮静・精神安定作用も期待できます。

利用法

日本の緑茶と同じように飲用します。

ルイボスティー

効果・効用

南アフリカの最南端にある山でしか育たないマメ科の植物、アスパラス・リネアリスの葉を加工して作られます。

成分には抗酸化作用のあるフラボノイドをはじめ、カルシウム、鉄、マンガン、亜鉛など人体に有用なミネラル分が含まれます。

主な効用は、活性酸素消去作用、老化防止、抗炎症作用、および美容効果などです。アレルギー体質の改善、特に子どものアトピー性皮膚炎に対しても有効であるとしても注目されています。

利用法

粉末茶なので、適当量をお湯などに溶いて飲用します。

注意点

鉱物質のミネラル分が多いので、多量に使用しないことが大切です。

アボカド油

効果・効用

熱帯の常緑高木で、果実に脂肪分が多く含まれているところから〝森のバター〟などと呼ばれます。

アボカド油は果実の油分を抽出したもので、脂質成分の約90%はオレイン酸、リノール酸、リノレン酸などの不飽和脂肪酸です。そのほか、ビタミン、ミネラル類がバランスよく含まれています。

効用の第一は、悪玉コレステロールを除き血圧を下げる作用ですが、滋養強壮や美肌づくりも期待され、特に高血圧の人や肌あれが気になる人によいとされています。

利用法

ドレッシングにしてサラダにかけるほか、加熱しても酸化されにくいので、各種加熱料理にも幅広く利用できます。

注意点

健康効果の高い油ですが高エネルギーなので、過剰摂取は肥満の原因になります。摂取量に注意が必要です。

オリーブ油

効果・効用

果実とその核に含まれる油脂を圧搾《あっさく》してつくります。食用油としてはゴマ油とともに世界最古といわれ、古くから地中海沿岸諸国で利用されています。

主成分は不飽和脂肪酸のオレイン酸で、他にもリノール酸、リノレン酸、パルミチン酸、ステアリン酸などが含まれます。

効用としてはコレステロール低減作用、美肌作用をはじめ胃潰瘍《かいよう》改善、動脈硬化、高血圧、脳・心血管障害、便秘などの予防作用が大いに期待されます。

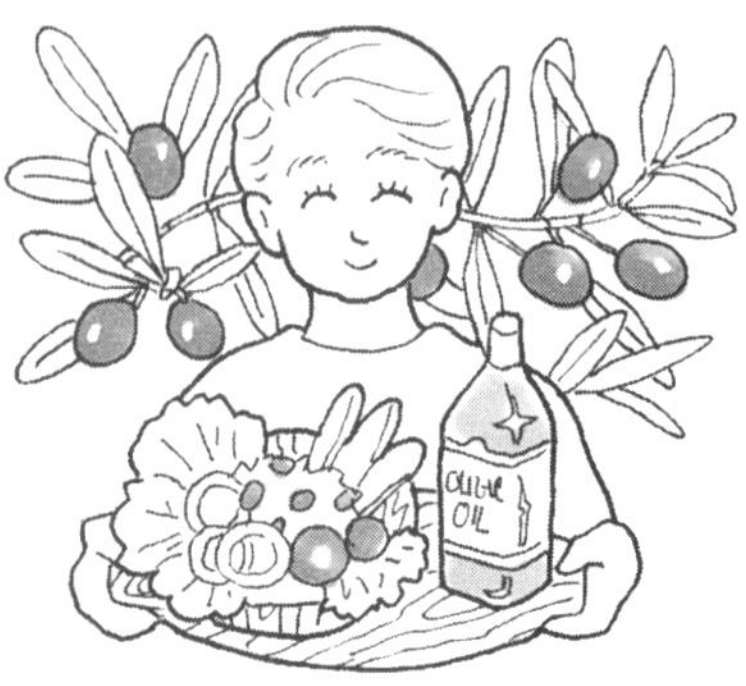

地中海料理には欠かせないオリーブ油は、健康効果も抜群

利用法

独特の香りを生かしサラダなど生食用に。加熱調理にも最適です。上質のものは肌や髪に利用できます。

注意点

高エネルギーなので過剰摂取は禁物。一番搾りのエクストラバージンオイルが栄養価も高く、高級品です。

玄米胚芽油

効果・効用 栄養分が豊富な胚芽から油を抽出したもので、リノール酸、リノレン酸などの不飽和脂肪酸、ビタミンE・B_1・B_2などのビタミン類、また自律神経の働きを正常に保つγ-オリザノールが多いのが特徴です。

効用としては血圧降下、動脈硬化予防作用などによる生活習慣病の防止および老化防止、それに更年期障害の諸症状改善とストレス解消作用などが期待されます。

利用法 ソフトカプセル、ペースト、液状に加工されたものを活用します。

注意点 高エネルギーなので、適量を摂取することが大切です。アレルギーなど異常が発生した場合は中止します。

ゴマ油

効果・効用 ゴマの種子から抽出する油で、古くから利用されています。脂質分はリノール酸、オレイン酸などの不飽和脂肪酸が中心ですが、代謝活動を促進するレシチンや抗酸化成分のセサミノールなども豊富です。

効用としては、動脈硬化、高血圧、脳・心血管障害などの予防、食欲増進と健胃作用、発がん抑制作用などが考えられます。

利用法 サラダや酢のものに生食したり、炒めものや揚げものなど用途は広く、特有の香りと風味が食欲を促します。

注意点 とりすぎは肥満を招き、生活習慣病の要因になるので、適量を守って摂取することが大事です。

小麦胚芽油

効果・効用 文字どおり小麦の胚芽に含まれる油を抽出精製したもので、人体では合成できない必須飽和脂肪酸のリノール酸、リノレン酸、アラキドン酸など、またビタミンEやB群も豊富に含まれます。

からだへの作用は、疲労回復、貧血防止、老化防止、生活習慣病の予防などの効用が期待されます。

利用法 カプセル、錠剤などに加工されたものが健康食品として市販されています。

注意点 必要以上に摂取すると肥満やアレルギーの原因になるので要注意です。

コメ油

効果・効用　玄米を精製するときに出る糠《ぬか》から油を抽出するので「米糠油」ともいいます。

脂質成分としては、不飽和脂肪酸のオレイン酸、リノール酸、パルミチン酸が含まれますが、中性脂肪分も多く含まれます。また、性ホルモンの合成に必要なビタミンEの中のα・γ型トコフェロールの多いのが特徴です。

効用としては、血圧降下作用、肥満予防作用、妊娠維持作用などが期待されます。

利用法　コレステロールを減少させ高血圧を予防するためには、ベニバナ油を3割ほど混ぜるとよいとされます。

注意点　ほかの植物油に比べ中性脂肪分が多いので、とりすぎないことです。

シソ油

効果・効用　シソの葉を圧搾《あつさく》してつくる油で、特有の香りがあります。

脂質成分としては、体内でEPAやDHAを合成する必須不飽和脂肪酸のα-リノレン酸が多いのが特徴で、そのほか、ビタミンB_2やカルシウムも豊富です。

効能に生活習慣病の予防、老化防止、脳の活性化、花粉症予防、アレルギー抑制などが期待されます。

利用法　サラダやマリネなど生食がおすすめです。熱に弱く、酸化しやすいので、加熱料理には向きません。

注意点　酸化防止のためには、高温を避け、遮光保存が原則です。過剰摂取は肥満を招くので注意します。

大豆油

効果・効用　「白絞油」とも呼ばれ単独で使われるほか、サラダ油や天ぷら油、またマーガリンなどの原料にもなります。

リノール酸、オレイン酸などの不飽和脂肪酸が多く、大豆レシチンやサポニンを含みます。

効用としては、コレステロール低減作用による動脈硬化、高血圧、心臓病などの予防、また胃弱や便秘の改善作用が考えられます。

利用法　各種調理の食用油として、広く利用できます。

注意点　エネルギーが高く、過剰摂取は肥満の要因になります。使用量に注意が必要です。食物油として優れた点が多いのですが大豆アレルギーの人は使用を避けてください。

月見草油

効果・効用

マツヨイグサの種子から抽出する油で、古くから北米インディアンが万能薬として用いたといわれます。

植物油として不飽和脂肪酸が豊富に含まれますが、天然物として唯一、体の機能調整作用をもつプロスタグランディンと呼ぶ物質の成分となるγ-リノレン酸を含むオイルです。

効能は多く、動脈硬化、高血圧、心臓病、糖尿病、肥満などの予防、また気管支炎、ぜんそく、アレルギー体質の改善なども期待されます。

利用法

調理油としてさまざまな料理に利用できます。また加工したものが、栄養補助食品としても市販されています。

ヒマワリ油

効果・効用

ヒマワリの種子からとる油で、欧米諸国などではサンフラワーオイルとして人気があります。

成分ではリノール酸、オレイン酸、ビタミンEが豊富です。

効能としてはコレステロール低下、肥満防止、老化防止などの作用が大いに期待されます。

利用法

含有量が多いリノール酸は熱で酸化しやすいので、ドレッシングやマリネなど加熱しないで使うのがベター。

注意点

過剰摂取は肥満の原因になるとともに、免疫力を低下させるおそれがあるので、適量を守ることが大切です。

ベニバナ油

効果・効用

キク科の一年草、ベニバナ（サフラワー）の種子を圧搾《あっさく》して抽出します。ベニバナは染料などの原料以外、民間の浄血・増血薬として婦人病にも用いられてきました。

不飽和脂肪酸のリノール酸、オレイン酸の含有量は植物油のなかではトップクラスで、ビタミンEや鉄分などのミネラル分が多いのも特徴です。

効用としては、動脈硬化予防、血圧降下作用、老化防止、肥満、貧血婦人病、更年期障害の予防と改善作用が注目されます。

利用法

脂質分が熱に酸化されやすいので、加熱料理より生食用に適します。

注意点

高エネルギーなので、とりすぎは禁物です。

オオバコ

効果・効用

全国各地にある多年草で「車前草」と表記されます。種子、葉、茎に神経伝達物質のアウクビン、コリンフラボノイドなど、またビタミンA、C、Kなどを含み、古くから薬効のあることが知られます。

主な効用としては利尿、鎮咳《ちんがい》・去痰《きょたん》作用などで、腎臓病やぜんそくなど気管支系疾患の改善に効果が期待されます。胃腸病、動脈硬化、眼精疲労、肥満にもよいとされます。

利用法

全草または種子を乾燥させ、煎《せん》じて食後に飲用します。

アルコール漬けにして用いても効果があります。

注意点

乾燥品は布に包んで煎じます。

カッコン

効果・効用

マメ科つる性の多年草、クズの根を乾燥したものです。有効成分には薬理作用を持つダイドゼインと呼ばれる物質が含まれています。日本では風邪の治療薬として漢方の「葛根湯」がよく知られます。主な作用としては、鎮痙《ちんけい》作用、解熱作用、血管拡張及び増血作用が期待されます。

なお、クズ粉は葛根からでんぷんを抽出したもので、クズ餅などの原料として食用にも用いられます。

利用法

クズ粉を湯に溶き、クズ湯にして用いるのが一般的で、解熱、下痢、肩こりの改善に効果があります。

注意点

漢方の葛根は医薬品で健康食品の材料や食用には使用できません。

カミツレ

効果・効用

ヨーロッパを原産とする野菊の一種で、「カモミール」とも呼ばれます。古くから薬用ハーブとして用いられた歴史があります。

特に花の部分にはカプリン酸、ノニル酸など生理活性物質が含まれ、鎮痛・鎮静作用、解熱・消炎作用、消化促進、睡眠誘導、生理不順をはじめとする婦人病の改善などの効能のあることが実証されています。

今日では健康補助食品、ハーブティー、化粧品、医薬品などの分野で広く活用されています。

利用法

乾燥したものを煎《せん》じて飲用したり、入浴剤として利用します。また、生花をサラダやハーブティーとして用いても効果が期待できます。

ガルシニア・カンボジア

効果・効用
「タマリンド」の名でも知られるマメ科の果樹です。
果実に脂肪の合成作用を抑制するヒドロキシクエン酸が含まれ、肥満の予防と改善効果が期待できます。古くから料理やカレーの香辛料として使用されるほか、民間薬として利用されています。

利用法
カレーなどの香辛料として、果実を利用します。精製された抽出エキス（ＨＣＡ）を、ダイエットのためのサプリメントとして活用するのもよいでしょう。

注意点
ＨＣＡを減量療法に用いるときは注意事項を守ることが大切です。

ケツメイシ

効果・効用
別名を「エビスグサ」。マメ科の一年草「決明子」の種子を乾燥したものです。
成分にアントラキノン誘導体と呼ばれる物質が含まれ、主に視力回復や目の症状改善作用をはじめ、便秘改善、強壮作用などの効能があるとされます。また、緩やかな血圧降下作用も期待されます。

利用法
漢方薬に処方されますが、一般的にはハブ茶としてティーバッグを利用するのが手軽で簡単です。

注意点
下痢症状、慢性の胃腸疾患、低血圧の人は、症状を悪化させる恐れがあるので使用できません。

ケイヒ

効果・効用
クスノキ科のケイ（圭）やニッケイ（肉圭）類の樹皮で、漢方では生薬《しょうやく》として重視されます。
一部地域で産出する肉圭がシナモンと呼ばれ、食品スパイスなどに使用されます。
成分に油分が多く含まれ、独特の香気に人気があります。効能としては発汗、解熱・鎮痛、健胃、強壮、血行促進作用などが期待されます。

利用法
漢方では生薬に処方されますが、健康食品としてはシナモンティー、アップルパイや冷菓などの菓子類、料理のスパイスとして利用します。

注意点
血行促進作用が強いので、発熱や脈拍が早い症状のときは避けます。

ゲンノショウコ

効果・効用

山野に自生するフウロソウ科の多年草で「ミコシグサ」とも呼ばれます。名前の由来は〝飲むとすぐ効く〟すなわち「現の証拠」の意とされます。

葉にタンニンやカルシウム分が多く含まれ、昔から下痢止めの民間薬として知られています。消炎、殺菌作用があり、胃炎、胃痛、口内炎、下痢、消化不良などの症状改善効果が期待されます。

利用法

乾燥させた葉約20gを600㎖の水でよく煎《せん》じ、1日3回食間に温めて飲用します。はじめての人は加工された市販品を利用するのが無難です。

注意点

自生のものは毒草トリカブトに似ているので採取の際は注意が必要です。

ココア

効果・効用

カカオ豆を粉末にし、油脂のカカオバターを除いたもので、チョコレートの原料として知られます。人体に有害に作用する活性酸素の働きを抑えるポリフェノールやリグニンなどの成分を多く含むことがわかり、健康食品としても注目されています。

精神安定、胃潰瘍《いかいよう》改善作用のほか、動脈硬化予防とコレステロール代謝促進による生活習慣病の予防作用が考えられます。

利用法

粉末に湯を注いで飲用するのが一般的ですが、チョコレート菓子類にも多く含まれています。

注意点

心身への刺激作用が強いので、過剰摂取は禁物。また、砂糖の併用は適量を心得て。結石のできやすい人は避けたほうがよいでしょう。

サンザシ

効果・効用

バラ科サンザシの果実で、漢方では乾燥させたものを、主に消化不良や下痢症状に処方します。成分にタンニン、サポニン、グラテゴール酸、ビタミンC、たんぱく質などが含まれます。

薬効としては健胃・整腸作用のほか、血圧降下作用、抗菌作用、強心作用などの効能が期待できます。

利用法

成熟した果実はそのまま食べ、完熟前のものは日陰干しにして煎《せん》じたり、サンザシ酒にして飲用します。

サンシシ

別名は「クチナシ」。アカネ科の常緑低木の実を乾燥させて用います。

効果・効用

成分にイリドイド配糖体のゲニポサイドや色素のクロチンなどが含まれ、消炎、鎮痛、解熱、抗菌作用などの薬効が知られます。捻挫《ねんざ》、打ち身、腰痛の改善、胆嚢《たんのう》炎や黄疸《おうだん》の治療、喀血《かつけつ》・鼻出血の防止、不眠などの症状に有効とされます。

なお、含有色素は黄染料としても用いられます。

利用法

黄色に熟した実を採取し、軸を除いて天日干し、乾燥したものを利用します。通常は乾燥粉末を食用や染料にするのが一般的です。また、花弁を紅茶に浮かべたり、サラダに用いて香りや彩りを楽しむこともできます。

サンヤク

ヤマイモ科のナガイモの根茎を乾燥したもの

効果・効用

で、漢方では「山薬」として滋養強壮・強精、健胃・整腸などの薬効が知られます。主成分はでんぷんですが、アミラーゼ、ジアスターゼなどのでんぷん分解酵素を多く含むほか、粘り気のもとになるムチンには、たんぱく質の吸収を促進する働きがあります。そのため食用としても、疲労回復、消化促進、胃腸虚弱、下痢止めなどの効果が期待できます。

利用法

すりおろしたものや千切りにしたものを生食したり、乾燥品をスープや各種料理に混ぜ込んで用います。

注意点

アレルギー体質の人、硬便や炎症性の胃腸疾患の人は避けます。

セージ

シソ科の宿根草サルビアの仲間で、生の葉や

効果・効用

乾燥した葉を利用します。葉には芳香性のあるピネン、シネオール、ボルネオールなどの精油類、タンニン、ロスマリン酸、エストロゲンなどの成分が含まれ、ヨーロッパでは古くから薬用植物として汎用されるハーブの一つです。効能としては、鎮静作用、疲労回復、胃腸の活性化、口臭予防、皮膚病予防、婦人病の諸症状改善作用などが考えられます。

利用法

肉料理の消臭や消化促進に、またハーブティーに利用。芳香剤としてアロマテラピーにも利用できます。

注意点

胎児への悪影響が考えられるので、妊婦の使用は控えるのが無難です。

タイソウ

効果・効用

日本ではナツメとして知られる、クロウメモドキ科落葉木の成熟果実を乾燥したものです。

有効成分として、糖質、リンゴ酸、酒石酸、サポニンなどを含み、漢方でも多くの生薬に処方されます。

効能と作用では、健胃、強壮、利尿、補血、精神安定、疲労回復、不眠、婦人病の改善などが期待されます。

利用法

完熟した実は生食できます。乾燥品は中国料理の食材や菓子類などの材料に適しています。大粒で果肉に弾力性のあるものが良質とされます。

チョレイ

効果・効用

サルノコシカケ科のキノコ（チョレイマイタケ）で、食用のほか乾燥品は漢方薬の「猪苓（ちょれい）」として古くから用いられています。有効成分はまだ十分に解明されませんが、利尿、解熱作用をはじめ、腎臓病や泌尿器系の疾患に薬効のあることがわかっています。

最近では、多糖体の一種であるβ-グルカンと呼ばれる成分に免疫性を高め、制がん作用のあることが報告されています。

利用法

食用キノコとして利用できます。乾燥品やエキスも市販されています。

注意点

チョレイが配合される漢方薬の「猪苓湯（チョレイトウ）」や「五苓散（ゴレイサン）」は、専門医の処方で用います。

タンポポ

効果・効用

在来種と西洋種がありますが、いずれも根、茎、葉に薬効があり、漢方では「蒲公英（ホコウエイ）」といいます。

全草にビタミンA、C、ミネラルの鉄分やカリウムが豊富に含まれるほか、苦味成分で薬用作用を持つタラキサステロール、ホモタラキサステロール、パラオキシフェニール酢酸などの成分も含まれます。

主な効能としては、健胃、消化促進、利尿、抗炎症、抗菌作用などによる胃腸病、胆石、黄疸、リウマチ、咽頭炎などの予防と改善、便通、母乳促進などが期待されます。

利用法

葉は青汁にしたり、サラダなどにして生食します。根や茎は乾燥したものを煎《せん》じて飲用します。

ベニコウジ

効果・効用

漢字で「紅麹」。穀類などに紅麹菌を繁殖させたものを利用します。中国の古い医薬品集によれば、薬効として血行促進、消化吸収促進などの作用のあることが記されています。

今日、紅麹にはγ-アミノ酪酸と呼ぶ成分が含まれ、コレステロール合成抑制作用や血圧低下作用のあることがわかり、注目されています。

利用法

中国や台湾などでは、紹興酒や紅酒の醸造に用います。沖縄にはベニコウジを用いた「豆腐よう」という食品があります。

有効成分のγ-アミノ酪酸は、特定保健用食品の成分にも認定され、清酒、みそ、酢などの醸造品が市販されています。また、健康食品として顆粒状のものもあります。

マコモ

効果・効用

湖沼や河川などの水辺に群生するイネ科の多年草植物で、古代人は実、若葉、根などを食用にしていたと伝えられます。

現在、健康食品として利用するのは若葉を粉末にしたものですが、中国や東南アジアでは茎が肥大してタケノコ状になったものを食用にします。

有効成分としては、豊富な食物繊維のほか、葉緑素のクロロフィル、ビタミンB_1、B_2、鉄分、カルシウムなどです。主な効能としては免疫力の強化、糖代謝促進、血圧上昇抑制、性ホルモンの活性、消化器管の運動促進などによる便秘、胃腸疾患、高血圧、糖尿病などの予防と改善作用が期待されます。

利用法

市販の健康食品の利用が一般的です。

マタタビ

効果・効用

マタタビ科のつる性植物です。「又旅」の名前の由来は疲れた旅人が果実を食べて元気を回復し、また旅に出たとの説が有力です。

薬用にはアブラムシが花の子房に卵を産みつけ、球形に異常発育した果実の〝虫こぶ〟を用います。

果実には、マタタビ酸、クチニジン、マタタビラクトンなどの成分が含まれ、疲労回復、健胃・強壮、鎮痛、血行促進などの効能があり、特に神経痛、リウマチ、冷え症などの諸症状に効果があるとされます。

利用法

一般的にはホワイトリカーに漬け込んで果実酒として利用します。生薬《しょうやく》の場合は、虫こぶ果実を天日乾燥し、粉末にしたものを煎《せん》じて用います。

マムシ

効果・効用

日本各地に生息する毒蛇ですが、古くから滋養強壮剤など民間療法に利用されます。中国では「反鼻」として漢方薬にも用いられます。

有効成分としては、良質のたんぱく質をはじめ、タウリン、メチオニン、グルタミン酸、カルシウム、鉄分、リンなどが含まれます。また、脂質分にはリノール酸が多く含まれ、内臓などにはペプチドなど生理活性物質が豊富なことも明らかにされています。

主な効用は、強壮・強精、疲労回復、血圧降下、血行促進、ホルモン分泌促進などの作用が期待されます。

利用法

粉末、ドリンク、マムシ酒、くん製など様々に加工されたものが、健康食品として市販されています。

ユッカ

効果・効用

北米原産の常緑樹です。有効成分としては活性酵素を抑制するサポニンを主に、食物繊維、ビタミン、ミネラル類などが含まれています。

効能に動脈硬化、高血圧、高脂血症、糖尿病、リウマチ、痛風、便秘などの症状改善と予防作用、また発がん抑制作用、エイズ感染阻止作用などが報告されています。

利用法

粉末、カプセル、錠剤などが栄養補助食品として市販されます。

ラカンカ

効果・効用

漢字で「羅漢果」。ウリ科に属する植物で、熟した果実を乾燥させて用います。果実には黒砂糖に似た甘味と芳香性のあるのが特徴です。

甘味成分はテルペングリコシド配糖体で、体内で吸収されない性質があり、腸内ではビフィズス菌を育て、整腸作用や腸の働きを活発にする効果を発揮します。このことから、ノンカロリーの甘味料として肥満防止、糖尿病などに有効利用できるほか、便秘改善にも効能を示します。煎《せん》じ汁には各種ビタミンやミネラル分も豊富で、咳《せき》止め作用のほか、活性酸素抑制作用があり、生活習慣病や発がん防止に役立つことが期待されています。

利用法

乾燥果実1個分を粗く砕き、煎じて飲用するのが一般的です。濃縮エキスは甘味料として利用します。

2章 Nutrition

強いからだを作る栄養成分

栄養成分

亜鉛

不足は味覚障害や嗅覚障害の原因にも

作用

成長促進　学習能力向上
味覚障害改善　動脈硬化予防
免疫力強化

200種類を超える酵素の必須元素で、骨、皮膚、前立腺、肝臓、腎臓、筋肉など人体にも2g前後含まれています。酵素や細胞が正常に作用するために欠かせないミネラルです。

【注意点】

ファーストフードやインスタント食品中心の食事を続けている人、ダイエットで食品を極端に制限している人などは、亜鉛が不足しがちです。いろいろな食品をバランスよくとることを心がけましょう。

市販のサプリメントで亜鉛不足を補うのも一法ですが、とりすぎると貧血、発熱、悪心などが現れることがあります。

主な働き

たんぱく質や炭水化物の代謝、ホルモンの活性などに関与するミネラルで、皮膚や骨格の発育・維持に不可欠です。

最近は、脳の機能を活発にして学習能力を向上させる、味覚を正常に保つ、抜け毛を防ぐ、有害金属（水銀、鉛など）の毒性を薄める、アルコール性肝硬変やコレステロールが原因の動脈硬化を改善する、といった作用でも注目されています。

摂取量の目安

成人の1日の亜鉛摂取量は、10～15㎎が目安です。

極端に不足すると、成長障害、食欲不振、味覚・嗅覚異常、血糖上昇、性的発育不全、生殖力低下、下痢、皮膚・毛髪・爪などの損傷、骨の異常といった欠乏症状が現れてきます。

一度に2g以上摂取した場合は、急性中毒を起こしますが、食品から摂取しているかぎり、過剰症の心配はありません。

上手なとり方

亜鉛の供給源として最も期待できるのは、カキ。1個で1日に必要な亜鉛15㎎前後がカバーできます。亜鉛を多くとる場合は、ビタミンAも多めにとると、相乗効果でそれぞれの働きがアップします。

亜鉛を多く含む食品（1食分）

カキ 70g（小2個）	28㎎
和牛モモ肉80g	3.6㎎
豚レバー50g	3.45㎎
ウナギ蒲焼き100g（1串）	2.7㎎
豚モモ肉80g	2.32㎎
牛レバー50g	1.9㎎
ホタテ貝70g	1.75㎎
鶏レバー50g	1.65㎎
カシューナッツ30g	1.62㎎
タラコ 40g（½腹）	1.56㎎

栄養成分

アリシン

新陳代謝を活発にして
疲れ知らずの健康体に

作用

疲労回復　食欲増進
健胃　冷え症改善
風邪の初期症状の改善

ニンニクやネギ特有のにおいのもとなっている成分です。アリル化合物、硫化アリルなどとも呼ばれ、ニンニクなどに含まれるアリインという細胞が傷つけられ、それにアリイナーゼという酵素が働いて生成されます。

ニンニクを用いた健康食品やスタミナドリンクは、このアリシンが主成分になっています。

【注意点】

アリシンはニンニクに豊富ですが、生で一度にたくさん食べると、貧血を起こしたり、空腹時では胃壁を刺激して炎症を起こしたりすることがあります。

主な働き

強力な殺菌作用とともに、疲労回復に欠かせないビタミンB_1の吸収を助ける作用が知られています。

胃液の分泌を促す、たんぱく質の消化を促す、発汗などの代謝作用を高める、解毒酵素の働きを活性化して病気への抵抗力を強めるなどの働きもあり、食欲増進、健胃、冷え症の改善、風邪の初期症状の改善などの効果も期待できます。

そのほか、血小板凝集抑制、抗酸化、抗ストレス、抗がんなどの作用があることもわかっています。

摂取量の目安

摂取量は特に定められていません。極端にとりすぎると、胃を傷めたりすることがあるので、常識の範囲内でとることが大切です。ニンニク、ネギ、タマネギ、ニラなどに含まれていますが、特にニンニクに豊富です。

上手なとり方

香りづけや薬味に使うほか、慢性的な疲労感に悩まされている人などは、薄皮をむいたニンニクを丸ごとみそ漬け、しょうゆ漬けにして常備しておくとよいでしょう。保存がきき、そのまま酒の肴にしたり、みじん切りにしてチャーハンに混ぜたりと、便利に使えます。

アリシンを多く含む食品

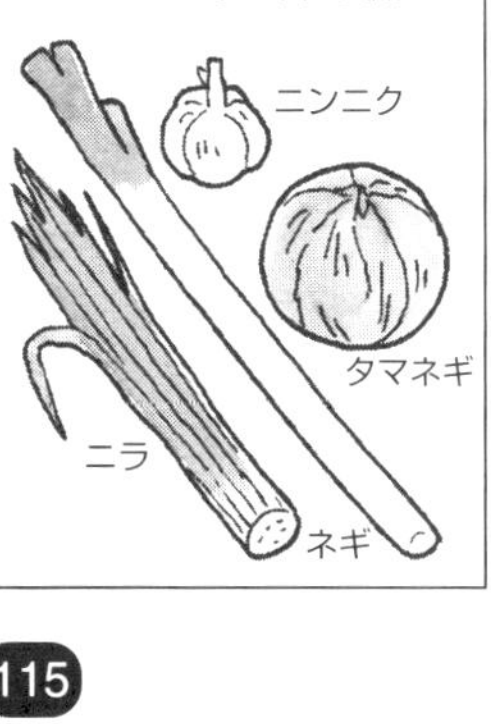

栄養成分

α-リノレン酸

現代人を襲うがんやアレルギーにも有効

作　用

動脈硬化予防
脳血管障害予防
がんの発生・増殖抑制
アレルギー症状改善

脂質の主な構成分である脂肪酸は、化学構造上の違いで飽和脂肪酸と不飽和脂肪酸に大別され、さらにその構成炭素の数、長さによって細分されます。

α-リノレン酸は、脂肪酸の炭素鎖に炭素同士が二重結合している部分が2か所以上あり、炭素の鎖の終わりから3番目に最初の二重結合部分が見られるn-3系列の多価（高度）不飽和脂肪酸の一つです。同じ系列の代表的なものに、EPA（IPA）、DHAがあります。

飽和脂肪酸や単価（モノ）不飽和脂肪酸と違い、多価不飽和脂肪酸は人体内で合成や蓄積をすることができず、すべて食事から摂取しなければならない必

主な働き

α-リノレン酸は、体内に入るとEPA（IPA）、DHAに変わり、血液をさらさらにして流れやすくする、血中の悪玉コレステロールを減らして善玉コレステロールを増やす、がんの発生・増殖を抑制するなどEPA、DHAと同様の働きをします。このことから、動脈硬化、脳梗塞《こうそく》、心筋梗塞、脳卒中、高脂血症、高血圧、がんといった病気の予防・改善効果が期待できます。がんについては、大腸がん、乳がん、肺がんに特に有効であることが、ラットを使った実験で明らかになっています。また、最近では、リノール酸の作用を抑制する働きでも注目されています。アトピー性皮膚炎、花粉症といったアレルギー疾患は、リノール酸の過剰摂取が影響している場合が多いのですが、α-リノレン酸を積極的にとることにより、これらのアレルギー症状が解消されるというわけです。

そのほか、まだ動物実験の域を出ないものもありますが、重要な生理機能が次々と指摘されてきています。たとえば、脳細胞や神経細胞を活性化する働きがあることから、ボケ防止や精神症状の改善にも役立つのではないかと考えられています。

摂取量の目安

一般成人の脂質の適正摂取量は、1日の総摂取エネルギーの20～25%です。重量に換算すると、脂肪は1g当たり平均9キロカロリーですから、1日に2000キロカロリー必要な人なら、「2000×0・20～0・25÷9」で、約44～55gとなります。そのうちの1割程度は、n-3系列のα-

須栄養素となっています。

【注意点】

いかに体内で大切な働きをするといっても、α-リノレン酸は脂質の構成分。過剰症は知られていませんが、脂質はたんぱく質や糖質の2倍ものエネルギーがありますから、必要以上にとりすぎると脂肪として蓄積され、生活習慣病を誘う肥満を招きます。

カロリーオーバーにならないように注意してください。

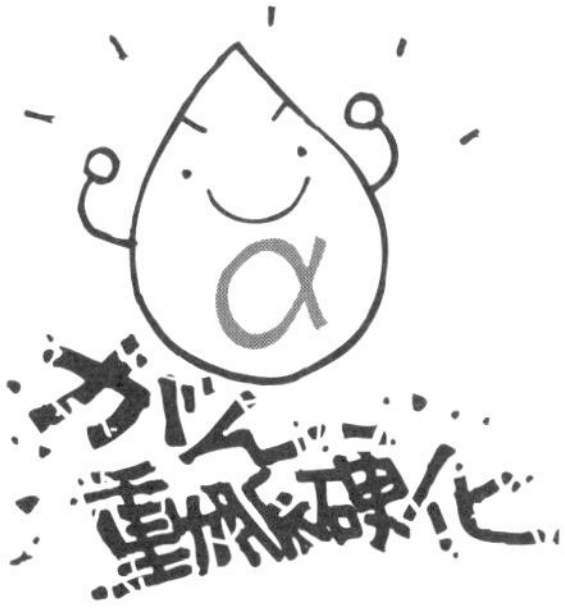

体内では合成できない脂肪酸

リノレン酸などで補うようにしたいものです。

左表のようなものがα-リノレン酸の供給源となります。表以外でも、植物油のほとんどに含まれています。健康食品店では、シソ油、エゴマ油といったα-リノレン酸含有率が50％を超える油も入手可能です。

上手なとり方

α-リノレン酸を効率よく摂取するには、食用油類は揚げ油や炒め油として使うより、ドレッシングにするなどできるだけ〝生〟でとるように心がけましょう。α-リノレン酸は、もともと非常に酸化されやすいのですが、加熱調理すると、その過程でどんどん酸化が進むからです。酸化すると、体内に過酸化脂質を増やし、逆に健康を害する結果になってしまいます。酸化を防ぐためには、酸化防止作用のあるビタミンC、ビタミンE、β-カロテンなどといっしょにとるのもよい方法です。

なお、保存によっても酸化は進みますから、封を開けたものは、空気に触れないように密封して冷暗所に保存し、早めに使いきるようにすることも大切です。

α－リノレンの多い食品（100g中）

なたね油	10.2g
調合サラダ油	9.3g
クルミ	9.0g
大豆油	7.5g
マーガリン（ソフト）	2.1g
国産大豆	1.8g
きな粉	1.7g
コーン油	1.4g
米ぬか油	1.3g
カツオ油漬缶詰	1.2g
がんもどき	1.1g
糸引き納豆	1.0g
豆みそ	1.0g
天然あゆ（焼き）	0.9g
ショートニング	0.9g
オリーブ油	0.8g
ひまわり油	0.7g
ゴマ油	0.6g

栄養成分

エイコサペンタエン酸

血液の流動性を高めて生活習慣病を予防

作用

虚血性心疾患予防
アレルギー疾患改善
炎症性疾患改善

エイコサペンタエン酸（EPA）は、多価不飽和脂肪酸の一つで、イコサペンタエン酸（IPE）とも呼ばれます。

EPAが注目されるようになったのは、北極圏に住むイヌイット（エスキモー）の食生活を研究した結果が発表されてからです。

かなりの高脂肪食にもかかわらず、イヌイットの心筋梗塞での死亡率が白人の6分の1程度と低いのは、主食とするアザラシの肉や内臓、サケに含まれるEPAが血液の流動性を高めるためとわかったのです。

日本でも、1日平均30gの魚を食べる人の虚血性心疾患による死亡率は、魚をほとんど食べ

主な働き

エイコサペンタエン酸（ＥＰＡ）には、血小板を凝集させる物質の生成を抑えて血液をさらさらにする、血液中の悪玉コレステロールや中性脂肪を減らして善玉コレステロールを増やすなどの働きがあり、動脈硬化、脳梗塞《のうこうそく》、脳卒中、血栓性高脂血症、高血圧といった病気の予防、改善に役立つことが、疫学調査で明らかになっています。

近年は、アトピー性皮膚炎、花粉症、気管支ぜんそくなどのアレルギー症状や、慢性気管支炎をはじめとする炎症性疾患の症状改善にも有効であることがわかり、この点でも脚光を浴びています。

なお、ＥＰＡと同じ多価不飽和脂肪酸のドコサヘキサエン酸（ＤＨＡ）も同様の働きをし、ＥＰＡとＤＨＡは互いに補い合って生活習慣病などを予防しますが、血液の流動性を高める効果はＥＰＡのほうが高いといわれています。

摂取量の目安

ＥＰＡとしての摂取量は、特に定められていません。1日の総脂質摂取量の半分

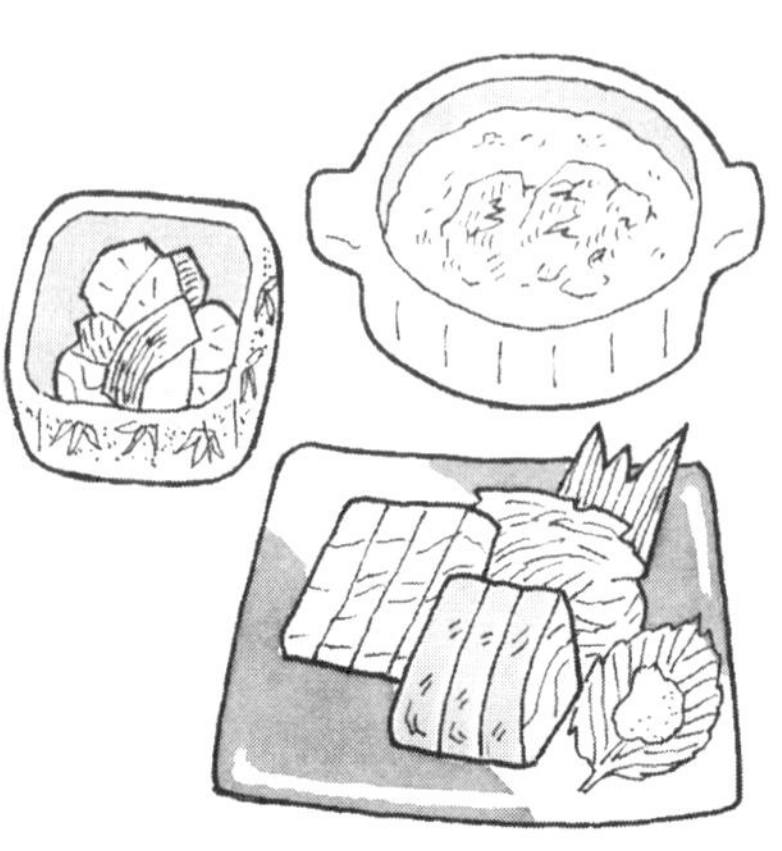

背の青い魚を刺し身にしたり、煮たりしてEPAを効率的に摂取

ない人の約半分という調査結果が報告されています。

【注意点】

魚の油をとりすぎると、血液の凝固作用が鈍って、出血しやすくなったり、出血した際に血が止まりにくくなったりするといわれます。

食品からとっているかぎりはまず安心と思われますが、栄養（健康）補助食品などで極端に多くのＥＰＡを摂取すると、このような過剰症が心配されます。摂取目安量の範囲で利用してください。

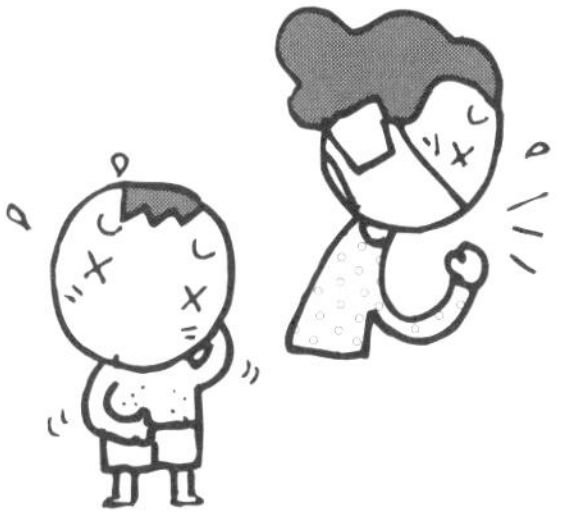

アレルギー症状にも有効

くらいを魚油や植物性油脂で補うように心がけるとよいでしょう。

上手なとり方

主な供給源は、背の青い魚です。植物油などに含まれるα−リノレン酸も、からだの中に入るとＥＰＡに変わります。

ＥＰＡ摂取を目的とした魚の調理法としては、刺し身、煮魚、グラタンなどがおすすめです。揚げものや網焼きにすると、せっかくのＥＰＡが脂肪分といっしょに外に流れ出てしまい、効率よく摂取できません。

また、ＥＰＡの豊富な魚は、酸化されやすいという難点があります。鮮度に十分注意すると同時に、体内での酸化を防ぐためにβ−カロテンやビタミンC、ビタミンEの豊富な食品を組み合わせてとるようにするとよいでしょう。

最近は、栄養（健康）補助食品として、魚油を精製した粒剤、カプセルなども市販されています。魚をあまり食べない人は、上手に利用するとよいでしょう。

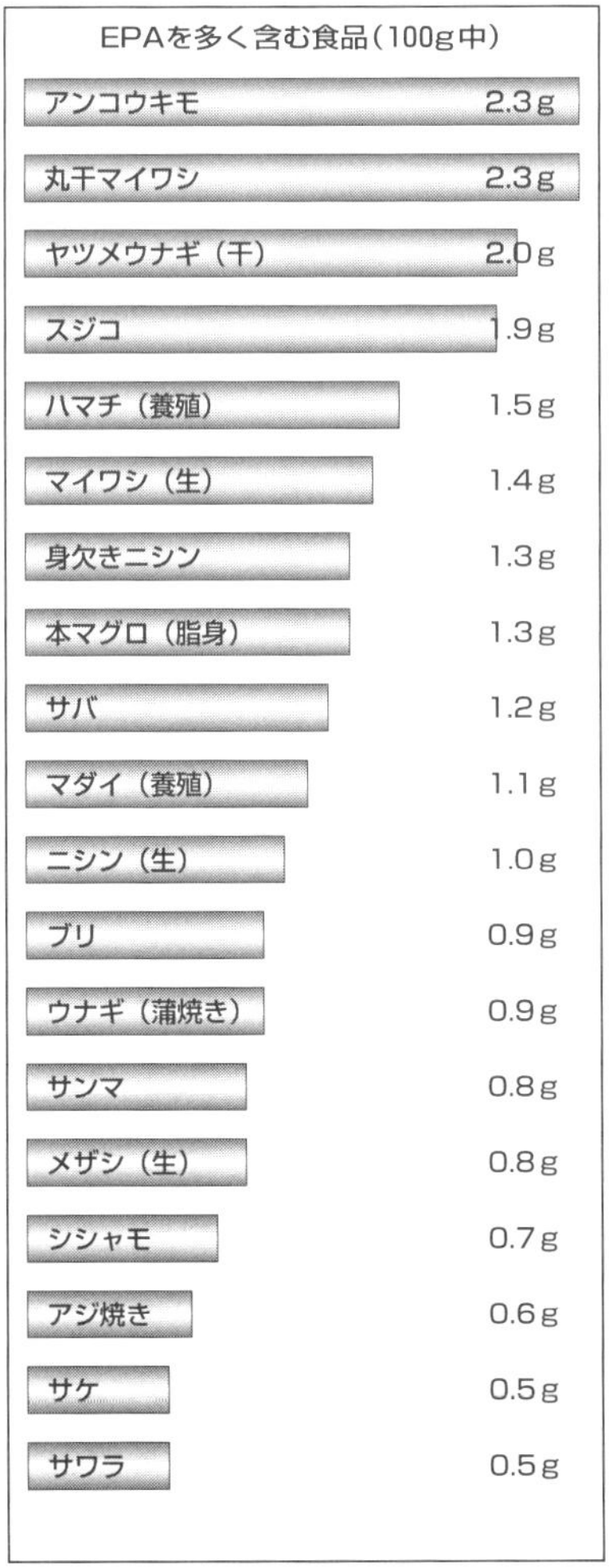
EPAを多く含む食品（100g中）
アンコウキモ 2.3g
丸干マイワシ 2.3g
ヤツメウナギ（干） 2.0g
スジコ 1.9g
ハマチ（養殖） 1.5g
マイワシ（生） 1.4g
身欠きニシン 1.3g
本マグロ（脂身） 1.3g
サバ 1.2g
マダイ（養殖） 1.1g
ニシン（生） 1.0g
ブリ 0.9g
ウナギ（蒲焼き） 0.9g
サンマ 0.8g
メザシ（生） 0.8g
シシャモ 0.7g
アジ焼き 0.6g
サケ 0.5g
サワラ 0.5g

栄養成分

オクタコサノール

耐久力をアップして渡り鳥並みのパワーを

果物の果皮などをおおっている植物ロウ（ワックス）や小麦胚芽油から発見された物質で、「オクタコシルアルコール」とも呼ばれます。

渡り鳥が長い距離を飛べるのは、エネルギー源として植物からオクタコサノールをとっているからではないかと研究が進められ、耐久力をつける効果などが明らかになりました。

最近は、健康食品として注目が集まっています。

【注意点】

過剰症、欠乏症などは明らかになっていません。市販の健康食品は、表示の用量を守って利用してください。

作用

強壮　疲労回復
体力増強　耐久性向上
反射性向上　ストレス解消

飽和アルコールの一つで、酸素利用を高め、グリコーゲンを効率的に消費し、エネルギー産生量を増やす働きがあるとされます。

主な働き

運動時における耐久性の向上、運動後の筋肉痛の防止、筋肉神経性障害の改善、体力増進、疲労回復、反射性の向上、筋肉能力の高進、ストレスへの抵抗性向上などの有効性については、1960年代に行われたアメリカ・イリノイ大学のトーマス・クレトン博士の臨床テストにより確認済みです。

そのほか、コレステロール減少作用や抗腫瘍《しゅよう》作用なども期待されています。

摂取量の目安

摂取量は特に定められていません。クレトン博士のテストでは、6週間にわたって毎日3・85gずつ摂取させたところ、効果が認められたと報告されています。

上手なとり方

小麦胚芽、小麦胚芽油、アルファルファ、リンゴの果皮、ブドウの果皮、サトウキビなどに含まれています。

仕事や運動で疲れやすい人、耐久力のない人は、健康食品として市販されている粒剤、カプセルなどを利用するのも一法でしょう。

オクタコサノールを多く含む食品

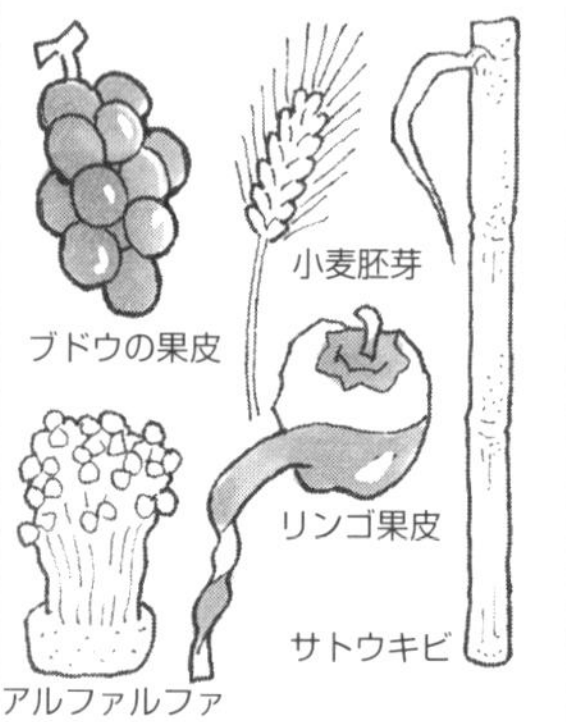

栄養成分

オリゴ糖

整腸作用が知られる砂糖に代わる甘味料

でんぷんなどの糖質が消化される途中の姿で、栄養学上は糖類に分類されますが、人の消化酵素では分解されず（されにくく）、食物繊維に近い働きを持っています。

砂糖に代わる甘味料として研究、開発され、「腸内環境を良好に保つ」「おなかの調子を整える」「虫歯になりにくい」などとうたった飲料や菓子などに利用されています。

【注意点】

とりすぎると、おなかがゆるくなることがあります。体質や体調によっては、まとまった量ではなくても、同様の症状が出ることがあります。

作用

整腸　便秘の予防と改善
肝機能促進　肥満防止
虫歯予防

主な働き

ビフィズス菌をはじめとする腸内の善玉菌の栄養になり、善玉菌を増殖させて、腸の調子を調えたり、肝機能を高めたりします。

そのほか、糖類でありながらカロリーとしてほとんど吸収されない、虫歯になりにくい、免疫機能を向上させるなどの点でも注目されています。

摂取量の目安

摂取量は定められていません。大豆オリゴ糖の場合、1日に3gとると腸内のビフィズス菌は数倍に増えるといわれます。

上手なとり方

供給源として期待できる食品は、大豆、タマネギ、ゴボウ、ニンニク、トウモロコシ、バナナ、ハチミツなどです。また、ヨーグルト、乳酸菌飲料などオリゴ糖関連の特定保健用食品、オリゴ糖を配合したテーブルシュガーやシロップタイプの低カロリー甘味料なども市販されています。

ミニ知識

オリゴ糖にはいろいろな種類がありますが、機能性を発揮するのは、次のようなものです。
＊大豆オリゴ糖……大豆に含まれる各種オリゴ糖の総称。飲料などには、大豆油や大豆たんぱくを利用後の残余物から抽出したものが配合されている。
＊フラクトオリゴ糖……ゴボウ、タマネギ、ニンニクなどに含まれるオリゴ糖。
＊イソマルトオリゴ糖……ハチミツ、みそ、しょうゆなどに含まれるオリゴ糖。
＊キシロオリゴ糖……トウモロコシに含まれるオリゴ糖。
＊ガラクトオリゴ糖……乳糖をアルカリで処理して作られるオリゴ糖。

栄養成分

オレイン酸

動脈硬化が心配な人は オリーブ油使用の料理を

作用

動脈硬化予防　心臓病予防
高血圧予防　胃腸病予防
便秘改善

n-9系列に分類される一価（モノ）不飽和脂肪酸です。

多価不飽和脂肪酸と違って、からだの中でも合成されますが、動脈硬化予防などに著しい効果を発揮することがわかり、食品からの摂取にも目が向けられています。

【注意点】

オレイン酸含有率の高い油は、酸化されにくく、加熱調理にも安心して使えます。

ただし、とりすぎると、エネルギー過剰につながり、肥満を招きます。常識の範囲内での摂取を心がけてください。

主な働き

最もよく知られているのは、血液中の悪玉コレステロールを除いて動脈硬化や心臓病、高血圧を予防する働きです。

そのほか、胃酸の分泌をコントロールして胃酸過多や胃潰瘍《いかいよう》を防ぐ、腸を滑らかにして便秘を予防・解消する、放射線の害を防ぐなどの効果も認められています。

摂取量の目安

摂取量は定められていません。過剰症は知られていませんが、エネルギーに注意して摂取することが大切です。

上手なとり方

植物油やナッツ類をはじめ、脂肪の多い食品のほとんどに含まれていますが、特に豊富なのはオリーブ油です。地中海沿岸に住む人に心臓病が少ないのは、オリーブ油を多くとっているからと考えられています。

なお、オリーブ油は、品質により呼称が定められていますが、オレイン酸含有率が最も高いのは、最高級品とされる「エクストラ・バージン」です。動脈硬化が気になる人は、サラダに、加熱調理にと積極的に使うようにするとよいでしょう。

オレイン酸の多い食品（100g中）

オリーブ油	70.5g
なたね油	55.2g
ヘーゼルナッツ	45.9g
調合サラダ油	45.8g
マカダミアナッツ	42.1g
ピーナッツ油	40.4g
米ぬか油	38.2g
パーム油	37.2g
ゴマ油	36.6g
アーモンド	35.4g
コーン油	32.5g
マーガリン	32.4g

栄養成分

核酸

最近の栄養学で最も注目されている成分

作用

がん予防　生活習慣病予防
老化防止　体力強化
美肌保持

動植物すべての細胞に含まれる有機化合物です。生存のための遺伝をつかさどるDNA（デオキシボ核酸）と、その情報を読み取ってたんぱく質を合成するRNA（リボ核酸）を合わせて「核酸」と呼んでいます。

細胞の再生に核酸が重要な役割を果たしていることがわかり、健康食品としての利用が盛んになっています。

【注意点】

魚類の白子などには、核酸のほか、コレステロールやプリン体も多く含まれています。食べすぎに注意してください。

市販の核酸食品も、尿酸値などを上げる場合があります。

主な働き

細胞の新陳代謝をスムーズにする成分で、細胞の増殖、たんぱく質の合成、細胞の活性化を促進します。

がんや糖尿病、動脈硬化といった生活習慣病、肌や内臓、血液、脳の老化は、DNAの損傷が原因といわれますが、核酸はがん物質や放射性物質から細胞を守ると同時に、DNAの損傷を修復する働きがあることも認められています。

これらのことから、継続的な摂取により、免疫力を高める、体力を強化する、がんや生活習慣病の危険を少なくする、老化のスピードを緩やかにする、痴呆《ちほう》の進行を防ぐ、ニキビなどの皮膚疾患を軽減して肌を美しくするなどの効果が得られると考えられています。

摂取量の目安

摂取量は定められていませんが、一般に1日300～400㎎が目安とされています。

上手なとり方

「プロタミン」と呼ばれる市販の核酸商品の原料には、サケをはじめとする魚類の成熟白子のエキスやビール酵母エキスなどが使われています。核酸は皮膚に直接塗っても皮膚の再生と老化防止に効果を現すことから、錠剤やカプセル剤のほか、日焼け止め化粧品などにも配合されています。

食品では、魚類（サケ、フグ、タラ、ニシンなど）の白子、ビール酵母、ノリ、ハマグリ、カキ、大豆などに多く含まれています。

栄養成分

カゼインホスホペプチド

特定保健用食品にも利用される機能性成分

作用

骨粗鬆症予防
骨折の回復促進
貧血改善

牛乳にたんぱく質成分として含まれるカゼインが分解・消化される途中に生成される成分です。頭文字だけをとって「CPP」とも呼ばれます。

厚生労働省より特定保健用食品への表示が許可されている成分の一つです。

【注意点】

牛乳やチーズは毎日摂取したい食品ですが、含まれる脂肪やコレステロールに注意が必要です。肥満や血管の老化が気になる人は、低脂肪牛乳やスキムミルク、カッテージチーズなどを利用するとよいでしょう。

主な働き

カルシウム、鉄などのミネラルを溶けやすくして、吸収を高めるという働きがあります。

カルシウム不足が原因の骨粗鬆症《こつそしょう》の予防、骨折の回復、鉄不足が原因の鉄欠乏性貧血の改善に欠かせない成分といえますが、単独では意味がなく、ミネラル類との併用摂取が条件となります。

そのほか、動脈硬化、脳卒中、がんなどの予防効果も期待されています。

摂取量の目安

カゼインホスホペプチドとしての摂取量は定められていません。カルシウムの1日の摂取目安量は600mg、鉄は同10〜12mgです。

上手なとり方

一般の食品では、牛乳やチーズが供給源となります。牛乳のカゼインに酵素を作用させてつくったカゼインホスホペプチドを配合したカルシウムブレッドや乳飲料、菓子なども、各種市販されています。カルシウム剤や鉄剤にも配合されています。

ミニ知識

ペプチドとは、たんぱく質成分のカゼインが分解される途中に生じるアミノ酸の小規模な集合体のこと。

牛乳のカゼインからは、カゼインホスホペプチドのほか、血圧調整作用を持つカゼインドデカペプチド、催眠効果のあるオピオイドペプチド、鎮静効果や消化促進効果が期待されるオイドペプチドなどのペプチドが生成されます。

栄養成分

カプサイシン

食欲増進、肥満防止と相反する効用を共有

作用

肥満防止　食欲増進
疲労回復
冷え症改善　健胃

トウガラシを食べると、からだがカーッと熱くなり、汗が出てきます。辛さのためですが、そのトウガラシの辛味成分がカプサイシンで、体熱の産生に関係するとみられています。

食欲増進効果や血流をよくする作用は昔からよく知られていましたが、最近は肥満防止に有効として注目されています。

【注意点】

トウガラシを一度に多量にとると、胃を荒らしてしまいます。香辛料、薬味として、少量を上手に使ってください。

主な働き

体内に蓄積された脂肪を燃やしてエネルギーの消費を促進する作用が認められています。食欲増進作用があるにもかかわらず、肥満予防に有効とされるのはそのためです。このことは、ラットを使った実験でも明らかになっています。

また、昔から健胃、強精、疲労回復、発汗促進、血行促進、殺菌などの作用があるとして、からだの冷えが原因の消化不良や食欲不振、吐き気、下痢、肩こり、腰痛などに用いていますが、これらの効用もカプサイシンの働きによると考えられています。料理に上手に使えば、食塩摂取を減少させる効果も期待できます。

摂取量の目安

摂取量は特に定められていません。

上手なとり方

トウガラシの中でも、辛味の強い種類ほど多く含まれています。一般に最も辛みが強いとされるのは、タカノツメです。

最近は、ダイエット飲料などにもギムネマ・シルベスタなどとともに配合されています。「トウガラシエキス」と表示してあることもあります。

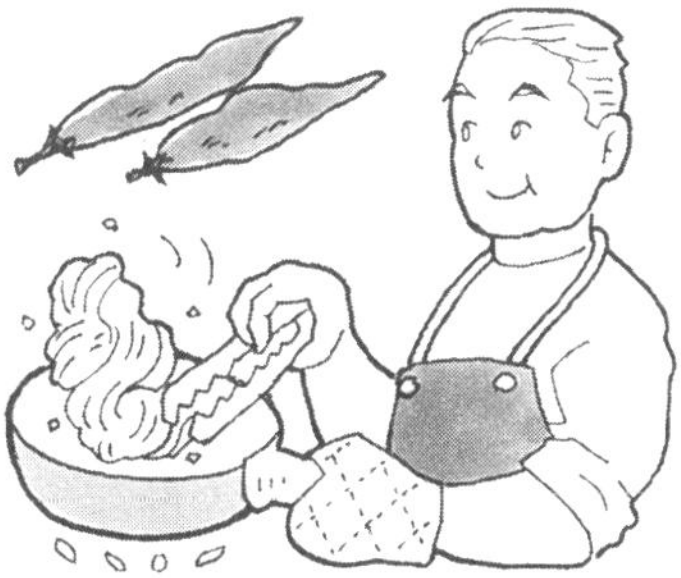

トウガラシを使った料理で
肥満や冷え症も防げる

栄養成分

キチン・キトサン

高脂肪、低繊維の食生活改善に有効

キチンは、人間の消化酵素では消化されない動物性の食物繊維で、カニ、エビ、シャコ、オキアミといった甲殻類の殻、イカの軟骨、イナゴをはじめとする昆虫の殻（外皮）などに含まれています。また、キノコの細胞壁成分としても存在します。

キチンはたいへん堅固な構造をしていますが、濃アルカリ溶液に漬けて熱処理するとキトサンに変化し、薄い有機酸に溶ける性質を持つようになります。

つまり、キトサンはキチンを化学変化させたもので、体内で重要な働きをするのは主にキトサン。基本的な化学構造は変わらないため、2つまとめて「キチン・キトサン」あるいは「キ

主な働き

マウスの実験により、ウイルスなどの異物を撃退するマクロファージ（白血球の一種）の活性を活発にして免疫力を高める作用、がんを抑制する作用が明らかになっています。

そのほか、便通をよくする、ビフィズス菌の増殖を促して腸内環境をよくする、塩素を排出して血圧を下げる、消化液の胆汁酸を排泄してコレステロール値を下げる、食物中の脂肪分を吸着して排出する、自然治癒力を高めるなどの働きも認められています。

キチン・キトサンで予防、あるいは症状の改善が見られる疾患には、大腸がんをはじめとする各種のがん、狭心症や心筋梗《しんきんこう》塞《そく》といった動脈性疾患、糖尿病、高血圧症、高コレステロール血症、肝炎、アレルギー性疾患、肥満、神経痛、腰痛、白内障、慢性便秘、骨粗鬆症《こつそしょう》などがあり、多くの治癒例が報告されています。

摂取量の目安

キチン・キトサンとしての摂取量は、特に定められていません。

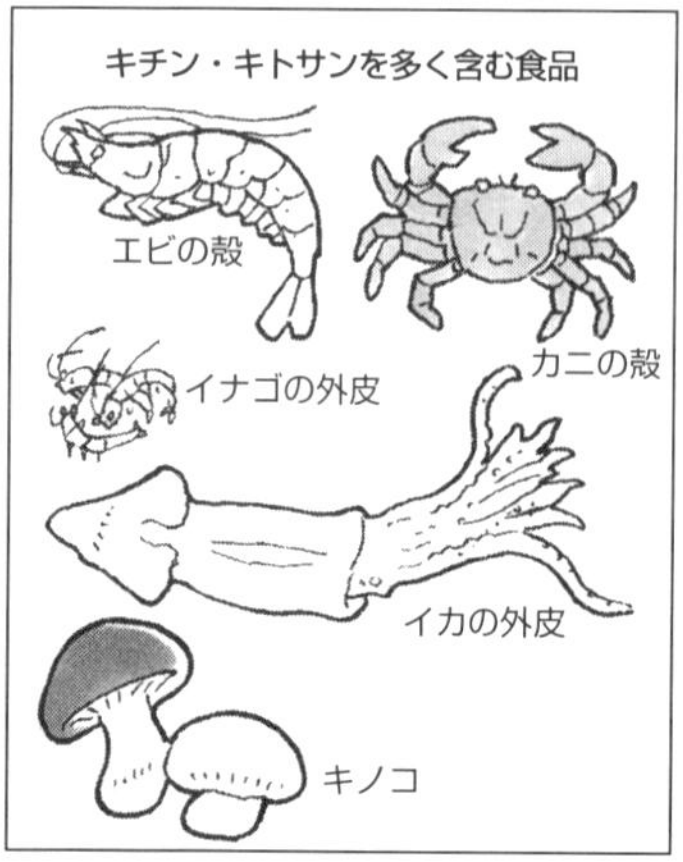

作用

がん予防　高血圧予防
動脈性疾患予防
アレルギー疾患改善
便秘改善　肥満防止

チン質」と呼ばれています。

【注意点】

機能性食品やサプリメントなどに利用されているキチン・キトサンは、原料として主にカニの殻が使われています。

カニの殻にはたんぱく質やカルシウムも含まれているため、キチン・キトサン以外の成分も摂取できるのではと考えがちですが、キチン抽出のためにほかの成分は取り除いてあり、カルシウムなどは期待できません。

ただし、サプリメントにはキチン・キトサンが単独で用いられることはほとんどなく、ビタミンなどが配合されています。

なお、多量摂取による副作用はないとされていますが、体質や体調により、まれに発疹などの症状が出ることがあります。

食物繊維の摂取目安量は、1日20～25gです。

上手なとり方

特定保健用食品としてキチン・キトサンを配合したビスケット、スナック菓子、かまぼこなど、栄養補助食品（サプリメント）として粉末、顆粒、錠剤、カプセルなどが市販されています。

一般の食品でも、エビを殻のまま炒めたり油で揚げたりして丸ごと食べると、キチン・キトサンが摂取できます。

カニの殻も、ふつう殻は捨ててしまいますが、脱皮したばかりのカニ（ソフトシェル）やサワガニなら甲《こう》羅《ら》がやわらかいので、そのまま調理して食べることができます。

干しエビ、サクラエビ、オキアミの塩辛、イナゴの佃煮、キノコ料理なども供給源になります。

ミニ知識

身を食用にしたあとに大量に残るカニの殻を有効利用できるところから、「地球上で大量利用できる最後のバイオマス（生物資源）」などといわれ、脚光を浴びているキチン・キトサン。食品のカビ、腐敗を防ぐ効果もあるとして、みそやしょうゆ、漬けものなどにも加えられていますが、その利用は食品にとどまりません。

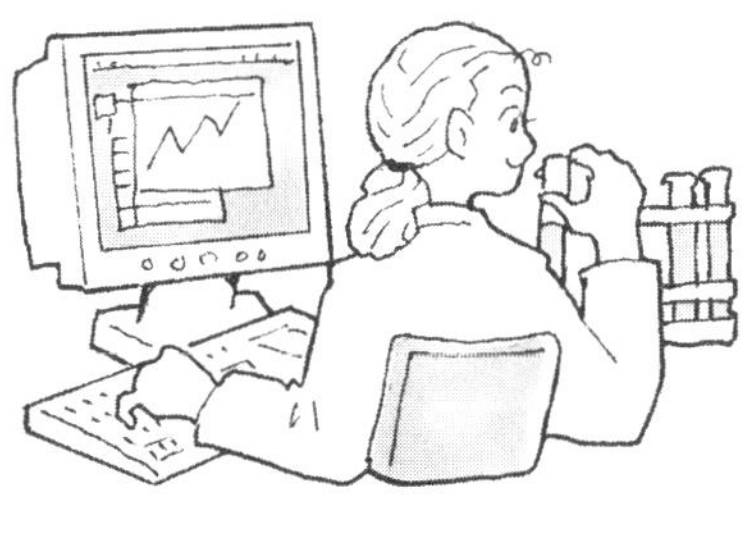

畜産・漁業用の飼料、有機肥料、殺虫・殺菌剤、汚水処理剤、化粧品の溶剤、医療用の人工皮膚、人工血管、人工臓器、手術用縫合糸など多岐に活用され、さらに今後は抗がん薬としての開発なども期待されています。

栄養成分

クエン酸

疲労物質を取り除き、体液を弱アルカリ性に

作用

疲労回復　神経疲労回復
食欲増進　肩こり予防
筋肉痛予防　肝臓病改善

有機酸の一つで、主に柑橘類などに酸味成分として含まれています。

古くからひどく疲れたときは酸っぱいものを食べるとよいといわれていますが、昔の人は酸味のもとであるクエン酸に疲労物質を体内に残さないようにする働きがあることを体験的に知っていたようです。

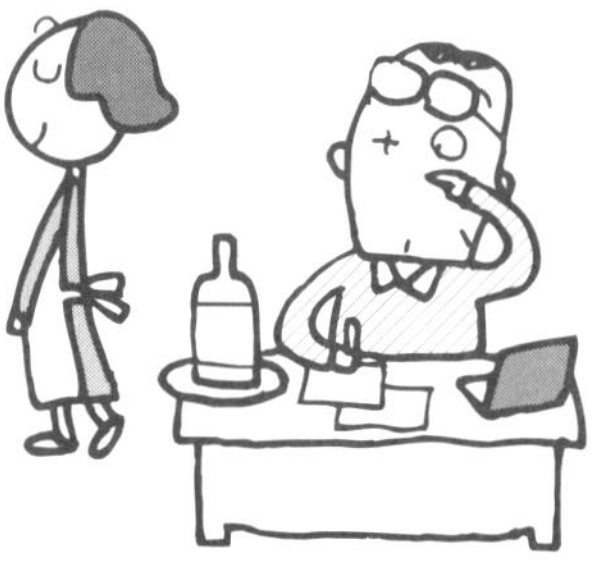

疲れたときはクエン酸

主な働き

私たちが摂取した食べものは、体内に吸収されてブドウ糖に変わり、さらに酵素、B群をはじめとするビタミン、酢によって燃やされ、生体活力のエネルギーとなって消費されます。このエネルギーの発生代謝システムを「クエン酸サイクル」というように、クエン酸は食べものがエネルギーに変わるプロセスで欠かせない成分です。

ブドウ糖が完全燃焼されないと、焦性ブドウ糖ができ、これが筋肉に蓄積されると、一部が疲労の原因物質といわれる乳酸に変化しますが、クエン酸には焦性ブドウ糖を分解し、乳酸の生成を抑制する作用があります。酸っぱいものを食べると疲労の回復が早くなるのは、そのためです。

肉体的な疲労ばかりでなく、神経疲労にも

ミニ知識

「ヒドロキシクエン酸」は、豆科の常緑高木タマリンドの果実から抽出される天然物質。クエン酸の類似物で、脂肪の蓄積代謝を抑制する効果があり、アメリカでは減量療法の一環として食事療法と併用してして用いられています。

清涼飲料などの成分表示に見られる「クエン酸リンゴ酸カルシウム（CCM）」は、クエン酸とリンゴ酸とカルシウムを人工的にくっつけたもの。自然界には存在しない機能性成分です。カルシウムの吸収を促進する作用が認められており、特定保健用食品に表示が許可されています。

有効ですし、筋肉中に乳酸がたまり、筋肉をかたくすることが原因とされる肩や首すじのこり、筋肉痛の改善にも役立ちます。さらに、唾液や胃液の分泌を促して食欲を増進させたり、肝臓の機能を高めて肝臓病を予防・改善する効果なども期待できます。

なお、健康な人の体液は、弱アルカリ性を示しますが、焦性ブドウ糖や乳酸が体内にたくさんあると、体液が酸性に傾いてしまいます。からだ全体の健康を維持し、各種の病気を予防するためにも、クエン酸をどんどん補ってクエン酸サイクルを順調に機能させることが必要です。

摂取量の目安

摂取量は特に定められていません。

上手なとり方

温州ミカン、夏ミカン、レモン、グレープフルーツといった柑橘《かんきつ》類をはじめ、モモ、ウメ、パイナップル、イチゴ、メロン、西洋ナシ、キウィフルーツなどの果実に多く含まれています。

ひどく疲れたときなどは、酢のものなど食酢を使った酸っぱい料理を工夫するのもよい方法です。香りのよいリンゴ酢などは、水などで割ってドリンクとして飲むこともできます。

【注意点】

クエン酸だけを単独で大量にとっても、クエン酸サイクルはうまく機能しません。豚肉、牛乳といったビタミンB群の豊富な食品などを組み合わせ、必須栄養素をバランスよくとることを心がけてください。

過剰症の心配はありませんが、胃が痛いときなどに酸味の強いものをとると、症状が悪化することがあります。胃への刺激をやわらげるためにも、バランスよく摂取することが大切です。

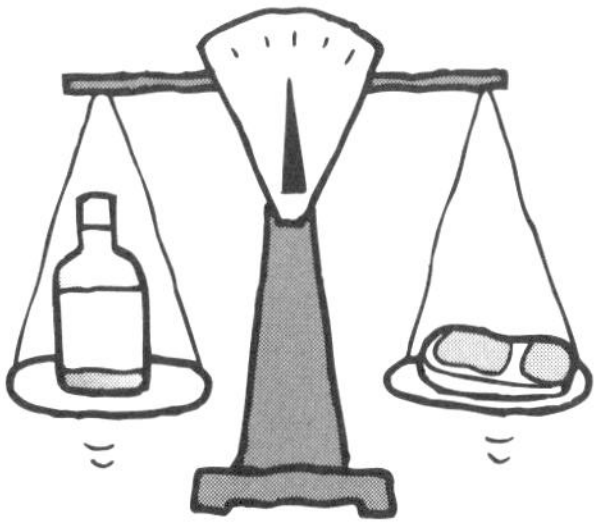
ビタミンB群の食品といっしょに

クエン酸を多く含む食品

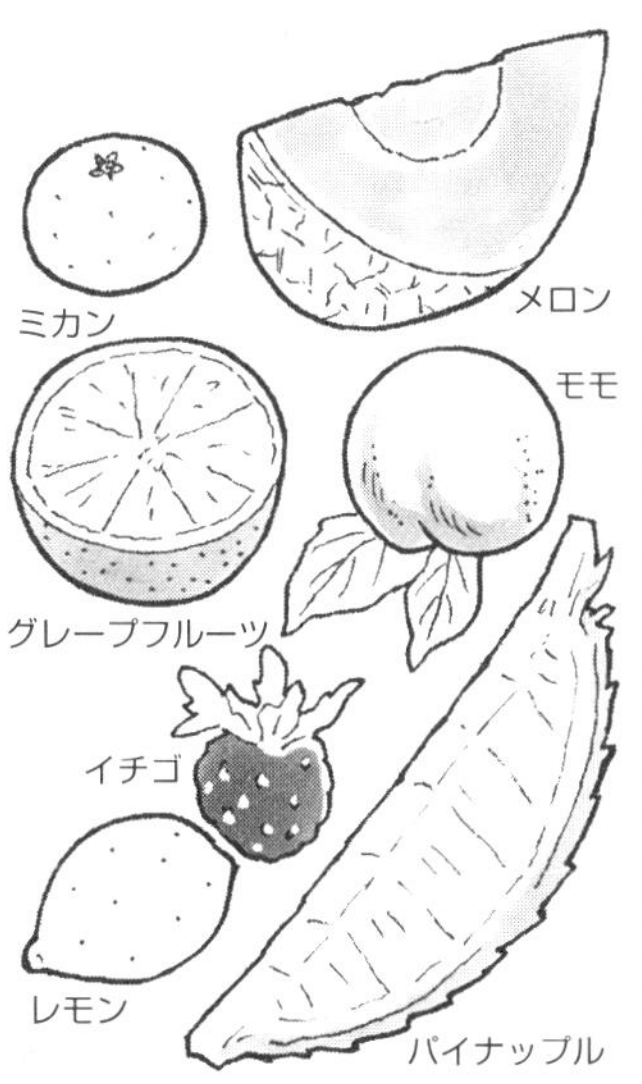

栄養成分

グルカン

制がん作用を有する
インターフェロンを生成

作用

整腸　便秘改善
肥満解消
がん予防

水に溶けず、水分を吸収してふくれる不溶性食物繊維の一つで、主にキノコの成分として含まれています。

最近の日本薬理学会で、マイタケから抽出したグルカンに抗エイズ作用もあることが報告され、注目を集めています。

【注意点】

グルカンは、不消化性多糖体で、人間の消化酵素では消化されません。多量にとると、下痢を起こすことがありますから、摂取量に注意してください。

主な働き

腸を刺激して便秘を予防・改善する、肥満を予防・改善する、腸内の有用菌群を増やして腸内環境を整える、腸内の有害物質の排出を促して大腸がんなどを予防するなど、不溶性食物繊維としての共通の働きをひととおり備えていますが、特に注目されるのは、その制がん作用です。

グルカンには、免疫をつかさどるマイクロファージ、T細胞、B細胞、キラー細胞などの細胞を活性化し、制がん作用を持つインターフェロンなどを作る働きがあることが明らかになっています。この作用は、サルノコシカケ科、シメジ科、ハラタケ科のキノコに含まれるβ－グルカンに特に顕著ですが、パン酵母に含まれるイーストグルカンにも同様の抗腫瘍《しゅよう》活性が認められています。

摂取量の目安

摂取量は特に定められていません。食物繊維の摂取目安量は、1日20～25gです。

上手なとり方

一般の食品では、キノコ類が供給源となります。キノコのような繊維質の食品をたくさんとるときは、体内の不要物だけでなく、からだに必要な栄養素まで便といっしょに排出してしまうことがありますから、カルシウムや鉄、ビタミンなども多めに補給することが大切です。

そのほか、グルカンはパン酵母にも含まれています。また、医薬品の制がん剤にも使われています。

栄養成分

グルコサミン

関節の痛みを消して動きをスムーズに

作用

関節痛緩和
関節炎緩和
スポーツ障害改善

体内の軟骨細胞で、ブドウ糖から合成されるアミノ酸の一種です。

加齢に伴うひざの痛みを軽減する効果が顕著で、中高年向けの栄養（健康）補助食品などに盛んに配合されています。

【注意点】

動物実験により、体重1kgにつき5g以上の摂取で毒性が確認されています。

また、若いうちから長期にわたって摂取すると、自然に備わっている本来の軟骨再生能力が衰えることが心配されます。

過剰摂取、安易な摂取は避けてください。

主な働き

グルコサミノグリカンという軟骨をつくるムコ多糖類の産生を促進し、軟骨の再生に働く成分です。

グルコサミンの体内での生成が盛んな若いうちは、ひざなどの関節を酷使しても軟骨がすぐに再生され、痛みを生じるようなことはありません。ところが、加齢とともにグルコサミンの生成能力が低下してくると、軟骨はすり減る一方となり、やがて骨と骨がこすれるようになって痛みが生じはじめます。

中高年が訴えるひざの痛みの多くはこれですが、このような症状はグルコサミンの補給により軽減されると考えられています。スポーツ障害や痛風の痛みにも効果が期待されています。

摂取量の目安

摂取量は定められていません。栄養（健康）補助食品は、表示の用法、用量を守って利用してください。

上手なとり方

カニやエビの殻などに含まれています。

市販のグルコサミン配合サプリメントにも、カニやエビの殻から取り出したキチン質が用いられています。

グルコサミンを多く含む食品

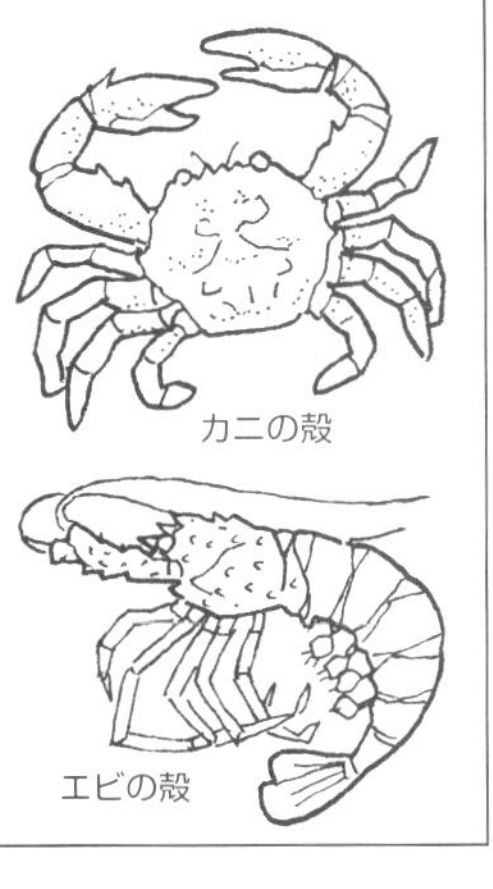

栄養成分

グルタチオン

飲酒による肝臓疲労や老化、がん予防に有効

人間を含む動植物や微生物の組織内に含まれている物質で、アミノ酸の一種です。「γ-グルタミンシスティニルグリシン」とも呼ばれます。

からだのいろいろな機能を正常に保つ機能性成分として注目され、健康補助食品や医薬品に用いられています。

【注意点】

栄養（健康）補助食品として使用されるグルタチオンは、アミノ酸や核酸の発酵に使われる酵母を天然発酵させて抽出した、天然物質の高グルタチオン含有培養物です。医薬品のグルタチオンは、化学合成品で、食品としては利用できません。

作用

慢性肝疾患改善　老化防止
がん予防　皮膚疾患改善
ストレス解消

主な働き

細胞の機能低下や変異をもたらす有毒物質を体内で解毒し、肝臓の機能を強化する作用が認められています。

また、細胞の老化、がん化を招くと考えられている過酸化脂質の生成を抑制したり、すでに生成された過酸化脂質からからだを防御したりする働きもあります。

グルタチオンで予防、症状の改善がみられるのは、アルコール性脂肪肝をはじめとする慢性肝疾患、薬物中毒、妊娠中毒症、角膜損傷、皮膚障害、放射線や抗がん剤による白血球減少などです。ストレスにも有効とされます。

摂取量の目安

摂取量は定められていません。市販の栄養（健康）補助食品は、表示の用量を目安にします。

上手なとり方

牛レバー、マダラ、赤貝、ホウレンソウ、ブロッコリー、酵母などに含まれます。

栄養補助食品としては、主に肝臓疲労回復サプリメントに配合されています。

また、慢性肝疾患、角膜損傷、皮膚障害などの医薬品としても使われています。

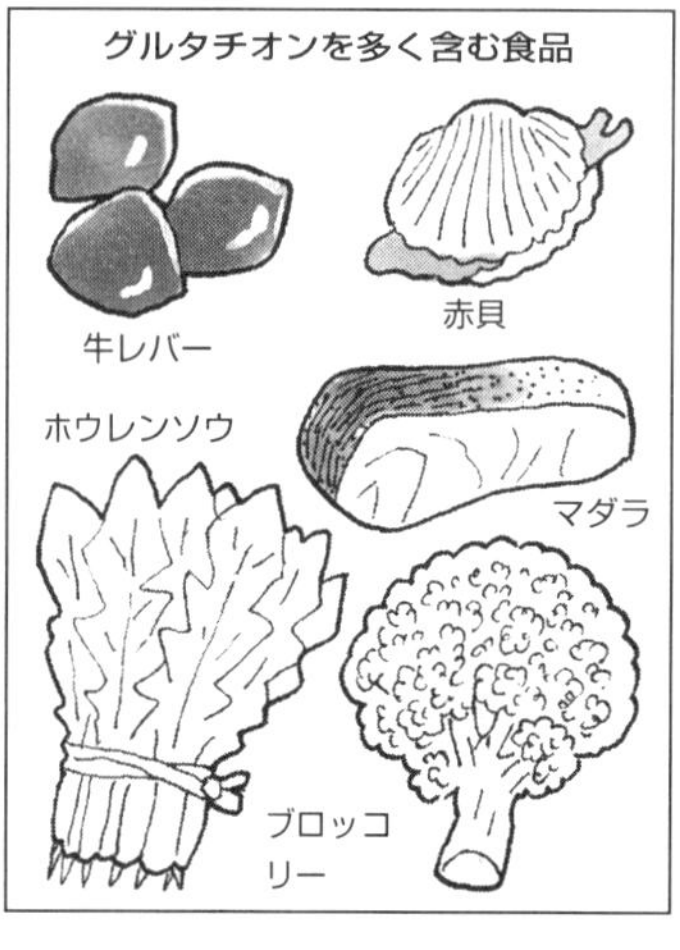

栄養成分

コラーゲン

みずみずしい肌を保ち、からだ全体を若々しく

作　用

美肌　白髪予防　抜け毛予防
骨粗鬆症予防　老眼予防
眼精疲労予防

皮膚や細胞間の結合組織、骨や歯のミネラル以外の主要構成成分で、哺乳動物のからだをつくっている全たんぱく質の約30％を占めています。

肌をみずみずしくする効果などが知られ、基礎化粧品によく含まれていますが、食品として摂取しても同様の効果が得られることがわかっています。

コラーゲンの成分の90％以上はたんぱく質。高純度のたんぱく質やアミノ酸を含む栄養食品としても見逃せません。

主な働き

皮膚の水分を保持する力を高めて肌のみずみずしさを保ち、細胞の結合組織に弾力を与えて、シミや小ジワを取る作用があることがわかっています。加齢とともに肌が衰えてくるのは、コラーゲンの生成能力が落ちることが原因の一つと考えられています。

細胞や組織同士の粘着剤となって機能を活性化し、丈夫な血管や骨、筋肉をつくることから、皮膚だけでなく、頭髪から目、骨、脳、内臓にいたるまで、からだ全体の老化を防ぐともいわれます。

さらに、マウスを使った実験から、がんの予防効果への期待も高まっています。

摂取量の目安

摂取量は特に定められていません。

上手なとり方

鶏の手羽肉やガラ、豚足、豚耳、スペアリブ、牛筋、ドジョウ、ナマコ、フカヒレ、魚の煮こごりなどに多く含まれています。ビタミンCや鉄といっしょにとると、コラーゲンの作用がアップし、効果的です。

また、コラーゲンを主成分にした栄養（健康）補助食品や美容飲料などが市販されています。化粧品素材として、クリームなどにも配合されています。これらに使われるコラーゲンは、動物の骨や軟骨などからエキスを抽出し、コラーゲンを不溶物として残す方法で製造されています。

【注意点】

妊娠中の女性や授乳中の女性は、医師と相談の上で摂取するのが安心です。

栄養成分

サポニン

血管や血液を浄化し、動脈硬化を予防

作用

動脈硬化予防　高血圧予防
高脂血症予防　肝臓障害改善
肥満防止

植物の根、葉、茎などに広く含まれている配糖体の一種です。苦み、渋み、えぐみといった不快味の原因ともなる成分で、19世紀初頭にサボンソウの根から発見されています。

サポニンにはさまざまな生理活性作用があり、その作用は植物によって異なります。

現在、最も一般的で手に入りやすいサポニンといえば、大豆サポニン。日本産の大豆には5種類のサポニンが含まれているといわれ、抗コレステロール、抗酸化、高肥満などの作用が認められています。

主な働き

水と油の両方に溶ける性質を持ち、血管についたコレステロールを除去したり、血中脂質を低減させたりする働きがあることが明らかになっています。体内で血栓をつくるもととなり、動脈硬化を進める過酸化脂質の生成を抑制する働きもわかっています。

このことから、動脈硬化、高血圧、高脂血症などを予防、改善する効果が期待できます。実際、血中脂質類の改善が必要な患者に大豆サポニンを投与したところ、総コレステロールについては71%、中性脂肪では88%の改善が認められています。

また、大豆サポニンは、肝機能障害の改善にも有効とされます。サポニンが体内での脂質の酸化を抑制するとともに、大豆のたんぱく質が傷ついた肝細胞を再生する働きをするためです。漢方薬の「小柴胡湯（しょうさいことう）」が慢性肝炎に効くのも、サポニンの作用であろうといわれています。

さらに、大豆サポニンには、脂質の合成・吸収抑制作用、脂質の分解促進作用があり、肥満防止に有効であることが、ラッ

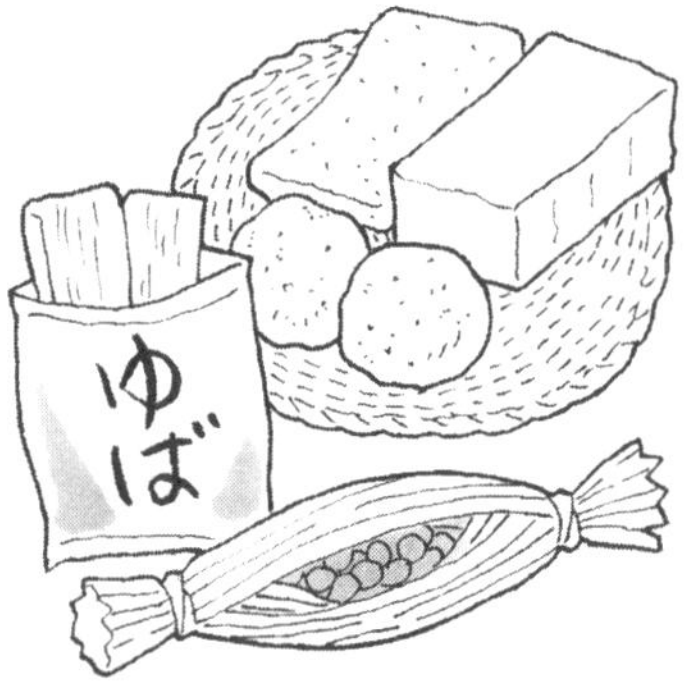

1日3食のうち最低1食には大豆や大豆の加工品である豆腐、生揚げなどを献立に加えて

トを使った実験で確認されています。長期間摂取し続けると、腸管の表面の組織が変化し、肥満体質そのものが改善されるといわれています。

最近では、がんや老化の原因とされる活性酸素の害からからだを守るとしても注目されています。

摂取量の目安

サポニンとしての摂取量は特に定められていません。大豆や大豆加工品は良質たんぱく質源としても貴重ですが、たんぱく質については、成人の1日の必要量は、体重1kgにつき1・0～1・2g、体重60kgの人なら60～70gが目安とされます。

上手なとり方

大豆や大豆の加工品である豆腐、生揚げ、がんもどき、油揚げ、おから、豆乳、ゆば、納豆、高野豆腐などが供給源となります。

これらの食品には、サポニンばかりでなく、良質たんぱく質、レシチン、ビタミンB群、ビタミンE、カルシウム、カリウム、食物繊維など、生活習慣病を予防する効果のある成分、栄養素がいろいろ含まれています。

ハンバーグやコロッケに混ぜるなど、工夫して料理のバリエーションを広げ、1日3食のうちの最低1食には大豆料理を献立に加えるようにしたいものです。

なお、最近は、サポニンを配合した中高年向けの栄養（健康）補助食品や健康飲料なども市販されています。

【注意点】

サポニンの多くは溶血作用があり、十分にアク抜きをしないまま多用すると、有毒成分が残ることがあります。

ただし、大豆サポニンについては、溶血性がなく、毒性が皆無であることが確認されています。大豆や大豆加工品は、安心して利用してよいでしょう。

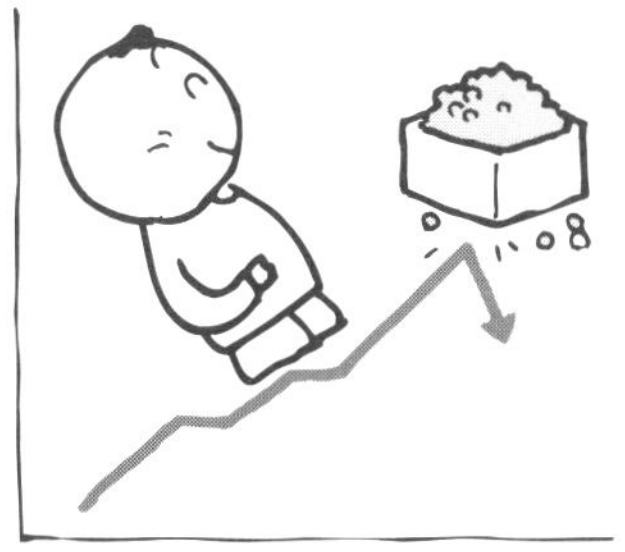

○大豆サポニンは肥満防止効果もある

大豆サポニンを多く含む食品
（サポニンの割合%）

高野豆腐	0.35g
大豆	0.1～0.3g
納豆	0.09～0.1g
みそ	0.07g
豆腐	0.05g
豆乳	0.05g
おから	0.02g

栄養成分

セサミノール

細胞の老化、がん化の原因物質の生成を抑制

作　用

老化防止　がん予防
動脈硬化予防
肝臓病改善　二日酔い改善

ゴマの種子に含まれている抗酸化物質です。

ゴマ油がほかの油に比べて酸化しにくいのは、セサミノールを豊富に含んでいるためです。昔の人はゴマを「不老の妙薬」として用いてきましたが、その効用もセサミノールの研究により証明されたといえます。

【注意点】

ゴマは皮がかたく、粒のままではせっかくの有効成分が吸収されないことがあります。すったりするなど、消化のよい形にしてとるとよいでしょう。

ゴマ油については、エネルギー過剰にならないよう、摂取量に注意してください。

主な働き

強力な抗酸化作用により、細胞の老化やがん化の促進因子と考えられている過酸化脂質の生成を抑制し、老化のスピードをゆるやかにしたり、がんを予防したりする効果が認められています。

また、悪玉のＬＤＬコレステロールを減少させ、動脈硬化を防ぐ効果が高脂血症改善薬並みにあることも、臨床試験で確認されています。さらに、肝機能を活発にして肝臓の負担を軽くする作用もあり、肝臓病や二日酔いにも有効とされます。

摂取量の目安

摂取量は特に定められていません。

上手なとり方

供給源となるのは、ゴマ、ゴマ油です。ゴマのセサミノールを配合した健康食品やゴマを使ったクッキーなども人気のようです。

酸化防止のための添加物として化粧品や医薬品へ利用する研究も進められています。

なお、セサミノールは、ゴマのセサモリンという成分から生成されます。セサミノールに変わる反応は、ゴマ油の製造過程、特に油を脱色する工程で盛んになるといわれます。実際、ゴマそのもののセサミノール含有量はごく少量で、ゴマ油のほうに豊富に含まれています。セサミノールを摂取したい場合は、ゴマよりゴマ油、同じゴマ油でも色の濃いものより無色に近いものが効果的といえるでしょう。

栄養成分

セレン

抗酸化のパワーは ビタミンEの約500倍

作用

老化防止　動脈硬化予防
がん予防　血行障害改善
更年期障害改善

人間を含むあらゆる動物の発育と生殖に欠かせないミネラルの中の必須元素の一つで、「セレニウム」とも呼ばれます。

発見されてから20余年しかたっておらず、少し前までは一般にほとんど知られていませんでしたが、からだに害を及ぼす活性酸素への関心の高まりとともに、その抗酸化作用に視線が向けられるようになっています。

【注意点】

セレンをとりすぎると、慢性中毒では肌あれ、脱毛、肝硬変、貧血など、急性中毒では腹痛、呼吸器障害などを起こすことがあります。錠剤などでの過剰摂取は避けてください。

主な働き

過酸化脂質を分解するときに働く酵素の重要な成分となり、活性酸素の害からからだを守る働きが明らかになっています。

その抗酸化作用はビタミンEの約500倍といわれ、老化の進行を遅らせる、動脈硬化が引き金となる心筋梗塞《しんきんこうそく》や脳卒中を予防する、がんを予防する、血行障害や更年期障害を改善するなどの効果があるとして期待されています。

摂取量の目安

日本では摂取量は定められていませんが、アメリカでは1日所要量を55～70μgとしています。不足すると成長障害や免疫力低下などが起こりますが、1日に300μg以上とるのも好ましくないとされています。

上手なとり方

魚介類、動物の内臓、肉類、小麦胚芽、玄米、ぬか、こうじ、ネギ、タマネギ、ブロッコリー、ニンニクなどが供給源となりますが、穀類や野菜のセレン含有量は土壌のセレン含有量によって異なります。

セレンの抗酸化作用を期待する場合は、よく似た生理作用を持つビタミンEやビタミンCといっしょにとると効果的です。錠剤なども市販されていますが、きちんと食事をとっていれば、必要量は満たされると考えられています。

セレンの多い食品（1食分）

マイワシ（60g）	1740μg
イワシ生干し（50g）	160μg
さくらエビ（10g）	110μg
サンマ・ミリン干し（50g）	160μg
サワラ（100g）	110μg
アジ（生）（100g）	76μg

栄養成分

タウリン

血圧や血中脂質などを正常にコントロール

作用

高血圧改善
心臓病予防
糖尿病改善
動脈硬化予防
肝臓病予防

たんぱく質の分解過程でできるアミノ酸の一種です。「2－アミノエタンスルホン酸」とも呼ばれます。

人間を含む哺乳動物、魚類、軟体動物、甲殻類などの筋肉中、哺乳動物では母乳、また胆汁酸と結合して胆嚢《たんのう》にも存在する物質で、発見されたのは１８４６年。その約10年後には合成法も開発されています。

作用についてはまだ研究途中で、完全には解明されていませんが、血圧を調整する働きなどが期待され、健康食品や医薬品への利用が試されています。

主な働き

心筋からカルシウムやカリウムが失われるのを防ぐ、胆汁酸やインスリンの分泌を促進する、交感神経抑制作用によって血圧を正常に保つ、血中の総コレステロールを下げて善玉のＨＤＬコレステロールを増やす、コレステロール型の胆石を溶かす、心臓の機能を高める、肝臓の解毒作用を強化する、気道の収縮を抑制する、目の網膜機能を正常に保つなどの働きがあるのではないかと考えられています。

このようなことから、高血圧症、動脈硬化症、脳卒中、高コレステロール血症、コレステロール系胆石症、心不全、不整脈、肝臓病、アルコール障害、気管支ぜんそく、糖尿病などを予防、改善する効果が期待できます。

さらに、乳児の脳の成長、神経の発達などに関与している物質であるという報告もあり、乳児栄養の分野でも注目されています。

タウリンを多く含む食品（100ｇ中）

サザエ	1536mg
トコブシ	1250mg
カキ	1130mg
ハマグリ	1080mg
ホタテ貝	1006mg
マグロ（血合い）	954mg
タコ	871mg
ズワイガニ	871mg
ヤリイカ	766mg
ナマコ	400mg
アサリ	380mg
サバ（血合い）	293mg

【注意点】

タウリンの主要供給源となるイカやタコ、エビ、カニ、貝類などは、一時期コレステロールが多い食品として敬遠されていましたが、測定法などが進歩した現在では、そのコレステロール含有量は以前の半分以下に修正されています。

コレステロール低下作用のあるタウリンを同時に豊富に含んでいるわけですし、コレステロールについては必要以上に神経質になることはないでしょう。

とはいえ、やはり極端な多食はよくありません。痛風の引き金となるプリン体なども含んでいますから、常識の範囲内で食べることが大切です。

摂取量の目安

摂取量は特に定められていません。人体内で生合成されるため、必須アミノ酸とはされませんが、合成される量はわずかで、食品による補給が望まれます。過剰症の心配はありません。

上手なとり方

牛、豚、鶏などの肉類には少なく、イカ、タコ、ナマコ、カニ、エビ、トコブシ、カキ、シジミ、アサリ、ハマグリ、サザエ、ホタテ貝、テングサなど水中にすむ軟体動物、節足動物、甲殻類、貝類、海藻類が供給源となります。

魚では、マグロやサバの血合い部分、ニシン、サケなどに豊富です。そのほか、健康食品素材としてサプリメントや栄養ドリンクなどにも配合されています。

なお、タウリンは日本薬局方に医薬品として収載されており、化学合成されたタウリンが心不全などの治療薬としても用いられています。

ミニ知識

タウリンは同様の作用を持つ食物繊維などといっしょにとると、コレステロールを下げる効果が高まります。繊維質の多い野菜や海藻類、キノコなどと上手に組み合わせた献立にするとよいでしょう。

エビとブロッコリーを油で炒めたり、タコと海藻の酢のもの、魚介類と野菜をたっぷり入れたブイヤベースなどもおすすめメニューです。

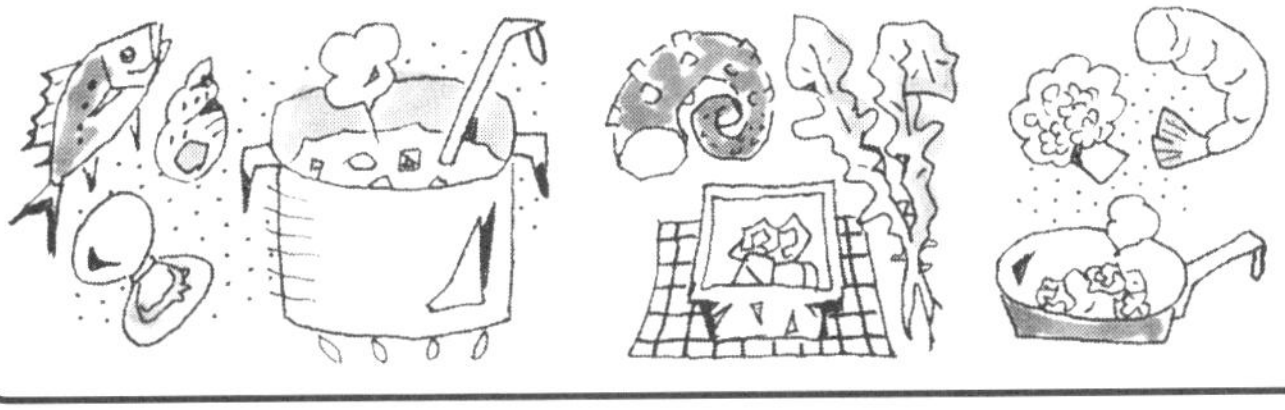

栄養成分

ドコサヘキサエン酸

〝頭がよくなる〟として今やおなじみの栄養素

作用

学習能力向上　記憶力向上
視力回復　生活習慣病予防
免疫疾患予防

多価不飽和脂肪酸の一つで、人間の体内では合成することができず、食品からしか摂取できないため、必須脂肪酸とされます。

　1989年に英国脳栄養化学研究所のクロフォード所長らが著書の中で「欧米の子どもに比べて日本の子どもの知能指数が高いのは、DHAの豊富な魚をよく食べてきたことが一因」と著して以来、クローズアップされるようになり、今や〝頭がよくなる栄養素〟〝頭の働きをよくする栄養素〟としてすっかり定着。DHA入りの粉ミルクやサプリメントなども各種市販されています。

主な働き

ドコサヘキサエン酸（DHA）は、脳や神経組織の発育、機能維持に不可欠の成分で、人間のからだでは脳細胞に多く存在します。そして、脳細胞内のDHA量が減ると、機能が低下して情報伝達がスムーズにいかなくなり、乳幼児の脳や神経の発達が悪くなったり、老化による学習能力や視力の低下を招いたりすることがわかっています。

　そこで脚光を浴びるようになったのが、食品に含まれるDHA。食事でDHAを補い、情報の送受信アンテナといえる神経細胞先端のシナプスの膜にDHAをどんどん取り込んで、記憶力や学習能力を向上させようというわけです。この健脳効果については、数々の動物実験や疫学調査ですでに実証されています。

　そのほか、同じ多価不飽和脂肪酸のエイコサペンタエン酸（EPA）と同様、血液の粘度を下げて流動性を高め、血小板が凝集して血栓ができるのを防いだり、血液中の中性脂肪や悪玉コレステロールを減らして善玉コレステロールを防ぐなどの働きがあり、動脈硬化、狭心症、心筋梗塞《しんきんこうそく》、脳梗塞、脳卒中、血栓性高脂血症、高血圧、免疫性疾患といった病気の予防、改善効果にも期待が寄せられています。

摂取量の目安

摂取量は特に定められていませんが、農水省食品総合研究所の鈴木平光機能生理研究室長は、マウスを使った実験の結果から、「DHAの摂取量は1日0・5〜1gが適量」としています。DHA1gは、サン

【注意点】

魚の脂肪は酸化しやすく、古くなって酸化すると、がんや老化の促進原因とされる有害な過酸化脂質に変わります。油の多い魚ほど、鮮度に十分な注意が必要です。

頭の働きをよくするDHA

マなら1匹、イワシなら2匹に相当する量です。市販の健康食品は、表示の使用量が目安になります。

上手なとり方

DHAの供給源としては別記のようなものがあげられますが、それ以外の魚類もひととおり供給源になると考えてかまいません。特に魚の目の周囲の脂肪に多く、マグロでは目の周囲の脂肪の約30％はDHAです。

煮つけ、かま煮など脂肪を外に逃さないような調理法を工夫する、脂肪の酸化を防ぐためにビタミンA（カロテン）、ビタミンC、ビタミンEなどの豊富な食品を組み合わせてとるという2点が、効率よくDHAを摂取するためのポイントになります。

なお、マグロの眼窩《がんか》脂肪などから抽出したDHAを配合した錠剤、カプセル、ドリンク剤、乳児用ミルクなども市販されています。魚を食べる機会の少ない人、魚嫌いの人、手軽にDHAをとりたい人は、上手に利用するとよいでしょう。

DHAを多く含む食品（100g中）

アンコウキモ	3.7g
本マグロ（脂身）	2.9g
ヤツメウナギ（干）	2.6g
スジコ	2.2g
マダイ（養殖）	1.8g
ブリ	1.8g
サバ	1.8g
ハマチ（養殖）	1.7g
メザシ（生）	1.6g
ハモ	1.5g
ウナギ蒲焼き	1.5g
キチジ	1.5g
サンマ	1.4g
サワラ	1.2g
マイワシ	1.1g
ニシン（生）	0.9g
サケ	0.8g
ムツ（生）	0.8g
アジ	0.7g

栄養成分

納豆菌

納豆に大豆以上の栄養と有益な効力をもたらす菌

作用

整腸　便秘改善　がん予防　動脈硬化予防　高血圧改善　老化防止

納豆菌は、稲ワラに多くすみついている細菌。納豆はその納豆菌を利用した日本の代表的発酵食品です。

ビタミンB_2の含有量は煮た大豆の10倍以上などなど、納豆の栄養価の高さは広く知られるところですが、最近は大豆を納豆に変える納豆菌そのものの健康効果が明らかになり、健康食品の液体エキスなどにも注目が集まっています。

【注意点】

納豆に多く含まれるビタミンKは、血液凝固の促進や抑制にかかわるビタミン。抗血液凝固剤を服用している人は、医師と相談の上で利用しましょう。

主な働き

納豆菌には、免疫力を高める、腸を刺激して消化活動を活発にする、腸内の腐敗菌の活動を抑制して発がん物質をはじめとする有害物質を減少させるなどの働きがあります。

また、血液中の血栓を溶かすナットウキナーゼ、高い血圧を下げるアンギオテンシン変換阻害酵素、活性酸素を除去する活性酸素除去酵素（ＳＯＤ）など、納豆菌の増殖により生成される酵素もさまざまな働きをします。

これらのことから、整腸、便秘や下痢の改善、がん予防、脳梗塞《のうこうそく》や心筋梗塞の予防、高血圧の改善、老化防止などの効果が期待できます。

摂取量の目安

納豆菌としての摂取量は定められていません。大豆を納豆菌で発酵させた納豆には、原料の大豆より多くのアミノ酸群、ビタミンＢ群、ビタミンＫなどが含まれています。たんぱく質も、大豆より消化吸収しやすくなっています。

上手なとり方

供給源の一番手は納豆です。ナットウキナーゼは熱に弱いので、酵素の働きを期待するなら、高温での調理は避けるのが賢明でしょう。

そのほか、小麦胚芽や米ぬかを原料にして納豆菌を培養した液体培養エキス、固体培養末なども健康食品として市販されています。

栄養成分

乳酸菌

年齢とともに悪化する腸内環境を改善

作用

食欲増進　整腸　便秘改善
肝臓病改善　感染症予防
がん予防　疲労回復

糖類から乳酸がつくられるときに働く細菌の総称です。その代表的なものに、ビフィズス菌、ブルガリヤ菌、ヨーグルト菌、乳連鎖球菌などがあります。胃の粘膜を傷つけるピロリ菌を殺す乳酸菌も発見されています。

乳酸菌（発酵乳）の有用性については、腸内環境を整えるなどが認められていますが、さらに血圧降下作用や血中コレステロール低下作用などについて、研究が進められています。

【注意点】

乳酸菌が腸内で生きられるのは、せいぜい1週間ほど。発酵乳食品は、できるだけ毎日とるようにしてください。

主な働き

腸の働きを整える、腸内の有害を排除する、免疫力を高める、肝臓の機能を促進するなどの働きが知られ、食欲不振、下痢、便秘、肝臓病、腎炎、感染症、がんなどの予防、改善効果が期待できます。

また、動物の乳を乳酸菌で発酵させた発酵乳には、腸内でビタミンB群などをつくったり、カルシウムの利用効率を高めたりする作用があることが認められています。発酵乳の常食は、疲労回復や骨粗鬆症《こつそしょう》の予防にも役立ちます。

摂取量の目安

摂取量は特に定められていません。発酵乳の代表であるヨーグルトやチーズは、カルシウム源としても貴重ですから、積極的にとるようにするとよいでしょう。カルシウムの1日の摂取目安量は、600mgです。

上手なとり方

ヨーグルト、チーズ、バター、乳酸菌飲料など、発酵乳の形で摂取するのが一般的です。発酵乳以外では、サラミソーセージ、漬けもの、みそ、しょうゆなどに含まれています。そのほか、乳酸菌粉末も商品化されていますし、医療の現場では抗生物質による副作用を解消する乳酸菌製剤として乳酸菌が利用されています。

乳酸菌の多い食品

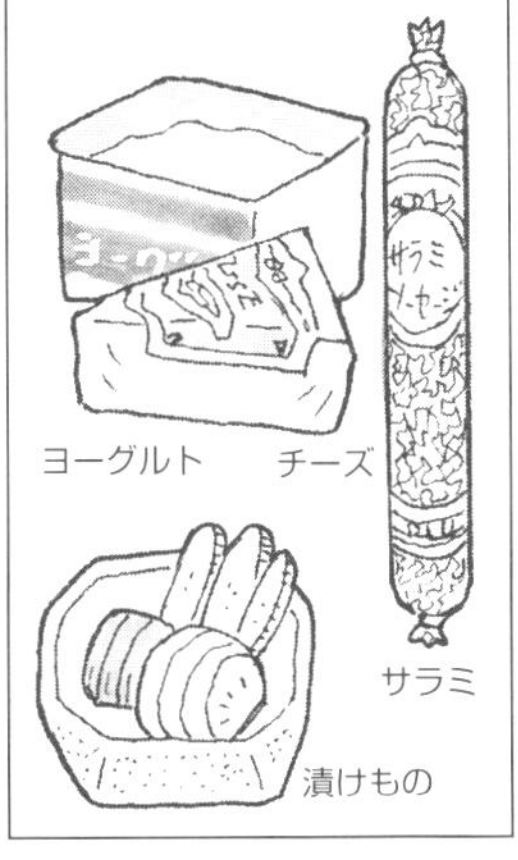

栄養成分

ビタミンU

胃のトラブルを改善するビタミンの類似物質

作用

健胃　胃酸過多改善
胃潰瘍改善
十二指腸潰瘍改善

主な働き

細胞分裂を促して胃腸の粘膜の新陳代謝を盛んにし、傷ついた胃腸の粘膜修復に必要なたんぱく質を核酸から合成する働きが顕著です。また、胃酸の分泌を抑える働きも知られています。

実際、胃《い》潰瘍《かいよう》や十二指腸潰瘍をはじめ、胃酸過多による胸のむかつき、食欲不振など、胃のトラブル全般に有用性が認められており、医薬品として消化性潰瘍などの治療に用いられています。

摂取量の目安

摂取量は特に定められていません。

上手なとり方

キャベツのほか、パセリ、レタス、セロリ、アスパラガス、牛乳、卵、青のりなどに含まれています。ビタミンUは熱に弱いので、野菜類は、生で食べたり、強火で一気に炒め上げたり、煮汁ごと食べられるスープ煮にしたりするとよいでしょう。胃腸の調子が悪いときは、酢を使って調理すると、酢とビタミンUの作用が相まって、いっそう効果的です。

なお、市販の多くの胃腸薬にも、キャベツから抽出した成分が配合されています。

ヒナの消化性潰瘍を防止する因子として新鮮なキャベツ汁から発見された物質で、正式名は「塩化メチルメチオニンスルホニウム（MMSC）」。キャベツから見つけられたため「キャベジン」の別名もあります。

体内でビタミンとよく似た働きをしますが、生体内でもかなりの量が合成されるため、ビタミンではなく、〝ビタミン様物質〟として扱われています。

【注意点】

ビタミンUを効率よくとるには、キャベツなどは生食したほうがよいのですが、冷えると胃の調子が悪くなるタイプの人は加熱調理して食べてください。

ビタミンUの多い食品

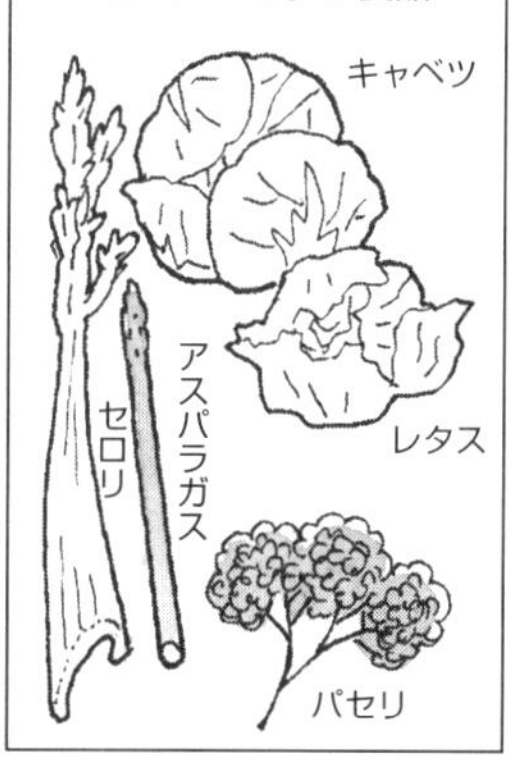

栄養成分

ビフィズス菌

腸内環境を良好に整え、有害物質の排泄を促進

作用

整腸　便秘改善
胃腸障害改善　貧血改善
肌あれ改善　がん予防

人間を含むすべての動物の腸内に存在する善玉菌で、乳酸菌の一種です。

100年ほど前に健康な母乳栄養児の糞便の中から発見され、1965年に「ビフィドバクテリウム属」としてビフィズス菌の分類が確立しています。

最近はがんの老化の予防効果でも注目され、健康成分として飲料などに添加されています。

【注意点】

摂取したビフィズス菌は、腸内で増殖・死滅を繰り返し、数日から長くても1週間ほどで体外に排出されます。少量ずつでも、できるだけ毎日とるように心がけてください。

主な働き

腸内の善玉菌と悪玉菌のバランスをとる、腸内の腐敗を抑える、腸の運動を活発にする、免疫力を高めるなどの働きがあり、下痢、便秘、食中毒、胃腸障害、感染症、抗生物質による副作用などを予防、改善します。

発がん物質や発がん誘発物質、老化促進因子などが体外にすみやかに排泄されるため、発がんの可能性も低下し、老化防止効果も期待できます。

また、腸内でビタミンB群やビタミンKを合成し、その一部はからだに吸収・利用されることから、これらのビタミン不足が一因と考えられる貧血、肌あれ、出血性疾患の予防にも役立ちます。腸内には約100種100兆個の細菌が存在するといわれますが、ビフィズス菌が優勢になると、ビタミンB群やビタミンKだけでなく、各種栄養成分も健全に吸収されるようになると考えられています。

摂取量の目安

摂取量は特に定められていません。老化とともに、全腸内細菌に占めるビフィズス菌の割合は低くなるといわれます。ストレスや多量の飲酒によっても、腸内のビフィズス菌はどんどん減っていきます。ストレスの多い人、お酒をたくさん飲む人、高齢者は、多めに補給するようにしましょう。

上手なとり方

14、15年ほど前から、ヨーグルトや乳酸菌飲料などに添加されはじめています。ビフィズス菌の〝エサ〟となるフラクトオリゴ糖や食物繊維も同時に添加し、効果をアップさせている商品が多いようです。

栄養成分

β-カロテン

活性酸素を防御して老化やがんを予防

作用

老化防止　がん予防
動脈硬化予防　心臓病予防
眼病予防　風邪予防

野菜、果物、海藻などに色素として含まれるカロテノイドの一つです。

カロテノイドには、β-カロテンのほか、α-カロテン、γ-カロテンなどの種類があり、いずれも体内でビタミンAに変わって皮膚や粘膜の健康維持、免疫力強化などに働きますが、ビタミンAとして体内で最も効率よく働くのはβ-カロテンとされます。

さらに、近年は、ビタミンAに未変換のβ-カロテンが持つ独自の働きに期待が集まり、世界各国で投与試験が進められています。

主な働き

β-カロテンは、体内でビタミンAに変わる前駆物質（プロビタミンA）の一つですが、ビタミンAに変わるのは必要量だけです。残りは、β-カロテンのまま、体内で生じる活性酸素をつかまえて消去するという独自の働きをします。この働きを抗酸化作用といいます。

活性酸素が目の敵《かたき》にされるのは、細胞内の組織を破壊したり、からだの機能を調節する酵素の働きを妨害したり、細胞核の中の遺伝子（DNA）を変異させたりするからです。老化やがんの元凶とされるのは、そのためです。本来は悪玉ではないLDLコレステロールが悪玉と呼ばれるのも、活性酸素で酸化され、体内で〝悪玉化〟して血管の内膜下に沈着し、動脈硬化を引き起こすからです。

β-カロテンで活性酸素を防御すれば、老化やがん化に歯止めがかかり、狭心症や心筋梗塞《こうそく》などの危険も少なくなると考えられます。β-カロテンの摂取量の多い人にがん、特に肺がんの発生率が低いことは、さまざまな調査、実験ですでに明らかになっています。もちろん、ビタミンAとしての働きも期待できます。

摂取量の目安

β-カロテンの摂取量は定められていませんが、タバコを吸う人やお酒を飲む人はβ-カロテンが消費されやすく、血清中のβ-カロテンレベルが低いといわれます。ヘビースモーカー、ヘビードリンカーは、多めに摂取するようにしましょう。

【注意点】

市販のサプリメントには、化学合成したものと、自然の食品から抽出したβ-カロテンを配合したものがありますが、抗酸化作用は後者のほうが強いとされます。また、商品によっては、ごく微量しか含まれていないものもあります。表示をよく確かめて選ぶとよいでしょう。

なお、ビタミンAを極端に多く摂取すると、食欲不振、頭痛、吐き気、かゆみ、脱毛、唇の割れ、肝臓肥大、神経過敏といった症状が現れますが、β-カロテンでの過剰症は報告されていません。

ただし、サプリメントなどで多量にとると、含まれているカロテノイドにより、まれに肌が黄色くなることがあります。そのような場合は、量を減らして様子をみてください。

なお、ビタミンAとしての1日の摂取量は、成人男子2000IU、成人女子1800IUです。

上手なとり方

供給源として一番にあげられるのは、緑黄色野菜です。100g中の含有量では、ノリ、ワカメといった海藻類も引けをとりませんが、1回に食べる量を考えると、緑黄色野菜にかないません。

緑黄色野菜を調理するときは、油で炒めたり、揚げたり、脂肪分の多いゴマやピーナッツを使ったあえものにしたりするとよいでしょう。β-カロテンは脂溶性ですから、油脂といっしょにとると吸収率がアップし、効果的です。また、がんの予防効果は、β-カロテンと同様の抗酸化作用を持つビタミンCやビタミンEの豊富な食品と組み合わせてとると、より大きくなるといわれます。

最近はサプリメントも各種市販されていますが、これらはあくまでも不足分の補給とし、食事からの摂取を原則にしたいものです。

β－カロテンの多い食品（1食分）

コマツナ（80g）	1440 IU
ニラ（80g）	1440 IU
ホウレンソウ（80g）	1360 IU
ニンジン（30g）	1280 IU
シュンギク（50g）	950 IU
マンゴー（100g）	890 IU
ナノハナ（50g）	800 IU
根ミツバ（80g）	800 IU
カラシナ（50g）	650 IU
スイカ（250g）	525 IU
ダイコンの葉（30g）	420 IU
焼きノリ（3g）	390 IU
西洋カボチャ（80g）	376 IU
パセリ（5g）	210 IU
干しワカメ（2g）	36 IU

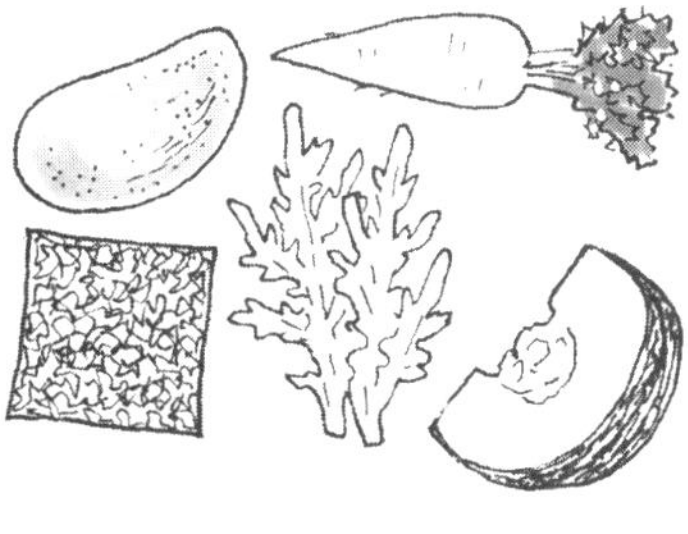

栄養成分

ポリフェノール

強い抗酸化作用で動脈硬化やがんを予防

作用

高血圧予防　動脈硬化予防　がん予防　糖尿病予防　虫歯予防

フラボノール、イソフラボン、タンニン、カテキン、ケルセチン、アントシアニンなど、植物が光合成を行うときにできる物質の総称です。糖分の一部が変化したもので、植物の葉や花、樹皮などに成分として含まれています。

１９９０年代になって、この物質の抗酸化作用による人体内での健康効果が明らかになり、ポリフェノールの豊富な赤ワインやココアが脚光を浴びるようになりました。

動物性脂肪の摂取量が多いにもかかわらず、フランスでの動脈硬化や心臓病の発生率がほかの欧米諸国と比べて著しく低いのは、ポリフェノールの豊富な

主な働き

ポリフェノールは、植物自身が生きるために持っている物質ですが、私たちのからだの中に入っても、抗酸化物として有効に働くことが明らかになっています。

その効用の第一は、体内に摂取・蓄積された悪玉のＬＤＬコレステロールの酸化を阻害し、高血圧、動脈硬化および動脈硬化を原因とした脳血管障害、心臓病などを予防することです。

また、発がんのリスクを低下させる成分としても研究が進められています。ポリフェノールには多くの種類がありますが、そのうちの特にお茶に含まれるポリフェノールについては、胃がんの抑制に高い効果をあげることが認められています。

さらに、Ｏ－１５７にも効く優れた抗菌作用、抗腫瘍《しゅよう》作用、虫歯菌の増殖を抑える作用、血糖値を下げて糖尿病を予防する作用なども報告されています。

摂取量の目安

摂取量は特に定められていません。緑茶を例にとった場合、ＬＤＬの酸化防止、がん予防に有効な1日の目安量は、濃いめに入れたものを湯飲みに7～10杯といわれています。

上手なとり方

ポリフェノール食品の代表ともいえる赤ワインには、タンニン、カテキン、ケルセチン、シンプルフェノール、アントシアニン、フラボノールなどの種類のポリフェノールが含まれています。ポリフェノールはブ

ワインをたくさん飲んでいるからともいわれています。

【注意点】

過剰症などの報告はありませんが、ワインやチョコレートの過剰摂取は、カロリーオーバーにつながります。

また、お茶に多く含まれているカテキンは、鉄と結合する作用があり、体内での鉄の吸収を悪くします。鉄剤といっしょに飲まないようにしてください。鉄は市販の風邪薬などにも成分として含まれています。

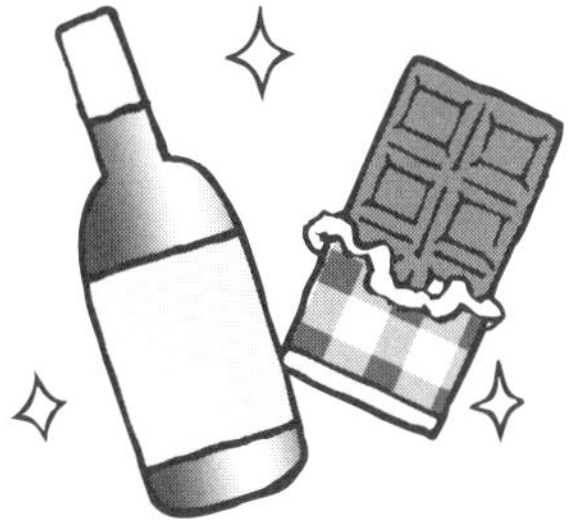

ワインやチョコはほどほどに

ドウの果皮や種子に多いため、果皮を除いてつくられる白ワインでは期待薄です。

カカオ豆から作られるココアやチョコレートにはエピカテキン、クロバミド、ケルセチンなど、緑茶、紅茶、ウーロン茶など茶葉を原料としたお茶にはカテキン、タンニンなど、目によい食品として最近注目のブルーベリーにはアントシアニンなど、大豆にはイソフラボンなどが含まれています。

そのほか、春菊、ホウレンソウ、コマツナ、ミツバ、オクラ、サヤインゲン、ブロッコリー、タマネギ、レンコンなどの野菜も、ポリフェノールの供給源となります。

ポリフェノールが多いとはいえ、毎日ワインをがぶ飲みしたり、チョコレートをパクパク食べたりするわけにはいきませんから、日常の食生活では食後にお茶を飲む習慣をつけたり、ポリフェノール含有率の高い野菜を積極的に摂取するようにするとよいでしょう。

なお、健康食品としてポリフェノールを主成分にしたカプセルや粒剤、顆粒スティック、特定保健用食品としてポリフェノールを添加したチョコレートなども市販されています。

ポリフェノールを多く含む食品（1食分）

バナナ（1本）	292mg
マンゴー（1/4個）	195mg
ブドウ	192mg
赤ワイン（グラス1杯）	180mg
レンコン（100g）	177mg
春菊（70g）	148mg
ブルーベリー（50g）	126g
ミルクチョコ（1枚）	100mg
納豆（50g）	100mg
ソバ（200g）	100mg
緑茶	50mg
シシトウ（30g）	46mg

栄養成分

マグネシウム

カルシウム3に対して少なくとも1は必要

作　用

心臓病予防　高血圧予防
精神安定
抗ストレス

人体内にも存在するミネラルで、植物にはクロロフィルの成分として含まれています。

心臓病のリスクを少なくする成分、またイライラやストレスの多い現代人に不可欠の成分として、注目されています。

【注意点】

ストレスの多い人、激しい労働をする人、お酒をたくさん飲む人、胃腸や腎臓に慢性的な疾患がある人、高齢者、妊婦、授乳婦、加工品や清涼飲料水をたくさんとる人は、マグネシウムの不足を招きがちです。牛乳などをよく飲む人も、カルシウム摂取量に比例した量のマグネシウムが必要です。

主な働き

酵素の働きを活性化し、筋肉の収縮を促すという生理作用により、狭心症、心筋梗塞《しんきんこうそく》、不整脈といった心臓病や高血圧を予防します。

また、神経の情報伝達にかかわり、神経の興奮を鎮める働きも知られています。

摂取量の目安

１日の所要量は、成人男子２８０〜３２０mg、成人女子２４０〜２６０mgで、上限は６５０〜７００mgとされています。

なお、カルシウムに対するマグネシウムの摂取比率が高いほど、虚血性心疾患による死亡率が低いことが確認されています。カルシウムとマグネシウムの理想的な摂取バランスは、２対１から３対１です。

いろいろな食品に広く含まれていますが、特に供給源として期待できるのは、左のグラフのようなものです。

上手なとり方

日本人のマグネシウムの平均摂取量は、１日約２００mgといわれています。食品を上手に選んで、不足の１００mgを補いましょう。マグネシウムとカルシウムを理想のバランスで配合した市販のサプリメントを活用するのも一法です。

マグネシウムの多い食品（1食分）

アーモンド（30g）	87mg
カシューナッツ（30g）	72mg
ピーナッツ（30g）	60mg
ホウレンソウ（80g）	56mg
干しヒジキ（10g）	54mg
納豆（50g）	50mg
カキ（70g）	49mg
木綿豆腐（150g）	48mg
カツオ（100g）	40mg

栄養成分

リノール酸

動脈硬化を予防するが とりすぎは逆効果

作用

動脈硬化予防
高コレステロール血症予防
コレステロール系胆石症予防

人体内で合成できない必須脂肪酸の一つで、ｎ－６系列の代表的な多価不飽和脂肪酸です。

コレステロール低下作用で注目され、積極的な摂取が促されていましたが、とりすぎると逆に動脈硬化を促進して心筋梗塞や血栓などを起こしやすくなる可能性があることなどがわかり、過剰摂取に警鐘が鳴らされはじめています。

【注意点】

ほかの不飽和脂肪酸と同様、酸化しやすいという性質があります。古くなって変色した油や酸臭のあるナッツなどは、食べないようにしてください。

主な働き

血中コレステロールを下げる効果で注目される成分です。ただし、とりすぎると、肥満を招くばかりか、悪玉のＬＤＬコレステロールといっしょに、善玉のＨＤＬコレステロールまで減ってしまい、逆に動脈硬化を進める結果になることがあります。

また、過剰摂取によって、アレルギー性の症状が出やすくなったり、免疫力が低下して感染症にかかりやすくなったり、肺がん、乳がん、大腸がんなどが促進されたりすることもわかっています。

摂取量の目安

摂取量は特に定められていませんが、リノール酸のとりすぎによる弊害を解消するために、α－リノレン酸、ＥＰＡ、ＤＨＡなどｎ－３系列の脂肪酸との摂取バランスをとることが大切です。その比率は、リノール酸などｎ－６系列の脂肪酸４に対してｎ－３系列の脂肪酸１の割合が望ましいとされています。

上手なとり方

油脂類のほか、松の実、ゴマ、ピーナッツ、アーモンド、高野豆腐などにも、１００ｇ中に１０ｇ以上のリノール酸が含まれています。

リノール酸を多く含む食品（100g中）

サフラワー油	72.3g
ひまわり油	65.8g
綿実油	53.5g
大豆油	49.9g
コーン油	47.3g
ゴマ油	42.0g
クルミ	41.2g
調合油	41.1g

栄養成分

レシチン

肝臓内の脂肪蓄積を防ぎ、記憶に関する物質を生成

作用

動脈硬化予防　脂肪肝予防
肝硬変予防　ボケ防止
肥満予防

細胞膜などの生体膜や脳、神経組織の構成に欠かせないリン脂質の一つです。レシチンの名はギリシャ語の〝卵黄（Lecithos）〟に由来、「ホスファチジルコリン」とも呼ばれます。

リン酸と脂質が結合した物質であるレシチンには、乳化作用があり、1930年代にはすでに大豆から抽出したレシチンが乳化剤として使われはじめています。

なお、レシチンには、動物性のものと植物性のものがありますが、この2つは構造も性質も異なります。コレステロールを乳化できるのは、植物性のものだけといわれています。

主な働き

最も注目される働きは、水と油を混ぜ合わせる乳化作用（界面活性作用）です。レシチンの乳化作用は古くから知られ、マヨネーズなどの乳化剤として用いられていましたが、からだの中でも水と油を混ぜ合わせる作用をすることが近年になってわかったのです。

その体内での具体的な働きとは、コレステロールが血管壁に沈着するのを防ぐ、血栓を溶かして血液の流れをよくする、肝臓への脂肪の蓄積を防ぐ、ビタミンAやビタミンEなどといった脂質性の物質の吸収を高めるなどです。

脂肪肝、肝硬変などの予防、改善効果については、数々の実験、調査で明らかになっています。抗脂肪肝因子としての作用は、レシチンの構成分であるコリンに特に強いことが認められています。コリンは脂肪の代謝をよくする物質としても知ら

レシチンを多く含む食品

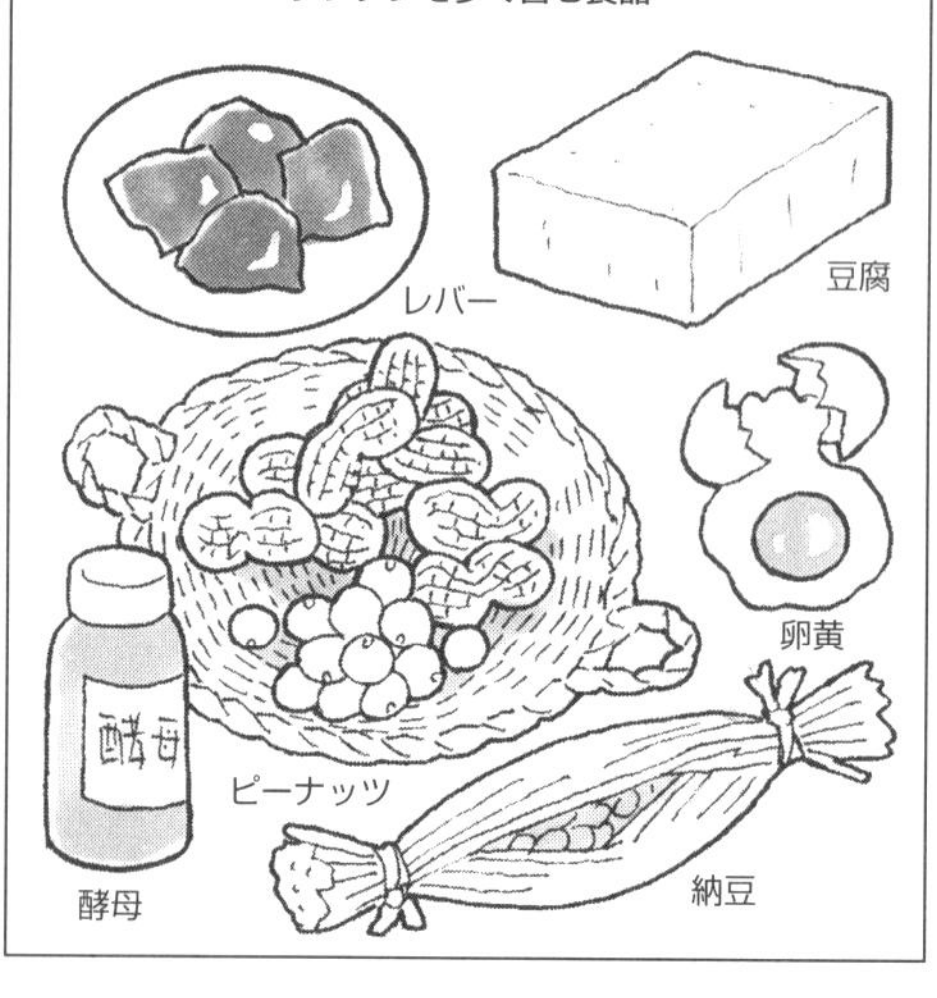

【注意点】

肉食主体の食生活の人にとって、サプリメントとして市販されている大豆レシチンは何とも頼もしい助っ人。

ただし、体質や体調により、まれに発疹などの症状が出ることがあります。このような場合は、様子をみながら服用量を加減してください。

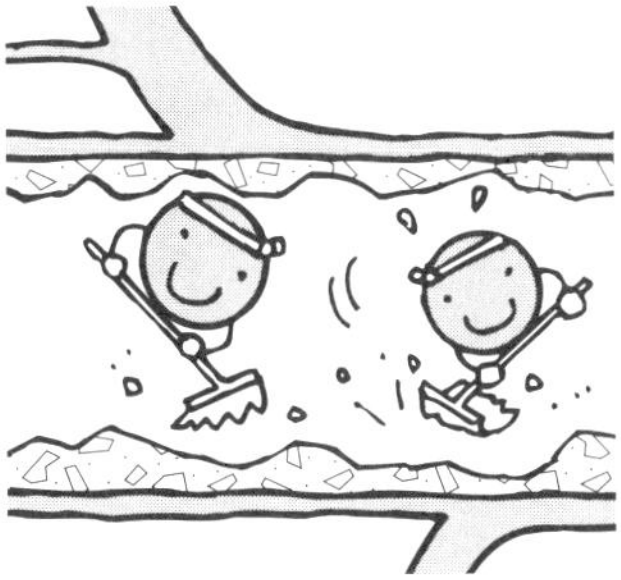

コレステロールが沈着するのを防ぐ

れ、肥満防止にも役立ちます。

そのほか、レシチンは記憶に関係する神経伝達物質のアセチルコリンを生成するため、老化による記憶力の減退やボケ、アルツハイマー、肥満などの予防、学習能力の向上にも効果があるのではないかと考えられています。

さらに、栄養素の吸収、老廃物の排泄など生命の基礎となる代謝に関与する成分であることから、正常な皮膚の維持、糖尿病の予防、腎機能や肝機能の正常化、消化力の強化なども期待できます。

摂取量の目安

摂取量は特に定められていません。

上手なとり方

卵黄、大豆、大豆加工品、ピーナッツ、酵母などに多く含まれています。レシチンの材料となるコリンの豊富な緑黄色野菜やレバーなども、間接的な供給源となります。

レシチンの含有率が最も高いのは、数字の上では卵黄ですが、コレステロールを乳化できるのは植物性のものだけで、動物性のレシチンではコレステロール値は下がらないといわれています。

卵、またレバーは栄養的魅力の大きい食品ですが、コレステロール値の改善効果を期待するなら、大豆や大豆加工品を使った料理などを食べるようにするのがよいでしょう。

そのほか、健康食品として、大豆から抽出したレシチンをカプセル状にしたものなどが市販されています。大豆レシチンは、ビタミンA、ビタミンEといった脂溶性のビタミン剤、プロテイン剤などにも配合されています。

アスパラギン酸

主な働き

アミノ酸の一種でアスパラガスから発見された成分として有名です。

体内でアスパラギンとなり、主に代謝活動を活発化して疲労を回復させたり、スタミナを増強して活力を高める働きがあります。

上手なとり方

成分を含む食品としてはアスパラガスが代表的ですが、大豆もやしなど発芽しかけた豆類にも豊富に含まれます。そのほか、砂糖ダイコン、砂糖キビ、牛肉などにも含まれています。市販の栄養ドリンク剤などにも配合されています。

注意点

ある種のがん細胞を増殖する作用が指摘されるので、がん患者は慎重な摂取が必要です。

アラキドン酸

主な働き

必須脂肪酸の一つで、γ-リノレン酸とともにビタミンFとも呼ばれます。体内で合成できないので、食物から摂取する必要があります。

体内では最終的にプロスタグランディン2という物質に変わり、免疫系や神経系の機能調節、血圧調節作用などに関与し、健康維持と病気の予防や改善に寄与しています。

上手なとり方

食品としては、主に肉類、魚介類、レバー、卵などの動物性脂肪分に含まれています。意識しなくても自然に摂取していると考えられます。

注意点

とりすぎると動脈硬化、高血圧、アレルギー疾患の要因になるおそれがあるので注意が必要です。

アルカロイド

主な働き

植物中に存在する強塩基性物質の総称で、カフェイン、ニコチン、キニンなど500種ほどあります。アクなどの成分がそうで、多くは興奮、覚醒など有毒に作用し、苦みや渋みのあるのが特徴です。

食品や嗜好品としては、緑茶、紅茶、コーヒー、チョコレート、ココアなどに含まれるカフェインやテオブロミン、タバコなどに含まれるニコチンなどがよく知られます。

上手なとり方

人体に有害作用するものが多いので、食品は添加物により毒性を除去するなどの処置が必要です。

注意点

含有食品は適量を心得、大量に摂取しないことが重要です。

アルギニン

主な働き

アミノ酸の一種で、主に脳下垂体から分泌される成長ホルモンの合成に関わる機能性成分です。

作用としては、免疫性を高め、筋力を増強する働きがあると考えられています。

最近では、血圧降下作用や動脈硬化予防作用などのあることも報告されています。

上手なとり方

成分を多く含む食品としては、牛乳、鶏肉、子牛肉、ナッツ類、レーズン、玄米などがあげられます。

なお、サプリメント（栄養補助食品）を利用すると手軽ですが、正しく用いることが大切です。

注意点

大人は体内で合成できますが、子どもは合成できないので、食物からの摂取が重要です。ただし、成長期の子どもに過剰に与えると巨人症になる危険があるので要注意です。

イノシトール

主な働き

ビタミンB群の仲間で、細胞膜を構成するリン脂質の重要な成分として知られます。神経の細胞膜に多く含まれ、脳や神経の働きを正常に保つほか、脂質の代謝促進作用もあるので、動脈硬化、高脂血症、高血圧など、生活習慣病を予防する効果が期待されます。

余分な脂肪が肝臓に蓄積しないよう働くので、別名「抗脂肪肝ビタミン」とも呼ばれます。

上手なとり方

体内でも合成されますが、量的には少ないので食事を通じて十分に補給することが必要です。

食品としては、オレンジ、スイカ、メロン、キャベツ、トマト、サツマイモ、牛乳などに多く含まれます。

なお、1日の必要摂取量の目安は、500～2000㎎とされます。

注意点

水溶性で不必要なものは体外に排泄されるので、とりすぎても心配はいりません。

ただし、糖質が多いものは、適度に食べることが大切です。

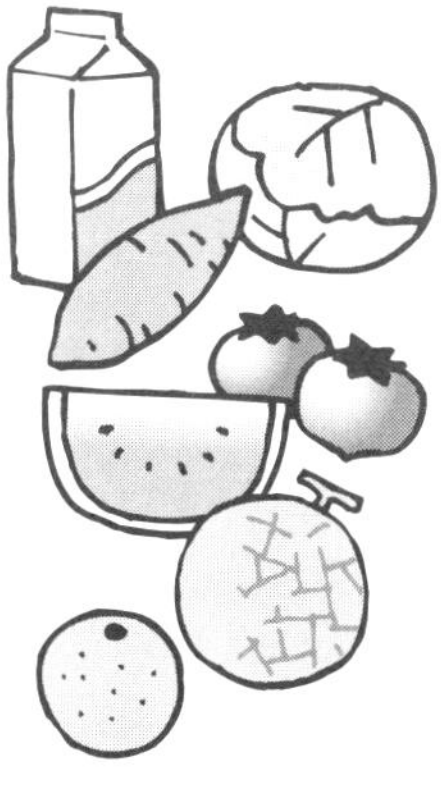

エルゴステリン

主な働き

プロビタミンD（ビタミンD前駆体）の一種で、紫外線の照射を受けてビタミンDに変わります。

カルシウムやリンなどの吸収促進と体内代謝作用で、骨や歯の形成に大きく関与しています。

上手なとり方

キノコ類や酵母に多く含まれています。

また、ビタミンDそのものを含む食品としては、魚肝油、卵黄、魚介、レバーなどがあります。

注意点

ビタミンD欠乏症として、骨の異常のクル病が知られますが、極端な偏食でないかぎり不足することはありません。むしろ過剰摂取による弊害に注意すべきでしょう。

グルタミン酸

主な働き

アミノ酸の一種で、エネルギー代謝、窒素代謝に深く関係し、細胞の活性化、尿の排泄促進などが考えられ、脳や神経疾患、アルコール依存症、潰《かい》瘍《よう》改善などに効果があるとされます。食品学的にはコンブのうまみ成分から抽出されたグルタミン酸ナトリウム（MSG）が有名です。

上手なとり方

海藻類、カツオ節、小麦粉、砂糖キビなどに多く含まれています。また、化学調味料にも大量に含まれます。

注意点

過剰に摂取すると神経を刺激して頭痛、不眠、のぼせ、幻覚、手足のしびれなどの原因になります。栄養補助食品を使用する場合は、医師に相談し、指示を受けるのが無難です。

シニグリン

主な働き

ワサビの根茎やクロガラシの種子に含まれる成分で、酵素作用により辛味と独特の香気を持つアリルカラシ油を生じさせます。

トウガラシに含まれるカプサイシン、コショウのチャビシン、ショウガのジンゲロンやショウガオールなど香辛成分の一種で、抗菌作用、防腐作用、血行促進作用、食欲増進作用などが期待されます。

上手なとり方

生のものをすりおろすなどして、適量を用いると効果的です。加工品として、ペースト状のものや漬けもの類などからも摂取できます。

注意点

刺激性が強いので過剰摂取は避けたほうがよいでしょう。

スコルジン

主な働き

ニンニクに含まれる有効成分として、におい成分のアリシンやアリインより早く、1936年日本人の学者によって発見された物質です。

スコルジンは〝ニンニクパワー〟の源になる成分として、エネルギーの燃焼促進作用のほか、末梢血管拡張作用による血液循環促進、血中コレステロール低下作用など、人体への多くの有効作用が認められています。

上手なとり方

特有の強いにおいが気になる場合は、無臭ニンニクを利用したり、消臭成分を配合したニンニクを用いるとよいでしょう。

なお、健康食品として液状、粉末、顆粒、錠剤、カプセルなどの製品も出回っています。

注意点

ニンニクの過剰摂取は腹痛や貧血の要因になるので、注意が必要です。特に空腹時の生食は控えるのが無難です。大人は1日2片まで、子どもはその半分以下を目安に。

テアニン

主な働き

茶葉に含まれるうまみと甘味成分で、グルタミン酸エチルアルドとも呼ばれます。

茶類に多く含まれるカフェインの覚醒作用とは反対に、精神を安定させ、心身をリラックスさせるほか、利尿作用も期待されます。

上手なとり方

緑茶、特に玉露に多く含まれますが、煎茶や中国茶にはあまり含まれません。一般的に、茶葉の場合は熱湯を注ぐより、ぬるめの湯のほうがより多く成分を抽出できます。

パラチノース

主な働き

化学構造式はショ糖（砂糖）と異なりますが、ブドウ糖と果糖が結合した甘味成分です。

エネルギー源になりますが、砂糖に比べて吸収されにくいので、肥満予防や血糖値を抑制する必要がある糖尿病の人に有効です。また、虫歯菌の栄養分にならないので虫歯予防の甘味料にも最適です。

上手なとり方

天然の食品には存在しません。化学的に合成されたものが食品に配合されています。

ビオチン

ビタミンB群の一種で、ビタミンHとも呼ばれます。

主な働き

補酵素として、糖質、脂質、たんぱく質の代謝を助け、性ホルモンや核酸の合成に関与し、皮膚や神経の組織、および臓器器官などの機能を正常に保つ働きがあります。特に、肌あれ、抜け毛、白髪、食欲不振、疲労感などに効果があるとされます。体内で合成されるので、ふつうの食事をしていれば不足する心配はありません。

上手なとり方

成分を含む食品はレバー、卵黄、イワシ、ニシン、カキ、大豆など。

注意点

抗生物質の長期服用者は、成分の合成が阻害され、不足することがあるので十分な補給が大切です。

ビタミンP

ビタミン様物質で種類としてはルチン、カテキン、シトリン、ヘスペリジン、フラボン類などがあり、これらを総称してフラボノイド化合物と呼ぶこともあります。

主な働き

ビタミンCの吸収を助け、酸化を防ぐ働きのほか、血管強化と血管収縮、血圧降下、止血、抗炎症、抗菌作用などの諸作用が期待され、特に高血圧や虚血性疾患の予防に有効とされます。

上手なとり方

成分を含む食品は柑橘《かんきつ》類、アンズ、大豆、ソバ、お茶などです。

注意点

糖質の多い食品の過剰摂取は肥満の原因になるので避けるのが無難です。熱、光、酸素に弱いので、調理と保存に工夫を要します。

ビタミンQ

水溶性のビタミン様物質で、ユビキノンとも呼ばれます。

主な働き

成分そのものは医薬品として用いますが、食品では牛肉、豚肉、動物の内臓、またマグロやカツオなどに含まれ、体内でも合成されます。有効作用としては、酸素の利用効率を高める働きのほか、抗酸化作用、免疫増強作用、糖質代謝作用などが考えられます。

医薬品は、脳卒中や心筋梗塞《しんきんこうそく》などの脳・心虚血性疾患、糖尿病、歯槽膿漏などの治療に使用されます。

上手なとり方

通常の食生活で十分に摂取されると考えられます。

不足が気になる人は、栄養補助食品の酵母製剤に多く含まれているので、それらを活用するのも一考です。

フラボノイド

主な働き

野菜、果実、花など、植物に含まれる色素成分でいろいろな種類があります。いずれも食品からは、ごく少量しか吸収されませんが、人体には抗酸化物として作用し、生活習慣病の予防や発がん物質の活動を抑制する働きが注目されています。

上手なとり方

各種食用植物から摂取できますが、赤ワインに含まれるブドウ由来のフラボノイドが循環器系疾患の予防に効果的との報告もあります。

ポリデキストロール

主な働き

米国の製薬会社で化学的に合成された人工の食物繊維。体内での働きは天然食物繊維と同様、整腸作用、便秘改善作用のほか、高血圧、高脂血症、糖尿病、大腸がん、肥満などの予防効果が期待されています。

上手なとり方

医薬品以外にも、ドリンク剤や加工食品に配合されています。

注意点

とりすぎると、下痢症状や必要な成分を排泄する恐れがあります。

マンガン

主な働き

いうまでもなく原子番号25の元素で、人体にもごく微量ですが存在しています。

大量のマンガンは有害ですが、生命活動を維持するために一定必要量は欠かせない重要な物質です。体内では、骨の形成、ホルモンの生成、各種の酵素構成、神経刺激伝達などに関与するほか、細胞膜の酸化を予防する働きなどが明らかにされています。

上手なとり方

一般的に土壌の成分を吸収して育つ作物や植物性食品に多く、動物性食品にはあまり含まれません。

含有量が多い食品は、玄米、お茶大豆、ナッツ類、ヒジキ、サツマイモ、ココアなどがあげられます。

注意点

大量摂取は中毒を起こしますが、通常の食生活では心配ありません。不足すると疲れやすくなったり、平衡感覚が悪くなったり、糖尿病や骨粗鬆症《こつそしょう》になりやすくなったりします。発育遅延や生殖能力低下の原因にもなります。

五大栄養素

たんぱく質

中高年には大豆食品が理想のたんぱく質源

作用

人体の構成分となる
エネルギー源となる
免疫機能を高める

人体の構成分となり、生命活動のカギを握る栄養素です。

構造上では、アミノ酸という小さな単位がいくつも結合したもので、たんぱく質の栄養的価値は、このアミノ酸の種類と含有量によって決まります。

【注意点】

たんぱく質が不足すると、スタミナがなくなったり、病気への抵抗力がなくなったり、脳の働きが鈍ったり、貧血になったり、子どもでは発育障害が現れたりします。不足が長期にわたれば、生命そのものが維持できなくなります。

ダイエット中でも必要量だけはきちんと確保してください。

主な働き

人間のからだの構成材料となる栄養素です。筋肉、臓器、皮膚、毛髪、爪といった実質部分はもちろん、血液、代謝反応に不可欠の酵素、一部のホルモン、免疫の抗体、遺伝子（ＤＮＡ）など、すべての細胞原形質はたんぱく質を主材料として作られています。

もちろん、エネルギーの供給源としても欠かせません。たんぱく質1g当たりのエネルギーは、4キロカロリーです。

摂取量の目安

成人が1日に必要なたんぱく質は、体重1kgにつき1・0～1・2gとされています。体重60kgの人なら、60～70gが目安です。

たんぱく質を構成しているアミノ酸は、全部で20種類あります。そのうち、人体内ではほとんど合成されず、外から食品として摂取しなければならない8種類（子どもの場合はヒスチジンを加え9種類）を必須アミノ酸と呼び、この必須アミノ酸をバランスよく含むものを良質としています。肉、魚、卵、牛乳、チーズなどは、良質たんぱく質の供給源となる代表的な食品です。ただし、このような動物性食品をとる場合は、コレステロールや脂肪などに注意が必要です。

上手なとり方

生活習慣病が気になる世代は、大豆や大豆加工品を良質たんぱく質源として積極的に利用するのがよいでしょう。

[必須アミノ酸一覧]

名称	主な働き	含有食品	備考
イソロイシン	＊成長促進 ＊神経機能の補助 ＊血管拡張 ＊肝臓機能の強化	子牛肉、鶏肉、牛乳、プロセスチーズ、サケなど	ロイシン、バリンとの摂取バランスが崩れると、体重減少などが現れる
含硫アミノ酸（メチオニン＋シスチン）	＊傷の治癒の促進 ＊うつ症状改善 ＊有害物質からからだを守る	牛乳、牛肉、羊肉、全粒小麦、オートミールなど	動物実験ではメチオニン不足で動脈硬化などが起こることを確認
スレオニン	＊成長促進 ＊肝臓への脂肪の蓄積予防	卵、スキムミルクなど。穀類の栄養強化にも利用	不足すると食欲不振、体重減少、貧血などの症状が現れる
トリプトファン	＊精神安定 ＊睡眠障害改善 ＊脳の活性　＊鎮痛 ＊行動障害改善	牛乳、チーズ、卵黄、大豆製品、バナナ、ナッツ類など	不足では情緒不安定などが現れる。過剰摂取は肝硬変を招く危険がある
バリン	＊成長促進 ＊血液中の窒素バランスの調整	子牛肉、レバー、プロセスチーズなど	イソロイシン、ロイシンとの摂取バランスが崩れると、体重減少などが現れる
芳香族アミノ酸（フェルニアラニン＋チロシン）	＊脳の活性 ＊血圧上昇 ＊メラニン生成 ＊うつ症状改善	肉、卵、牛乳、チーズ、魚介類、大豆製品、種実類など	高血圧や心臓病の人が栄養補助剤として摂取する場合は医師に相談
リジン	＊成長促進 ＊集中力強化 ＊肝臓の機能促進	肉、卵、牛乳、チーズ、魚介類、豆類、大豆製品など	穀類だけをたくさん摂取していると、不足を招きやすいので注意
ロイシン	＊肝臓の機能促進	牛肉、レバー、ハム、牛乳、チーズ、トウモロコシなど	とりすぎると免疫力が低下したり、体重が減少したりする
ヒスチジン ※子どものみ	＊成長促進 ＊ストレス軽減 ＊慢性関節炎の症状緩和	子牛肉、鶏肉、ハム、チェダーチーズなど	大人は体内でも合成されるが、子どもは合成できないので必須

脂質

摂取量と質を考えて上手にとることが大切

作用

人体の構成分となる
エネルギー源となる
脂溶性ビタミンの吸収を助ける

肥満の大敵、生活習慣病の元凶として目の敵《かたき》にされがちですが、たんぱく質、糖質と同様、脂質も人体の構成材料、エネルギーの供給源として私たちのからだに必要不可欠の栄養素です。

脂質を〝毒〟にするか〝薬〟にするかは、とり方一つ。摂取量をコントロールする、動物性脂肪を控えて植物油や魚油を多くするなど、量と質を考えて上手にとりたいものです。

主な働き

からだを動かすためのエネルギー源となる、細胞膜や血液、ホルモンなどの材料となる、脂溶性ビタミン（ビタミンA、ビタミンD、ビタミンE）の吸収をよくするといった働きをする栄養素です。

ただし、脂質1g当たりのエネルギー量は、約9キロカロリー。たんぱく質や糖質の2倍以上と高エネルギーです。また、脂質の種類によっては、血中コレステロール値を上げるものもあります。何も考えずにむやみにとっていると、肥満、高血圧、動脈硬化、糖尿病、心臓病をはじめとする生活習慣病を招くので、要注意です。

摂取量の目安

一般成人の脂質の適正摂取量は、1日の総摂取エネルギーの20～25%です。これを重量に換算すると1日2000キロカロリー必要な人なら、〔2000×0・20～0・25÷9（脂肪は1g当たり平均9キロカロリー）〕で、約45～55gとなります。

発育盛りの青少年や重労働に従事している人は総摂取エネルギーの25～30%、

ミニ知識

“アブラ”の漢字表記には、「油」と「脂」が使い分けられます。この二つはどう違うのかというと、一般に、植物性の調理油など常温で液状のものを「油」、ラード（豚脂）、ヘット（牛脂）、バターなど常温で固形のものを「脂」として区別しています。

魚は動物性食品ですが、脂肪は常温では固まらないので、「油」です。

【注意点】

脂質は糖質などからも合成されるため、一般には不足しにくいと考えられています。

しかし、やせるために油分を絶つといった極端な食事を続けていると、腎臓の機能が低下したり、皮膚がカサカサになったり、暗闇に目が慣れにくくなったり、成長期の子どもでは発育障害が現れるなど、からだのあちこちに脂質不足によるトラブルがみられるようになります。

どんな場合も、必要最小限の油分は確保するようにしてください。

油分をカットしたダイエットは、空腹感のために途中で挫折しやすいものですが、油分をとると腹もちがよくなります。確実に体重を落とすためにも、適度な油分は必要といえます。

中高年や肥満している人は総摂取エネルギーの20％程度を目安に摂取するとよいでしょう。

上手なとり方

肉類、バター、卵、牛乳などに含まれる動物性脂肪には、悪玉のＬＤＬコレステロールを血中に増やす飽和脂肪酸が多く含まれているため、とりすぎると動脈硬化などの生活習慣病を招きます。

一方、植物油や魚類などには、ＬＤＬコレステロールを減らす不飽和脂肪酸が多く、逆に生活習慣病の予防に役立ちます。このことから、健康のためには、「動物性脂肪4：植物性脂肪5：魚類の脂肪1」の割合でとるのが理想とされています。

また、脂質は、主成分である脂肪酸の結合のしかたの違いで、さらに図のように系列が分けられます。

脂肪酸の系列別の摂取比率は、「飽和脂肪酸1：一価不飽和脂肪酸1・5：多価不飽和脂肪酸1（多価不飽和脂肪酸はｎ－6系列脂肪酸4：ｎ－3系列脂肪酸1）」の割合が望ましいとされています。

[脂質の分類]

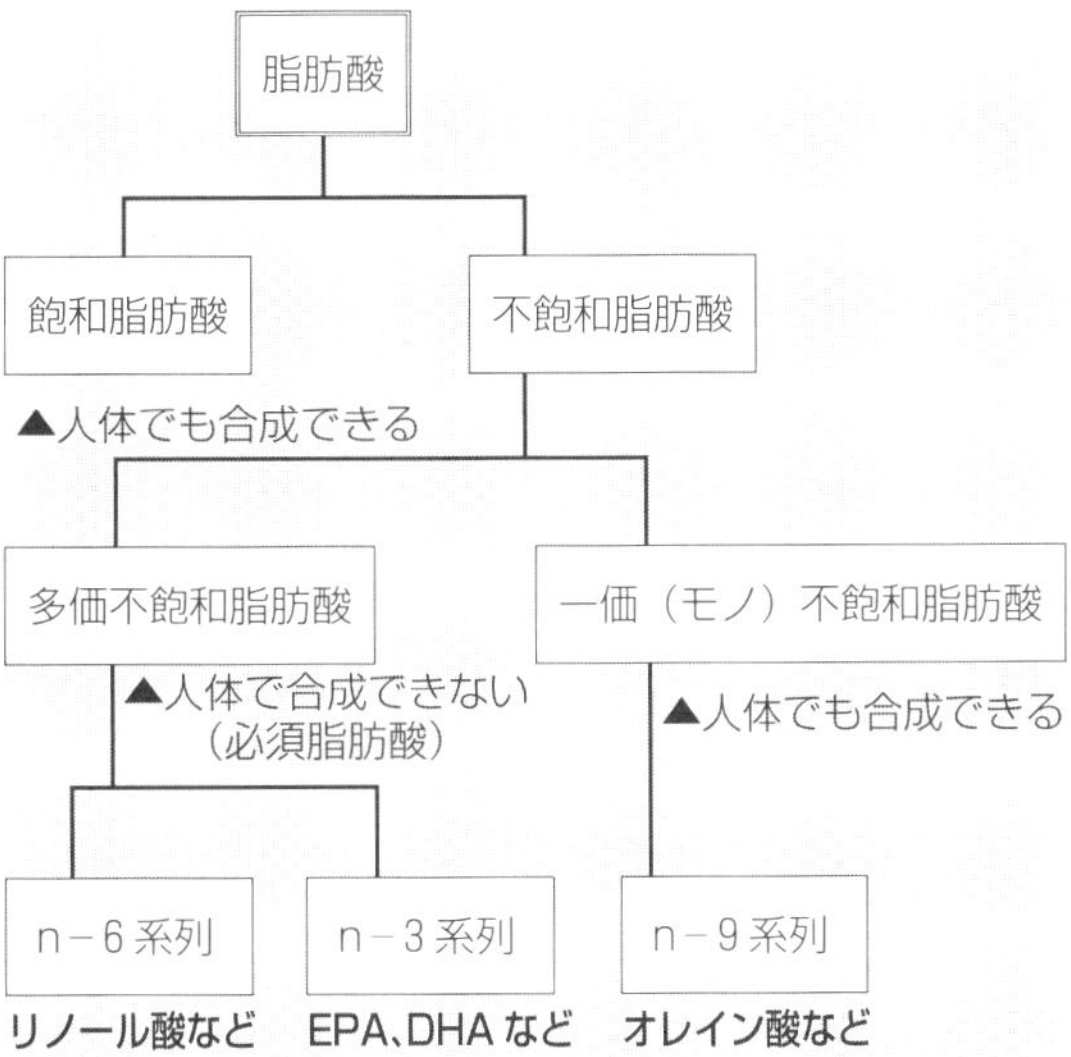

五大栄養素

糖質

糖質をとるならショ糖よりでんぷんで

作用

人体の構成分となる
エネルギー源となる
頭の働きをよくする

スタミナをつけたいときの即効的エネルギー源として重要な栄養素で、たんぱく質、脂質とともに三大栄養素の一つに数えられます。

ひと昔前まで、日本人は1日の摂取エネルギーの半分以上を糖質からとっていましたが、食生活が欧米型へと変化してきたここ30年ほどの間に、糖質の摂取量は3分の2ほどに減っています。反対に、脂肪の摂取量は3倍以上に増えています。

動物性食品の摂取が増え、糖質、特にでんぷん質食品の摂取が減る傾向は、世界的に見られるようです。

主な働き

1g当たりのエネルギー量は脂質の半分ほどですが、脂質に比べて燃焼のスピードが速いという特徴があります。

また、脳や神経系に対する唯一のエネルギー源としても重要です。すぐにエネルギーを補給したいときにはもちろん、寝起きの頭などにカツを入れ、頭の働きをよくするためにも役立つというわけです。

そのほか、からだを構成し、筋肉の運動や体温を維持する栄養素としても欠かせません。

摂取量の目安

三大栄養素の1日の摂取エネルギーバランスは、たんぱく質から15%、脂質から25%、糖質から60%の割合が適正とされています。この糖質の部分を重量に換算すると、1日2000キロカロリー必要な人なら、300gが目安になります。

上手なとり方

糖質には、穀類やイモ類、豆類に含まれるでんぷん、砂糖のショ糖、果物に多い

ミニ知識

食品成分表では、糖質と繊維をまとめて炭水化物とし、糖質の含有量は、原則として、水分、たんぱく質、脂質、繊維、灰分の合計量を100gから差し引いた数値で示してあります。

この項の繊維は、硫酸および水酸化ナトリウム溶液で分解処理して残った有機成分をさし、近年、注目されている食物繊維とは異なります。

【注意点】

糖質をとりすぎると、運動などで消費しきれなかった余分なエネルギーが脂肪に姿を変えて皮下に蓄積され、肥満を招きます。また、動脈硬化を引き起こす心配もあります。

反対に、糖質が不足すると、バテやすくなったり、頭の働きが鈍ったりします。極端に不足した場合は、意識を失うようなこともあります。

過剰摂取とともに、不足にも注意が必要です。

ダイエットのために糖質の摂取量を減らしている人もいるようですが、どんな場合も1日に100gは糖質を確保するようにしてください。

ブドウ糖、果糖、牛乳の乳糖、アメの麦芽糖などがありますが、一般的な供給源としては、でんぷん、ショ糖が2本柱です。

でんぷんとショ糖は、エネルギー源としての価値は両者ほぼ同じですが、ショ糖は消化・吸収が速く、血糖を急上昇させ、インスリン分泌への負担が大きいことが明らかになっています。また、ショ糖のほうが、でんぷんより肥満を招きやすいことも、動物実験で認められています。しょ糖は、虫歯の誘因ともなります。

糖質は、ショ糖でとるより、できるだけでんぷんでとるようにしたいもの。糖尿病や肥満が気になる人、虫歯を予防したい人はもとより、血中コレステロール値の高い人も、糖質源としてはでんぷんのほうが好ましいとされています。

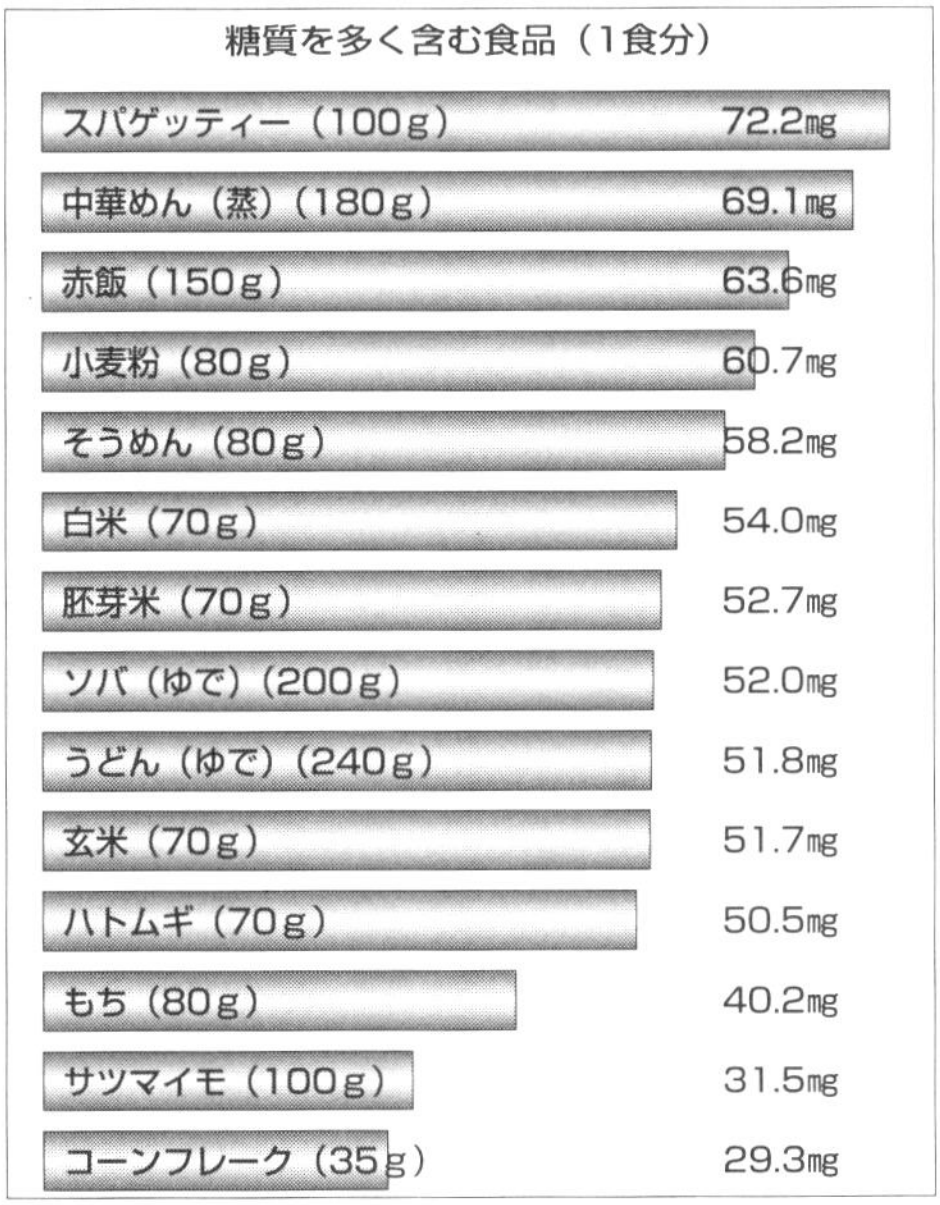

なお、糖質を効率よくエネルギーに変えるには、ビタミンB_1が必要です。でんぷんとともにビタミンB_1も豊富に含まれている玄米や胚芽精米は、主食として理想的といえます。強化米なども市販されています。

白米のような精製された穀類の主食には、豚肉などを使ったおかずでビタミンB_1を補うとよいでしょう。

五大栄養素

ビタミン

必要量はわずかでも健康維持に不可欠

作用

三大栄養素の働きをスムーズにする

動物体内で生合成されないため、外部より摂取しなければならない必須栄養素の一つです。

からだの構成材料やエネルギー源となるわけではありませんが、私たちが健康な生活を営むために必要不可欠です。

【注意点】

疲れやすい、食欲がない、口内炎ができるといった人は、潜在的なビタミン不足が疑われます。ビタミンの補給を心がけてください。

お酒やタバコを控える、ストレスをためないなど、生活習慣の見直しも必要です。

主な働き

現在、ビタミンの仲間は、全部で13種類あります。種類により働きは異なりますが、ひと言でいうと、からだの構成材料やエネルギー源となる三大栄養素が体内でスムーズに働けるようにアシストするというのがビタミンの役割です。

摂取量の目安

個々の摂取量は、左ページの表のとおりです。いずれも1日の必要量はわずかですが、油断しているとすぐに不足してしまいます。

特に摂取不足が懸念されるのは、ビタミンA、ビタミンB_1、ビタミンB_2、ビタミンCなどです。ただし、脂溶性のビタミンは、ビタミン剤などで極端に多量にとると、逆に過剰症が現れることもあります。食事での摂取を原則にしたいものです。

上手なとり方

ビタミンは非常にデリケートな栄養素で、調理や保存の過程で失われてしまうものもあります。

新鮮なものを鮮度のよいうちに食べる、必要以上の水洗いや加熱はやめる、保存する場合は直射日光を避けるなどの点に注意し、効率よく摂取しましょう。

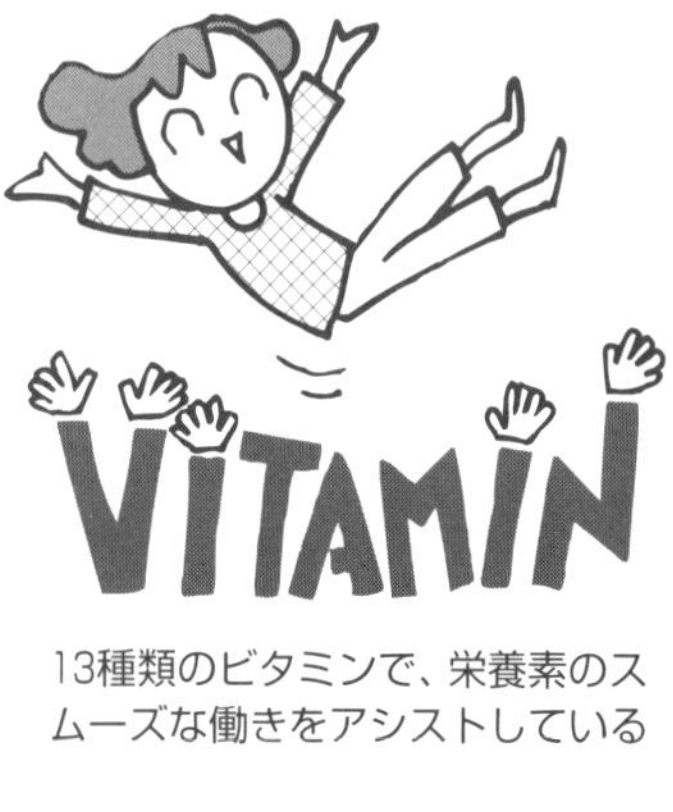

13種類のビタミンで、栄養素のスムーズな働きをアシストしている

[ビタミン一覧]

		名称	主な働き	含有食品	一日の所要量
脂溶性ビタミン		ビタミンA（レチノール／カロテン）	＊皮膚・粘膜・目の網膜の保護 ＊免疫力強化 ＊がん予防	肝油、牛乳、バター、チーズ、卵、ウナギ、緑黄色野菜など	成人男子2000IU 成人女子1800IU
脂溶性ビタミン		ビタミンD	＊カルシウムやリン吸収促進	肝油、青背魚（特に血合い部分）、卵黄、レバー、キノコなど	成人男子100IU 成人女子100IU
脂溶性ビタミン		ビタミンE	＊過酸化脂質の生成抑制 ＊自律神経安定 ＊生殖機能の正常化	植物油、ナッツ類、穀物、緑黄色野菜、豆類、ウナギなど	成人男子8mg 成人女子7mg （目標）
脂溶性ビタミン		ビタミンK	＊血液凝固の調整 ＊カルシウムの沈着促進	緑黄色野菜、植物油、豆類、納豆、海藻、牛乳、レバーなど	定められていないが、100 μgが目安
水溶性ビタミン	ビタミンB群	ビタミンB_1	＊成長促進 ＊疲労回復 ＊心臓・筋肉・脳・神経の働きの正常化	肉（特に豚肉）、レバー、牛乳、豆類、玄米、のりなど	成人男子 0.8 ～ 1.0mg 成人女子 0.7 ～ 0.9mg
水溶性ビタミン	ビタミンB群	ビタミンB_2	＊皮膚・粘膜・目の保護 ＊体脂肪の蓄積防止 ＊過酸化脂質の生成抑制	肉、レバー、牛乳、乳製品、卵黄、青背魚、緑黄色野菜など	成人男子 1.2 ～ 1.4mg 成人女子 1.0 ～ 1.1mg
水溶性ビタミン	ビタミンB群	ビタミンB_6	＊神経機能の正常化 ＊アレルギーなどに対する免疫力強化 ＊老化防止	酵母、胚芽、玄米、レバー、肉、魚、卵、牛乳、豆類など	定められていないが、2～3mgが目安
水溶性ビタミン	ビタミンB群	ビタミンB_{12}	＊たんぱく質の代謝促進 ＊赤血球合成 ＊神経機能の正常化	レバー、貝類（特にカキ）、のり、青背魚、卵、牛乳など	定められていないが、2～3μgが目安
水溶性ビタミン	ビタミンB群	ニコチン酸	＊皮膚や粘膜の強化 ＊消化器系の健康維持 ＊血行促進	酵母、レバー、肉、魚、豆類、緑黄色野菜など	成人男子 14 ～ 17mg 成人女子 12 ～ 13mg
水溶性ビタミン	ビタミンB群	葉酸	＊赤血球合成 ＊成長促進 ＊母乳の出をよくする	酵母、胚芽、きな粉、レバー、肉、卵黄、牛乳、豆類など	定められていないが、0.4mgが目安
水溶性ビタミン	ビタミンB群	パントテン酸	＊免疫力強化 ＊ストレス解消 ＊疲労回復	酵母、胚芽、肉、魚介類、牛乳、豆類など	定められていないが、10mgが目安
水溶性ビタミン	ビタミンB群	ビチオン（ビタミンH）	＊皮膚の健康維持 ＊白髪や脱毛の予防	ビール酵母、レバー、卵黄、大豆など	定められていないが、0.2mgが目安
水溶性ビタミン		ビタミンC	＊免疫力強化 ＊ストレス解消 ＊鉄の吸収促進 ＊美肌 ＊活性酵素阻止	柑橘類、柿、イチゴ、緑黄色野菜、イモ類、淡色野菜など	成人男子50mg 成人女子50mg

五大栄養素

ミネラル

体内の生理作用や骨格の形成に不可欠

作用

骨格を形成する
体液を調整する
神経や筋肉などの機能を維持する

自然界に存在するすべての動植物は元素から成り立っていますが、栄養学では食物からとり入れなければならない必須の元素を「ミネラル」または「無機質」と呼んでいます。

【注意点】

ナトリウムをとりすぎてカリウムとのバランスが崩れると、高血圧など生活習慣病のリスクが高くなります。

ナトリウムのとりすぎは、骨からのカルシウム排泄にもつながり、リンをとりすぎると、カルシウムの吸収が阻害されます。かかわり合っているミネラルのバランスを崩さないように摂取することが大切です。

主な働き

からだの機能の維持や調整に不可欠とされるミネラルには、左ページの表のようなものがあります。

その働きは、①骨格を形成する（カルシウム、リン、マグネシウム、マンガンなど）、②体液の酸度や浸透圧を調整する（カルシウム、リン、ナトリウム、カリウム、マグネシウムなど）、③酵素の補助因子やホルモンの成分になる（マグネシウム、鉄、銅、ヨウ素、マンガン、コバルトなど）、④神経や筋肉などの機能を維持する（カルシウム、ナトリウム、カリウムなど）の大きく4つにまとめられます。

摂取量の目安

個々の摂取量は、表のとおりです。大半は〝ふつうの食事〟をしていれば必要量を満たすことができますが、カルシウム、カリウム、マグネシウムなどは不足しがちです。女性では、鉄不足も多く見られます。逆に、ナトリウムやリンは摂取過剰の傾向にあり、とりすぎに注意が必要です。

上手なとり方

不足が心配されるミネラルは、効率よく摂取したいものです。カルシウムはビタミンDといっしょに、鉄はビタミンCといっしょにとると、吸収率がアップします。一部を市販のカルシウム剤、鉄剤で補うのも一法です。カリウムは、水に溶けやすいので、煮汁ごと食べられる料理がおすすめです。マグネシウムは、肉中心の欧米型の食事より、魚や大豆製品を主にした日本型の食事のほうがとりやすいでしょう。

[ミネラル一覧]

名称	主な働き	含有食品	備考
カルシウム (Ca)	*骨や歯などの硬組織形成 *血液のアルカリ化 *血液の凝固作用促進 *筋肉の興奮性抑制 *精神安定	牛乳、チーズ、脱脂粉乳、小魚、海藻、大豆加工品、緑黄色野菜など	成人男子600mg 成人女子600mg
リン (P)	*カルシウムと協力して骨や歯などの硬組織形成 *成長やからだの修復にかかわる生体機能調整 *脂肪や糖質の代謝促進	卵黄、肉、魚介類、胚芽、ぬかなど。加工食品にはリン酸塩の形で含まれている	成人男子・女子とも600mgが上限
鉄 (Fe)	*赤血球のヘモグロビンや筋肉のミオグロビンを生成 *病気に対する抵抗力強化 *疲労回復 *乳児の発育促進	レバー、肉、卵、赤身の魚、貝類、ノリ、大豆製品、緑黄色野菜など	成人男子10mg 成人女子10～12mg
ナトリウム (Na)	*細胞液の浸透圧調整 *体液のアルカリ性維持 *夏バテや日射病予防 *筋肉や神経の興奮性を鎮める	食塩、みそ、しょうゆ、塩辛、佃煮、ハム、パンなど。加工食品も多く含む	成人男子・女子とも500mg(食塩としては10g以下)
カリウム (K)	*ナトリウムとともに細胞液の浸透圧調整 *ナトリウムの排泄促進 *心臓や筋肉の機能調整 *脳の動きの活性化	果物(特にスイカや柿)、野菜、イモ類をはじめ動植物組織に広く含まれている	成人男子4g 成人女子4g
ヨウ素 (I)	*成長促進 *たんぱく質・脂質・糖質の代謝促進 *精神活動の敏活化	コンブ、ワカメ、ノリ、イワシ、サバをはじめとする海産物	目安として 100～150μg
マグネシウム (Mg)	150ページ参照		
マンガン (Mn)	159ページ参照		
銅 (Cu)	*鉄の吸収促進 *色素生成 *骨や血管壁の強化	牛レバー、ココア、ナッツ類など	目安として 2～3mg
コバルト (Co)	*ビタミンB_{12}の構成成分 *赤血球や血色素の生成に関与	肉、レバー、魚介類、乳製品など	目安として 0.02～0.16mg
塩素 (Cl)	*消化促進 *血液の酸度や浸透圧の維持	食塩	食塩として10g以下
亜鉛 (Zn)	114ページ参照		
セレン (Se)	137ページ参照		
硫黄 (S)	*皮膚、髪、爪の健康維持 *軟骨や骨、腱の構成成分	たんぱく質(特に動物性)の形で摂取	特に定められていない
フッ素 (F)	*歯や骨の形成に関与	煮干し、芝エビ、抹茶、飲料水など	アメリカでは 1.5～4.0mg
モリブデン (Mo)	*尿酸の代謝に関与 *鉄の利用促進	牛乳、乳製品、レバー、豆類、穀類など	アメリカでは 75～250μg

栄養成分

食物繊維

消化管をクリーンに保つ〝大腸の掃除屋〟

作用

血糖値の上昇を防ぐ
コレステロール値を正常化する
腸管内の有害物質を排出する

糖質の一種で、糖質のうち、人間の消化酵素では分解されない成分を「食物繊維」または「ダイエタリーファイバー」と呼びます。

栄養としてからだに吸収されるものではないため、長く軽んじられてきましたが、生活習慣病の予防に役立つことが次々と明らかになり、五大栄養素に続く〝第六の栄養素〟として脚光を浴びるようになりました。

最近では、整腸作用、血糖上昇抑制作用が期待できる成分として特定保健用食品への表示も許可されており、食物繊維を含む清涼飲料、乳酸菌飲料、ヨーグルト、チョコレート、プリン、ビスケット、ソーセージ、即席

主な働き

食物繊維の一般的な働きとしては、ブドウ糖の吸収速度をゆるやかにして食後の急激な血糖値の上昇を防ぐ、血中コレステロール値を正常にコントロールする、発がん物質など腸管内の有害物質を排出する、便をやわらかくする、便のカサを増やして腸の働きを活発にする、腸内の善玉菌を増やして腸内環境を整えるなどがあげられます。糖尿病の予防・改善、動脈硬化や心臓病の予防・改善、がん予防、食品添加物などの害の軽減、痔《じ》の予防・改善、便秘の予防・改善などに有効とされるのはそのためです。

また、繊維質の食品は、よくかまないと飲み込めないため、かむ回数が増えますが、このことによって、食べすぎによる肥満を予防・改善する、歯茎やあごを強くするといった効果も期待できます。

なお、食物繊維は、水に溶けないタイプの不溶性食物繊維（セルロース、ヘミセルロース不溶性ペクチン、キチン、キチンなど）と、水に溶けるタイプの水溶性食物繊維（水溶性ペクチン、マンナン、アルギン酸など）の二つに大別できますが、腸の働きを活発にして有害物質を外へ追い出す働きが強いのは前者です。糖代謝やコレステロール濃度の正常化には、主に後者の食物繊維が働きます。

摂取量の目安

現在の日本人の摂取量は、15～16g程度といわれていますが、目標摂取量は1000キロカロリー当たり10gです。1日に2000

めん、シリアルなどが各種市販されています。

【注意点】

不溶性食物繊維をたくさんとると、おなかがはることがあります。胃下垂の人、消化力の落ちているお年寄りなどは、水溶性の果物や海藻を食物繊維の主な供給源としたほうがよいかもしれません。

また、不溶性、水溶性を問わず、食物繊維をたくさんとると、各種の栄養素が吸収されにくくなくなったり、消化・吸収される前に便といっしょに排泄されてしまったりすることがあります。

繊維質の食品をたくさんとるときは、カルシウム、鉄、ビタミンなども多めに補給するようにしてください。

0キロカロリーとる人では、20gが必要となります。

不溶性食物繊維は、野菜やキノコに多く含まれています。水溶性食物繊維は、コンニャク、果物、海藻などに豊富です。具体的には左のグラフのような食品が、食物繊維の供給源としてあげられます。

上手なとり方

おからの炒り煮、ヒジキの炒め煮、五目豆、切り干しダイコンの煮ものなど、〝おふくろの味〟を積極的に食卓にのせるように心がけるとよいでしょう。繊維質たっぷりのおかずは、総じて低エネルギーですから、ダイエット中の人も安心して食べることができます。水溶性のものは、ジュースにしても繊維が摂取できます。

食物繊維の多い食品（1食分）

干し柿（70g）	7.56g
納豆（50g）	4.80g
ヒジキ（8g）	4.39g
いんげん豆（20g）	3.95g
おから（40g）	3.77g
しらたき（100g）	3.62g
甘栗（70g）	3.50g
アズキ（20g）	3.19g
グリーンピース（40g）	3.10g
大豆（20g）	3.01g
栗（70g）	2.97g
マコンブ（10g）	2.86g
枝豆（50g）	2.70g
切り干しダイコン（15g）	2.69g
かんぴょう（10g）	2.58g
がんもどき（100g）	2.40g
サツマイモ（100g）	2.32g
サトイモ（100g）	2.20g
キウィフルーツ（80g）	2.08g
ホウレンソウ（80g）	2.00g
トウモロコシ（100g）	2.00g

アシタバ

【効果・効用】

漢字で「明日葉」。今日摘んでも明日には葉が芽吹くほど成長力が旺盛な野草です。

葉と茎には、ビタミンA（カロテン）、ビタミンB_1、B_2、C、ミネラルのカルシウム、カリウム、鉄などが豊富に含まれ、疲労回復と健康増進に効果があります。

茎汁に含まれるアシタバ特有の成分イソクエルチトリンには、利尿、高血圧予防、緩下《かんげ》作用もあります。

また、苦味質のアンゲリカ酸は、整腸作用や食欲増進作用が期待できます。

【利用法】

旬は3～4月。食用にするのは、葉および茎です。塩湯でさっとゆでて冷水にさらし、アクを抜いてからあえもの、おひたしなどにします。お茶、ドリンク、粉末、錠剤などに加工されたものも市販されています。

【注意点】

採取する場合、食用に適さないハマウドと間違えないこと。

見分け方のポイントは花と茎汁の色。アシタバの花は黄色に近く、茎を切ると黄色い汁が出ますが、ハマウドの花は白く、茎からは白い汁が出ます。

アズキ

【効果・効用】

主成分はでんぷんとたんぱく質ですが、ビタミンB_1も豊富です。また、外皮には利尿と便通を促進するサポニンが多く含まれます。

効用としては、脚気《かっけ》や腎臓病によるむくみ（浮腫）、肩こり、神経痛、筋肉痛などの改善が期待できます。

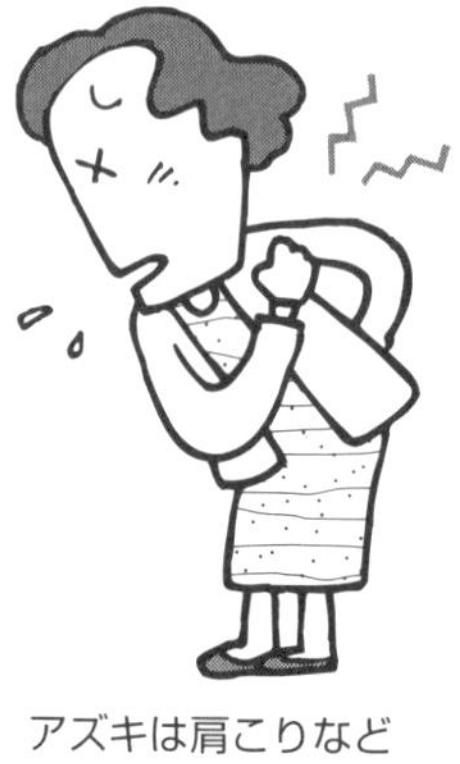

アズキは肩こりなどの改善も期待できる

【利用法】

ふつうは一度ゆでこぼして、渋を抜いてから使いますが、薬効を期待する場合は、ゆでこぼさず、アクをすくう程度にしたほうがよいでしょう。

【注意点】

和菓子のあんやお汁粉に多用されますが、甘党は糖分のとりすぎに注意。

また、サポニンには溶血作用があるので、過剰摂取は禁物です。やわらかく煮たものは、茶碗1杯程度が1日摂取量の目安です。

アルファルファ

【効果・効用】

マメ科の多年草で、食用野菜として用いられます。「畑の肉」といわれる大豆よりもたんぱく質が豊富で、しかも各種のビタミンやミネラル、また食物繊維も多く含まれます。

食用効果としては、疲労回復、滋養強壮、便秘改善、ダイエット作用などが期待されます。

【利用法】

やわらかく、甘味のある野菜で、生のままサラダにして食べるのがポピュラーです。そのほか、スープ、シチュー、オムレツの具などに。

【注意点】

加熱調理の際は、仕上がり間際に加え、あまり火を通さないようにします。栄養価がそこなわれず、おいしく食べられます。

アンズ

【効果・効用】

ビタミンAが豊富で、生果には１００g中５６０IU、干しアンズでは３７０IUが含まれています。リンゴ酸やクエン酸、食物繊維も多く、疲労回復、食欲増進、美肌づくり、便秘の予防と改善などに効果を発揮します。

なお、種子も、「杏仁」と呼ばれる咳止《せきど》め薬として用いられます。

【利用法】

初夏に実った果実を採取し、食用します。

【注意点】

干しアンズはカリウム、カルシウム、鉄などのミネラル類が豊富ですが、高エネルギーなので食べる量に注意。食べすぎると、おなかをこわすこともあります。

イチジク

【効果・効用】

果実には、糖質や食物繊維、ビタミンA（カロテン）、ペクチン、カルシウム、マグネシウムなどが多く含まれており、昔から便秘や痔《じ》の効果が認められています。葉や果実から出る乳汁は、イボ取り効果や血圧抑制作用、乾燥した葉は、抗炎症作用のあることが知られています。

【利用法】

主に果実と葉を利用します。熟れた実は、そのまま生食するほか、シロップ漬けなどに。葉は7～8月に採取したものを陰干しし、これを細かく刻んで煎《せん》じて飲用します。

【注意点】

乳汁が皮膚につくと、かゆくなったり、かぶれたりすることがあるので、流水で洗い流してください。

カボチャ

【効果・効用】

栄養豊富な緑黄色野菜です。主成分はでんぷん、糖質ですが、ビタミンA（カロテン）、ビタミンB_1、ビタミンB_2、ビタミンC、カルシウム、鉄、リン、ペクチンと呼ばれる水溶性の食物繊維なども多く含まれています。薬効として、胆石を予防する効果なども知られています。

なお、カボチャは、大きく日本カボチャと西洋カボチャに分けられますが、栄養的には西洋カボチャのほうが優れています。

【利用法】

煮ものやてんぷらなどが一般的ですが、薄く切って油で炒めたり、焼いたりしてもおいしく食べられます。油を使って調理すると、カロテンが効率よく摂取できます。

カリン

【効果・効用】

バラ科に属する灌木の果実で、晩秋に黄熟します。

成分としては、糖質、ビタミンC、リンゴ酸、クエン酸、タンニンなどが含まれています。

風邪の諸症状、咳止《せきど》め、疲労回復などの効果が期待されます。

【利用法】

アルコール漬けや砂糖漬けにするのが一般的です。

そのほか、薄く輪切りにして干したものを煎《せん》じたり、褐色の種子をアルコールに漬けたり加熱したりして、咳止めに利用する方法もあります。

【注意点】

果実は固く渋みが強いので、生食はできません。

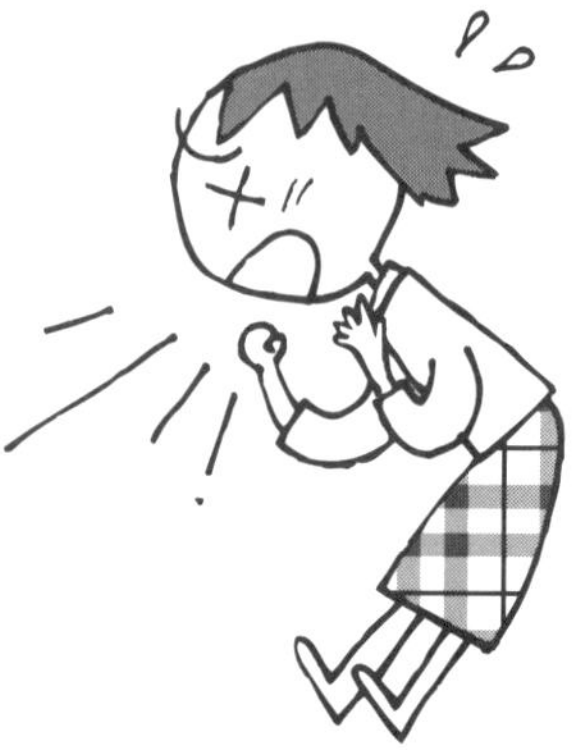

カリン酒は咳に効く

キクラゲ

【効果・効用】

広葉樹の朽木や切り株に群生するキノコ類で、カルシウム、鉄、繊維質、多糖質などが含まれています。

朽木を栄養分として育つキクラゲは、木のもつ薬効を受け継ぐ特徴がありますが、一般的にはコレステロール値を下げて動脈硬化や高血圧を予防する作用が知られています。

樹木によっては、婦人病の諸症状、

止血、消炎鎮痛、滋養強壮、便秘などにも効能を発揮します。

【利用法】

生と乾燥品があります。乾燥品は紙状に大きく広がった軽いものが良品とされます。生はさっと熱湯に通してから、乾燥品は水かぬるま湯に浸けてやわらかくもどしてからあえもの、炒めもの、煮もの、スープなどに利用します。

キャベツ

【効果・効用】

胃腸薬にも配合されている成分ビタミンUが豊富で、健胃、胃腸障害改善作用で注目される野菜です。

そのほか、ビタミンK、ビタミンC、ミネラル類、食物繊維の含有量も淡色野菜ではトップクラスで、糖尿病、便秘、止血、虚弱体質、老化防止に効能があります。最近は発がん抑制作用も報告されています。

【利用法】

生食にも加熱調理にも向きます。胃腸のトラブルには、酢を使って料理すると、薬効がより高まります。

【注意点】

熱に弱いビタミンUを有効に摂取するためには、生食が効果的です。ただし、体を冷やす作用があるので冷え症や食欲不振の場合は加熱調理して食べるのが無難でしょう。

キンカン

【効果・効用】

昔から風邪の妙薬として知られる柑橘《かんきつ》類です。

ビタミンCをはじめ、ビタミンB_1、ビタミンB_2、ビタミンA（カロテン）、ビタミンE、またミネラルや食物繊維が豊富に含まれていますが、特に皮にビタミンCとその吸収を助けるビタミンPのペルシチンが多量に含まれています。

これらの成分がのどの粘膜に作用し、のどの痛み、咳《せき》、痰《たん》などの諸症状を改善すると考えられています。

【利用法】

果肉より果皮のほうに有効成分が多いので、皮ごと食べたり、皮をつけたままスライスしてサラダに用いたりすると効果的です。

保存食として、キンカン酒、甘煮、マーマレード、砂糖漬けなどにしておくのも一法です。

【選び方・保存法】

果実を求めるときは、皮がなめらかで光沢があり、きれいなオレンジ色のものを選びます。

実のしまった重いものが良品とされます。すぐに利用しない場合やあまったものは、ポリ袋に入れ、冷蔵庫に保存すると、1週間ほどは鮮度が保たれます。

クルミ

【効果・効用】

滋養強壮の薬効とともに、美肌や痩身効果があるとし、古くから中国では〝貴族の美容食〟として珍重してきた種実です。

果肉の6~7割は脂質で、100g当たり600~700キロカロリーと高エネルギーですが、脂質の多くは動脈硬化や高血圧の予防に役立つリノール酸やリレイン酸です。

若返りのビタミンと呼ばれるビタミンEや体脂肪の蓄積を防ぐビタミンB_2、また食物繊維も豊富で、美肌、ダイエット、便秘、不眠、皮膚病などに効果が期待されます。

【利用法】

実をそのまま食べるほか、甘煮、クルミバター、クルミ豆腐などにします。

【注意点】

中身を長時間空気にさらすと、脂肪分が酸化するので、早めに食べるようにします。殻のままであれば、2~3か月は保存できます。

なお、購入の際は、重く、殻の色が薄いものを選ぶようにします。古いものは、振るとカラカラと音がし、殻の色が黒褐色に近くなります。

グレープフルーツ

【効果・効用】

果実がブドウのように鈴なりになることから命名された柑橘《かんきつ》類です。

果肉成分のほとんどは水分ですが、ビタミンCが多く、1個分で1日の必要摂取量が満たされます。

美肌、ストレス解消、抗酸化作用などの効果が期待されます。

【利用法】

フルーツとして生食するほか、果肉を取り出してサラダにしたり、ジュースにして飲用したりします。

【選び方】

購入の際は、実がしまり、大きさの割に重量のあるものを選びます。形がつぶれたもの、皮がかたいもの、皮が変色したものは、味や鮮度が落ちるので避けます。

クレソン

【効果・効用】

セリの一種で、「オランダガラシ」とも呼ばれます。

低カロリーですが、ビタミンA(カロテン)、ビタミンB_1、ビタミンB_2、ビタミンC、カルシウムや鉄などのミネラルが豊富です。

脂質の消化促進、風邪の予防などの効果があり、生葉には口臭予防作用があることも知られています。

【利用法】

さわやかな香りと辛味が身上。生食のほか、バター炒め、てんぷら、ポタージュなどにも利用できます。

【注意点】

新鮮なものを早めに食べること。水を入れた容器に根元を漬け、冷蔵庫に入れておくと、2〜3日は鮮度が保てます。

ゴボウ

【効果・効用】

食用にするのは日本だけで、中国では種子を薬用として用いています。

たんぱく質、糖質、炭水化物、ミネラル類などが含まれていますが、含有量はわずかです。

ただし、食物繊維は群を抜いて多く、便秘改善、肥満解消、動脈硬化予防などの効果が期待できます。

糖尿病、高血圧などの生活習慣病を予防したり、大腸がんを予防したりする作用も報告されています。

【利用法】

切るはしから水にさらし、十分にアクを抜いて用います。煮もの、てんぷらなどに。

【注意点】

アクが強く、繊維質も多いので、アレルギー体質の人、下痢をしやすい人などは過食を避けてください。

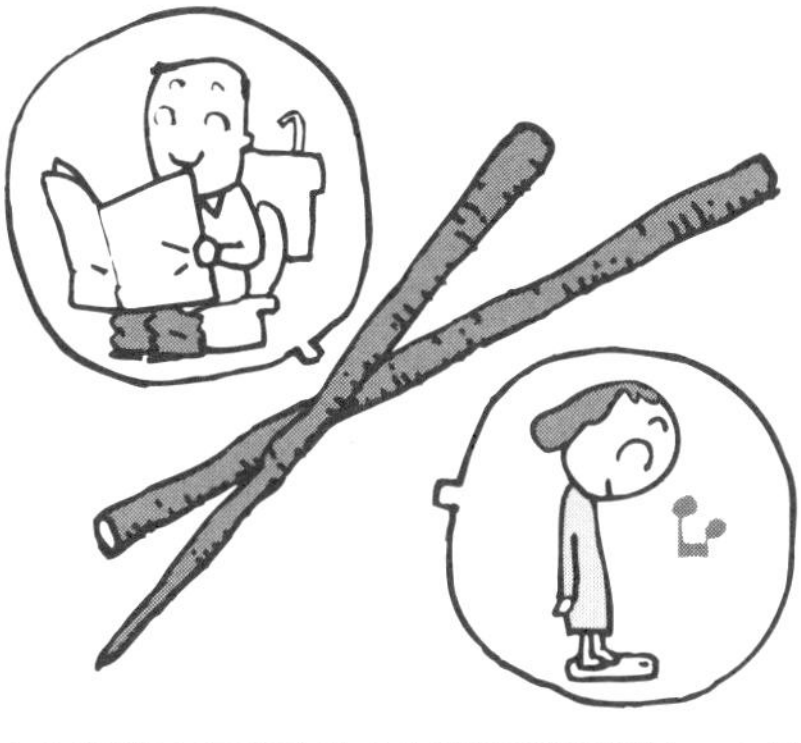

食物繊維は便秘改善や肥満解消が期待できる

ゴマ

【効果・効用】

不飽和脂肪酸のリノール酸やオレイン酸などの油分を筆頭に、たんぱく質、ビタミン、ミネラルが豊富に含まれています。古くから肉食を禁じられた僧侶の栄養食に用いられたことでもわかるように、滋養強壮、疲労回復に役立ちます。そのほか、貧血改善、老化予防、生活習慣病やがんの予防効果も期待できます。

【利用法】

すったり、指の腹でひねりつぶしたりしてから用いると、消化がよくなり、香りも引き立ちます。

【注意点】

脂質が酸化しやすいので、特にペースト状のものは早めに食べるようにします。下痢の人の多食は、胃腸に悪いので、避けてください。

コンニャク

【効果・効用】

ダイエットに最適の低カロリー食品で、多糖類のグルコマンナンが含まれている点で注目されます。

グルコマンナンには、腸を刺激してその働きを促進し、腸内の老廃物を排泄する働きがあり、便秘を改善したり、肥満を予防したりします。

また、アルカリ食品としてからだの酸性化に寄与し、コレステロールや血糖を低下させて高血圧や糖尿病などの生活習慣病を防ぎます。

【利用法】

独特な弾力性のある不思議な食感が持ち味。煮もの、油炒め、みそ田楽などに。

【注意点】

胃腸の悪い人は、便秘やおなかがはる原因になるので、食べすぎないようにしてください。

ザクロ

【効果・効用】

カリウムやビタミンCのほか、クエン酸、リンゴ酸などの有機酸が豊富に含まれており、疲労回復と美肌づくりに効果があります。

また、女性ホルモンと同じ化学構造を持つエストロンやエストラジオールと呼ばれる植物性ホルモンを有しているところから、更年期障害の改善、骨粗鬆症《こつそしょう》、動脈硬化、白内障などの予防効果が期待されます。

漢方では、ザクロの枝皮が「石榴皮（せきじゅうひ）」として更年期の婦人病に用いられています。

【利用法】

旬は9～10月ごろ。赤ピンクに完熟した種子の果肉をそのまま生食します。近年は健康増進と美容効果を期待したジュースやエキス類も市販され、人気になっています。

【注意点】

植物性ホルモンが多く含まれるので、濃縮エキスなどの過剰摂取は避けたほうがよいでしょう。1個程度の生食は、ホルモンバランスを崩すことはなく、問題ありません。

サンショウ

【効果・効用】

「山椒は小粒でもピリリと辛い」といわれるように、独特の香りと辛味があります。香気成分として含まれているのはジテンペンやゲランオールなど、辛味はサンシュールという物質によります。

効用としては、食欲増進のほか、胃腸を刺激して胃腸障害を改善する、血液循環をよくする、利尿作用を高める、腹痛や悪心・嘔吐を改善するなどが期待できます。


【利用法】

漢方では花椒《はなしょう》や青椒《あおしょう》を煎《せん》じて用いますが、日本では精製された果皮粉末を香辛料として使用するのが一般的です。若葉は木の芽あえなどに。


【注意点】

胃腸への刺激が強いので、胃に出血や潰瘍《かいよう》のある人は避けます。

シソ

【効果・効用】

香り成分として含まれているシソアルデヒドが胃液の分泌を促し、食欲を増進させます。栄養的には、β-カロテンが飛び抜けて多く、そのほかのビタミンやミネラルも豊富です。

効用としては、健胃、貧血改善、精神安定、風邪の諸症状の改善、生活習慣病の予防などが期待できます。防腐効果や解毒作用もあります。


【利用法】

青葉や穂（花）ジソは、刺し身に添えたり、サラダやあえものなどに。赤ジソは、主に梅干しに用います。


【注意点】

青ジソの葉は特に傷みやすいので早めに使うようにします。梅干し用の赤ジソは、色のよい根のついたものを求めると日持ちします。

ジャガイモ

【効果・効用】

熱に強いビタミンC、カリウムなどのミネラル類、食物繊維が豊富に含まれています。

効能としては、便秘や下痢の改善、胃の潰瘍の改善、肥満防止、ストレスの予防、血圧降下などが期待できます。アルカリ食品なので、からだの酸性化予防にも貢献します。

すりおろしたものには、鎮痙作用のあるアトロピンが含まれ、民間療法として潰瘍、また湿疹や軽いやけどの治療に用いられています。


【利用法】

煮る、揚げる、炒める、蒸すと調理法は万能で、料理も多彩です。


【注意点】

芽や皮の青紫の部分には、人体に有害なソラニンと呼ばれる物質が含まれています。

大量に摂取すると、頭痛、下痢などの中毒症状を起こすので、必ず取り除いてください。

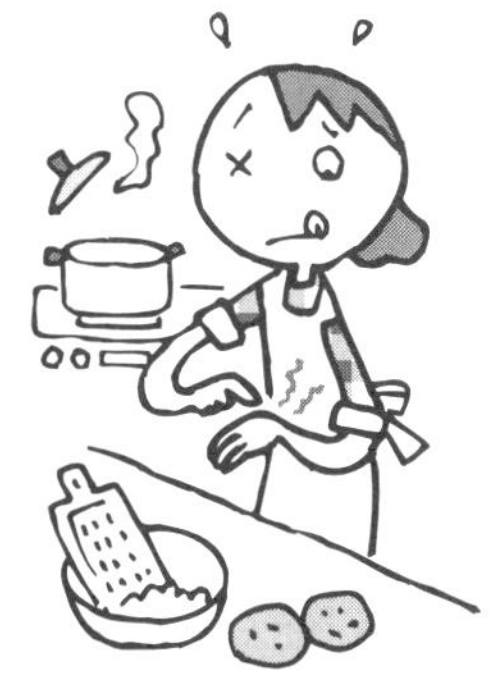

すりおろしたジャガイモは
軽いやけどに効く

ショウガ

【効果・効用】

主成分は糖質で、ミネラルやビタミンは少ないのですが、〝食べる薬〟といったほうがよいくらい、多くの薬効がある野菜です。

多くの薬効をもたらすのは、辛味成分のジンゲロンやショウガオール。食欲増進、健胃、殺菌作用、また血液循環を促進して体を温め、冷え症や神経痛、風邪の諸症状を改善する作用があるとされます。

【利用法】

香味野菜として利用するほか、新ショウガは酢漬けや砂糖漬けに。清涼飲料などにも用いられます。

【注意点】

痔《じ》や潰瘍《かいよう》など出血性疾患のある人、胃の悪い人、吹き出ものがある人が多食すると、症状を悪化させることがあります。注意してください。

スイカ

【効果・効用】

果肉の90％以上は水分ですが、利尿作用のあるカリウムやアルギニン、シトルリンなどが含まれており、腎炎などの腎臓病やむくみ症状を改善したり、血圧を下げたりする効果が期待できます。

果汁には、からだを冷やす作用もあり、暑気払い、日射病や熱射病の改善にも役立ちます。

【利用法】

果糖は低温で甘さを増す性質があるので、冷やすとおいしく食べられます。皮も塩漬けやみそ漬けなどにして食べるとよいでしょう。

【注意点】

体を冷やす作用があるので、冷え症の人や下痢気味でおなかの具合が悪い人は、控えるのが無難です。

ソバ

【効果・効用】

良質のたんぱく質が多く、必須アミノ酸のトリプトファン、リジンなども豊富です。ビタミンPの一種であるルチンが多いのも特徴です。

効能としては、解熱、解毒、利尿、のぼせ改善、寄生虫駆除、血圧降下、動脈硬化予防、疲労回復などが期待できます。

【利用法】

ゆで汁（ソバ湯）にはルチンやビタミンB_1が溶け込んでいるので、つけ汁に入れて飲むとよいでしょう。下痢には、ソバ粉を炒り、砂糖を加えて食べるとよいといわれます。

【注意点】

ソバ粉アレルギーの人は禁物です。また、体を冷やす作用があるのでで、冷え症の人や胃弱の人は、温かくして食べ、過食は避けることです。

ダイコン

【効果・効用】

消化促進、食欲増進、健胃作用を持つ、消化酵素のジアスターゼやオキシターゼを含んでいるのが一番の特徴です。ほかに、ビタミンCやリグニンなどの食物繊維も豊富です。

また、葉には、ビタミンA（カロテン）、カルシウム、鉄、リジンなども含まれており、冷え症や風邪の諸症状の改善効果、利尿作用、がん予防作用などが期待されます。

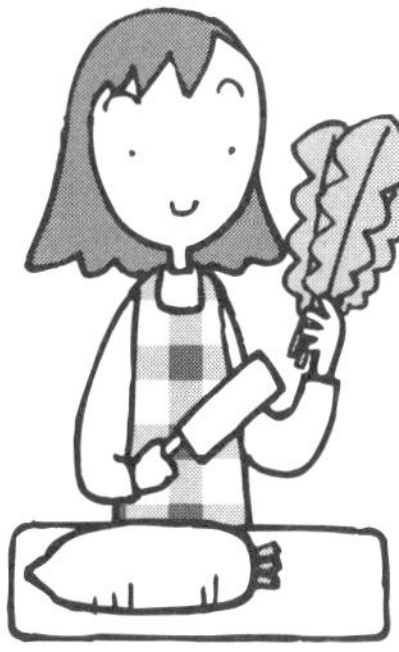

葉にもたくさんの栄養があるので、捨てずに利用する

【利用法】

おろし、サラダ、煮ものなどに。葉や皮にも有効成分が豊富に含まれているので、汁の実にしたり、きんぴらにしたりと調理法を工夫して上手に活用しましょう。

なお、おろし汁は、消化不良や胃痛、口内炎、二日酔いによいとされます。また、風邪症状は、ダイコンおろしにおろしショウガを加え、熱湯を注いで飲用すると効果的です。

【注意点】

生食したほうが大きな栄養価と薬効を得られますが、生のダイコンにはからだを冷やす作用があります。

どんな食べ方をしても〝あたらない〟野菜として「大根役者」の語源にもなっていますが、冷え症の人や胃腸が悪い人は、ふろふきダイコンなど温かい料理を食べるようにしてください。

タマネギ

【効果・効用】

糖質や繊維が多く、リン、カルシウムなどのミネラルも豊富です。また、刺激成分の硫化アリルを含有しますが、この成分はビタミンB_1の吸収を高め新陳代謝を盛んにする働きがあります。効能は、疲労回復、不眠や便秘の改善、消化促進、血圧降下、動脈硬化予防、風邪の症状の緩和、殺菌など広範囲に及びます。

【利用法】

独特な香りと辛味を持った野菜です。香味野菜として利用したり、サラダ、煮込み料理などに。薬効を期待する場合は、生食がおすすめです。

なお、タマネギを切ると涙が出ますが、調理の前に冷蔵庫で冷やし、よく切れる包丁を使うと、刺激がやわらぎ、泣かなくてすみます。

トマト

【効果・効用】

各種のビタミンをはじめ、鉄、リン、カルシウムなどのミネラル、またグルタミン酸、アミノ酸、ルチンなどが豊富な低カロリーのアルカリ性食品です。

〝トマトが赤くなると医者は青くなる〟といわれるほど、昔から多くの効能が知られています。その主なものとして、健胃、消化促進、食欲増進、疲労回復、高血圧や動脈硬化、糖尿病の予防、肥満防止などがあげられます。夏バテ防止にも有効です。

【利用法】

1年中出回っていますが、旬は夏。新鮮なものをそのまま生食するのがポピュラーですが、シチューやブイヤベースなどの煮込み料理、スパゲッティーのソースなどにも欠かせない野菜です。

【注意点】

からだを冷やす作用があるので、胃弱の人や冷え症の人は、生で食べすぎないようにしてください。からだの働きが低下している高齢者も、生より加熱調理したものを食べるようにしたほうが無難です。

ニラ

【効果・効用】

ニンニクと並ぶスタミナ食品の代表で、糖質、たんぱく質、各種ビタミン、ミネラル、食物繊維などが含まれています。

効用としては、強精・強壮作用をはじめ、血行促進、健胃、整腸、食欲増進、出血性疾患の改善、疲労回復、老化防止、生活習慣病予防などが期待できます。臭気のもととなっている硫化アリルには、心身を活性化させる作用が認められています。

【利用法】

レバーと組み合わせたニラレバ炒めは、栄養バランス抜群。そのほか、おひたし、煮ものなどに。

【注意点】

胃腸の悪い人が多食すると、下痢などを起こすおそれがあります。食べすぎないようにしてください。

ニンジン

【効果・効用】

各種ビタミンやミネラルが豊富な緑黄色野菜で、特にビタミンA（カロテン）が多量に含まれています。

昔から強壮作用や健胃・消化促進作用が知られていますが、近年は動脈硬化の予防、血糖や血圧の降下作用、またがんの予防などに役立つ食品として注目されています。

【利用法】

生食、加熱調理の両方に広く利用できます。ビタミンやミネラルの豊富な葉も、炒めもの、あえものなどにして大いに活用したいものです。

【注意点】

生のニンジンには、ビタミンC破壊酵素が含まれています。おろしやジュースにするときは、レモン汁や酢を加えて酵素の働きを抑制するとよいでしょう。

ネギ

【効果・効用】

糖質、ビタミンA（カロテン）、ビタミンC、カルシウム、リン、鉄、食物繊維などが含まれています。

効能としては、鎮静作用による不眠症の改善、健胃、食欲増進、発汗、解熱、鎮咳《ちんがい》、去痰《きょたん》、風邪の諸症状の改善、便秘改善、疲労回復などが期待できます。

なお、一般的に栄養価は葉の青い部分が高く、薬効は白い部分が高いとされます。

【利用法】

薬味として利用するほか、煮もの、鍋もの、炒めもの、汁もの、焼きもの、あえものなどに。

【注意点】

解熱作用がありますが、風邪の初期に汗をかいているときや、寝汗、汗かきの人には適しません。

パイナップル

【効果・効用】

糖質、ビタミンC、カルシウム、食物繊維などが含まれています。

効用としては、解熱、利尿、便秘改善、下痢改善、消化不良改善などが知られています。

ただし、缶詰では、栄養、効能は期待できません。

【利用法】

パイナップルに含まれるプロメリンという物資には、たんぱく質を分解する働きがあります。

フルーツとして食べるばかりでなく、消化促進のために、酢豚など肉料理にもどんどん使いたいもの。加熱しすぎるとプロメリンが壊れてしまうので、仕上げ前に用いるのがコツです。

【注意点】

食べすぎると、下痢を起こすことがあります。注意してください。

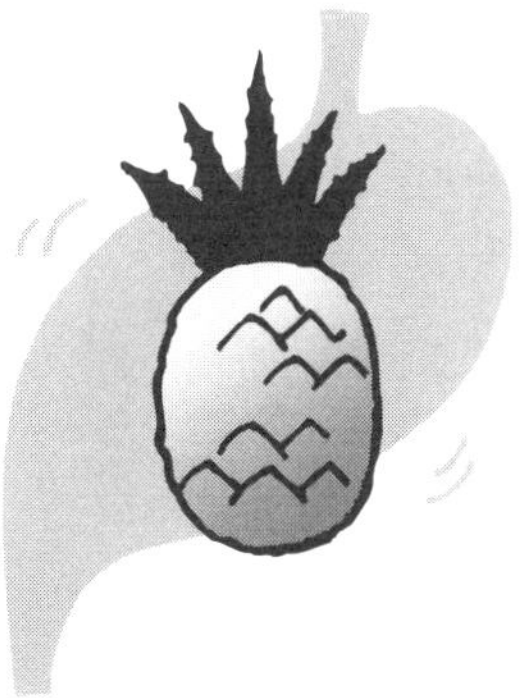

パイナップルはたんぱく質を分解し消化促進の働きがある

パセリ

【効果・効用】

どちらかといえば脇役的存在ですが、ビタミンA（カロテン）、ビタミンB群、ビタミンC、カルシウム、カリウム、鉄などを豊富に含む栄養価の高い緑黄色野菜です。

効能としては、血行促進、発汗・保温作用、食欲増進、消化促進、解毒作用などが知られています。生活習慣病の予防も期待できます。

【利用法】

料理のつけ合わせ、スープの青み、煮込み料理、天ぷらなどに。十分な栄養と薬効を得るためには、ある程度の量をとることが必要です。

【注意点】

アトピー性皮膚炎や胃《い》潰瘍《かいよう》の人が多食すると、症状を悪化させることがあります。注意してください。

ピーナッツ

【効果・効用】

不飽和脂肪酸を主とした脂質をはじめ、各種のビタミンやミネラルをバランスよく含む、栄養価の高い食品です。花が落ちて地中に実を結ぶことから「落花生」、また「南京豆」とも呼ばれます。

効能としては、血行促進、消化・吸収促進、貧血改善などが知られ、高血圧、動脈硬化、糖尿病にもよいとされます。薄皮には、止血作用も認められています。

【利用法】

そのまま食べるほか、炒めもの、フライの衣、ピーナッツ豆腐などに。

【注意点】

脂質は酸化しやすく、またナッツ類のカビには発がん性があるといわれます。古いものは食べないようにしてください。

ピーマン

【効果・効用】

ビタミンA（カロテン）やビタミンCの供給源となる緑黄色野菜です。食物繊維、たんぱく質、糖質、ミネラルなども含まれています。

効能としては、血行促進、動脈硬化の予防、血圧降下、便秘改善などが期待できます。

【利用法】

ビタミンCの摂取には生食、カロテンの摂取には油を使った調理法が効果的です。

トウガラシの仲間ですが、辛味はありません。独特のクセが気になるときは、薄皮をむいて調理すると、食べやすくなります。

【選び方・保存法】

色が鮮やかで表面につやがあり、

重量のあるものが新鮮です。腐りやすいので、水気を切って保存することが大切です。

プルーン

【効果・効用】

プラム（西洋スモモ）の一種です。鉄、ビタミンA（カロテン）、ビタミンB_1、食物繊維が豊富に含まれており、その栄養価の高さから欧米では「ミラクルフルーツ」とも呼ばれています。

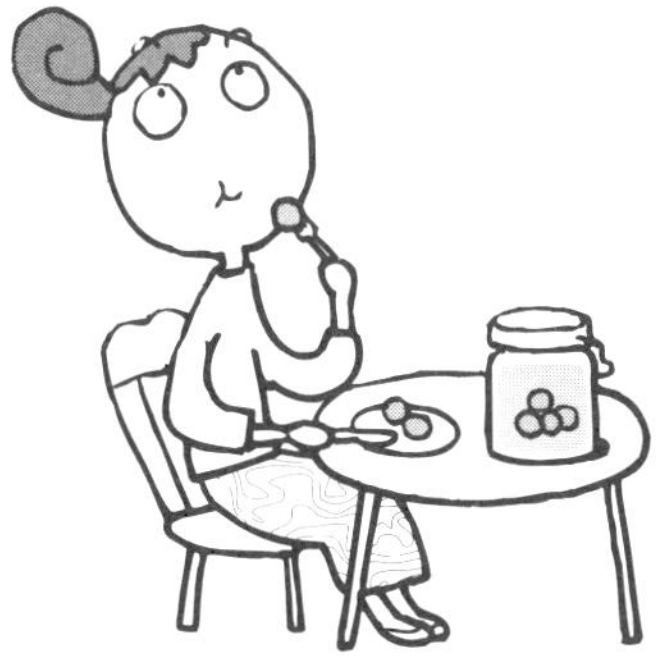
乾燥品はシロップ漬けにしてもおいしい

効能としては、緩下《かんげ》整腸作用が顕著で、便秘の改善に効果があります。そのほか、貧血、痔《じ》、胃潰瘍《いかいよう》、更年期障害、夏バテ、美肌づくり、また病後の体力回復や虚弱体質の改善にも優れた効果を発揮します。

【利用法】

乾燥品（ドライプルーン）やエキスのほか、最近はフレッシュの果実も出回っています。乾燥品は、シロップ漬け、紅茶煮などにしてもおいしく食べられます。

【注意点】

食べすぎると、おなかがゆるくなることがあります。また、肥満にもつながります。

大きさにもよりますが、フレッシュは5〜6個まで、乾燥品は10粒まで、エキスならティースプーンに2〜3杯を1日の目安にするとよいでしょう。

ブロッコリー

【効果・効用】

キャベツと同じ仲間の野菜です。ヨーロッパではローマ時代から栽培されていましたが、日本に入ってきたのは明治のはじめです。ビタミンA（カロテン）とビタミンCが非常に多く、ミネラル、食物繊維も豊富です。健胃・整腸、便秘改善、腎機能の強化、美肌づくり、疲労回復などの効能に加え、動脈硬化、高血圧、がんなどの予防にも有効とされます。

【利用法】

ゆでてからドレッシングやマヨネーズで食べるほか、和風のあえもの、炒めもの、煮込み料理などに。

【注意点】

ゆですぎは禁物。ビタミンの損失が大きくなります。水に長く浸しておくようなこともやめてください。

ホウレンソウ

【効果・効用】

鉄やマンガンなどのミネラル、ビタミンA、ビタミンC、ビタミンB_1、ビタミンB_2、ビタミンD、たんぱく質などが含まれています。

漫画「ポパイ」のエネルギー源として有名ですが、実際は強精スタミナ食品というより、増血・貧血改善作用および整腸、便秘改善、風邪の予防作用が顕著です。

近年は、抗血栓作用による脳・心血管障害の予防やがんの予防作用が報告されています。

【利用法】

おひたし、炒めもの、スープなどに。加熱せずにそのまま食べられるサラダ用ホウレンソウもあります。

【注意点】

腎結石の要因となるシュウ酸成分が問題視されますが、ふつうに食べている分にはまず心配ありません。

モロヘイヤ

【効果・効用】

シナノキ科の一年草です。日本では繊維採取用に栽培されていましたが、最近では健康野菜の一つとしてすっかり定着しています。

実際、健康を維持するために必要な有効成分がバランスよく含まれています。特に注目されるのは、ビタミンA（カロテン）で、その含有量はホウレンソウの2倍以上が含まれています。ビタミンC、カリウム、カルシウム、鉄、食物繊維の供給源としても貴重です。

効能としては、便秘改善、抗酸化作用、利尿作用があり、動脈硬化、高血圧、糖尿病、がんなどの予防効果が期待されます。

【利用法】

ぬめりとほのかな苦みがあります。ゆでておひたし、サラダ、スープなどに利用できます。健康食品として粉末や粒状のものも市販されています。

【注意点】

繊維質が多いので、胃腸の弱い人が食べすぎると、消化不良を起こすことがあります。

ヤマイモ

【効果・効用】

主成分はでんぷんですが、消化酵素のアミラーゼやジアスターゼを多量に含みます。

ねばねばした粘り気成分はムチンやサポニンと呼ばれる一種のたんぱく質で、強精作用があります。

薬効としては、滋養強壮、疲労回復、消化促進、健胃整腸、便秘改善作用のほか、糖尿病の症状改善や美肌効果でも注目されています。


【利用法】

すりおろしたり、千切りにしたりして生食するのがポピュラーです。煮もの、揚げもの、お好み焼きなどのつなぎとしての利用法もあります。


【注意点】

生のほうが消化がよいので、胃腸の弱い人はできるだけ生で食べるようにするとよいでしょう。

レタス

【効果・効用】

栄養素として強調できるのは、食物繊維と少量のビタミンやミネラルぐらいですが、低カロリー食品なので、ダイエット食には最適です。

効用としては、利尿、解熱、血行促進、便秘と肥満予防などがあげられます。また、別名「乳草」ともいわれるように、母乳の出をよくする野菜として、中国やヨーロッパでは授乳期の女性にすすめています。


【利用法】

生食が一般的ですが、さっとゆでてからサラダにしたり、スープの具にしたりすると、量がたくさん食べられるようになります。


【注意点】

からだを冷やす作用があるので、冷え症、胃弱、下痢気味の人は、生で食べすぎないようにしてください。

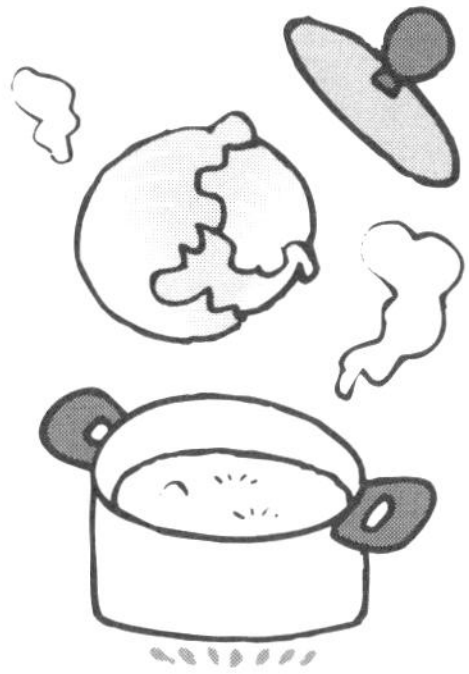

レタスは生だけでなく、ゆでてたっぷりと

レンコン

【効果・効用】

主成分は炭水化物で、そのほか食物繊維、ビタミンC、アスパラギン酸、カリウム、鉄、レシチン、タンニンなどが含まれています。

効能としては、止血作用、貧血改善、鎮咳《ちんがい》、去痰《きょたん》、健胃、整腸などが知られています。

種子には強精強壮、虚弱体質改善、精神安定などの薬効作用があるとされ、漢方では「蓮子（れんし）」と呼び、生薬《しょうやく》として用いています。


【利用法】

酢漬け、煮もの、炒めもの、揚げものなどに。調理の際は、切るはしから水にさらし、変色を防ぎます。


【注意点】

消化が悪いので、胃弱の人は控えるのが無難です。

イカ

【効果・効用】

漁獲量はトップクラス、利用度の高い食材です。

良質のたんぱく質が多いわりに、低脂肪で、抗酸化作用を有するビタミンEやコレステロールを下げるタウリンなどの成分も含まれています。

肥満予防のほか、月経異常の改善にも効果があります。また、イカの墨には、心臓病を予防する作用のあることが明らかにされています。

【利用法】

身は刺し身や煮もの、揚げものに、墨はスパゲッティーや地中海風の料理に、内臓は塩辛やホイル焼きにと、新鮮なものはむだなく利用できます。

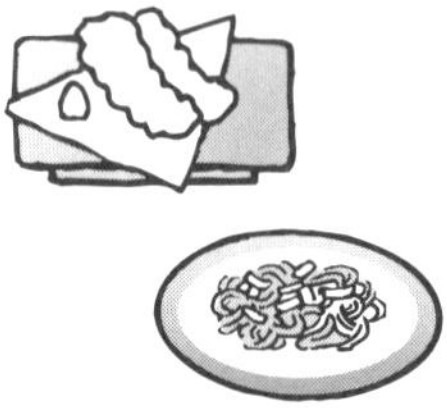

【注意点】

消化があまりよくないので、多食は禁物。アレルギーのある人も避けたほうが無難です。

イワシ

【効果・効用】

〝海の米〟といわれる大衆魚で、栄養価、安さ、美味しさと三拍子がそろった食品です。

栄養的には、動脈硬化や血栓を防ぐEPAをはじめ、脳を活性化させるDHA、アミノ酸のチロシンなどが注目されますが、たんぱく質、ビタミン類、ミネラル類も豊富です。

効能は、高血圧、心臓病、脳卒中など生活習慣病の予防、健脳、滋養強壮、虚弱体質改善、老化防止、骨《こつ》粗鬆《そしょう》症の予防、ストレス解消など多岐におよびます。

【利用法】

刺し身、煮もの、揚げもの、焼きもの、すり身にしてつみれ汁、さつま揚げ、ハンバーグなどに。臭みが気になるときは、ショウガや梅干しを組み合わせて調理するとよいでしょう。加工品の丸干しや畳イワシでも、高い健康効果が得られます。

【注意点】

脂質が酸化しやすいので、新鮮なものを早めに調理して食べることが大切です。アレルギー体質の人は、量を控えるのが無難でしょう。

ウナギ

【効果・効用】

滋養強壮に欠かせないたんぱく質や脂質をはじめ、健康維持に不可欠なビタミンやミルラルが豊富に含まれています。特に免疫性を高め、視力や皮膚粘膜の強化作用を有するビタミンAの含有量は、牛肉の200倍と驚異的です。

土用の丑の日にウナギを食べる習慣が定着していますが、〝夏バテ解消策にウナギ〟は栄養学的にも理にかなっているといえます。効能としては、筋肉・関節痛の緩和、貧血改善、食欲増進なども期待できます。

【利用法】

蒲焼きや白焼きのほか、さばいたものを唐揚げにしても美味。

【注意点】

脂質が多いので、胃腸の弱い人の過食は避けたほうがよいでしょう。

コイ

【効果・効用】

食用にするのは、マゴイやクロゴイです。

身や味にクセがあり、好き嫌いがありますが、たんぱく質、脂質、ビタミンB_1、ビタミンB_2が多く、皮や内臓にはビタミンAやゼラチン質のムコ多糖類が豊富です。

効用としては、利尿作用、疲労回復、母乳促進作用があり、古くから病後や産後の体力回復や虚弱体質の人によい食べものとされています。

【利用法】

刺し身（あらい）、こいこく、甘露煮、丸揚げなどに。鮮度が落ちやすいので、生きたものをさばいてすぐに料理することを原則にします。

【注意点】

天然のものは、身や内臓に寄生虫がいる恐れがあります。加熱調理したほうが無難でしょう。

サケ

【効果・効用】

頭から尻尾まで捨てるところのない魚で、特に卵のイクラは高級品として人気があります。

栄養素としては、良質のたんぱく質、不飽和脂肪酸（EPA）、脂質の代謝を促進するビタミンB_6が豊富に含まれています。頭などの軟骨には繊維質のムコ多糖質、イクラにはビタミンEが豊富です。

効用としては、動脈硬化、高血圧、心臓病、脳卒中などの生活習慣病の予防、健胃、消化促進、皮膚疾患の予防などが期待できます。

【利用法】

刺し身、焼きもの、揚げものなどどのような調理法でも、また和・洋・中華風を問わず、幅広く利用できます。

【注意点】

生でも食べられますが、寄生虫（アニサキス）が心配されるので、家庭では火を通したほうが安心です。

サバ

【効果・効用】

　不飽和脂肪酸が多い青背魚の代表です。EPAのほか、たんぱく質、ビタミンB_2、ビタミンA、ビタミンD、ビタミンE、鉄、カルシウムなども豊富に含まれています。

　滋養強壮、体力増強、貧血改善、各種生活習慣病の予防効果が期待され、健康面での需要が伸びています。

【利用法】

　煮もの、焼きもの、揚げもののほか、新鮮なものは刺し身や酢じめにしても美味。

【注意点】

　〝サバの生き腐れ〟といわれるように、鮮度の低下が早い魚です。アレルギーを起こしやすい魚でもあります。アレルギー体質の人などは、特に鮮度に注意してください。

ドジョウ

【効果・効用】

　ウナギは食べてもドジョウだと敬遠する人が多いのですが、栄養価の高いスタミナ食品です。

　ウナギに比べて脂質は少ないのですが、たんぱく質、ビタミン、ミネラル類は勝るとも劣りません。

　効能は、滋養強壮、疲労回復、夏バテ防止、利尿と解毒作用など。小ぶりのものを丸ごと食べれば、カルシウムや鉄も十分にとれ、貧血や骨粗鬆症《こつそしょうしょう》の予防にもつながります。

【利用法】

　ゴボウと煮込む柳川鍋、丸ごと煮込んでネギを薬味に食べるドジョウ鍋、唐揚げなどに。旬は夏です。

【注意点】

　必ず生きたものを求め、1時間以上水に泳がせて泥臭さを除いてから調理します。

マグロ

【効果・効用】

　クロ、メバチ、キハダ、ビンナガなどの種類がありますが、いずれにも良質たんぱく質、不飽和脂肪酸のEPAやDHE、〝若返りのビタミン〟といわれるビタミンE、鉄、タウリンなどが多く含まれています。

　これらの成分の働きから、体力増強、貧血改善、視力回復、老化防止、心臓病や動脈硬化の予防効果などが期待できます。

【利用法】

　刺し身やすしネタとして生食するのが一般的です。ほかに、みりんじょうゆやゴマじょうゆに漬け込んで焼いたり、ネギマ鍋などに。

【注意点】

　肥満や生活習慣病が気になる人

は、脂身の多いトロより赤身を選んで食べるほうがよいでしょう。

ヤツメウナギ

【効果・効用】

ウナギとは異なる種で、ヤツメウナギ科に属します。

栄養的には、ウナギと同様、たんぱく質、脂質、各種ビタミン、ミネラル類が豊富で、特にビタミンAの含有量は特出しています。

期待される主な効能は、滋養強壮、疲労回復、夜盲症・ドライアイ・眼精疲労の改善、婦人病の改善、美肌効果、高血圧の改善などです。

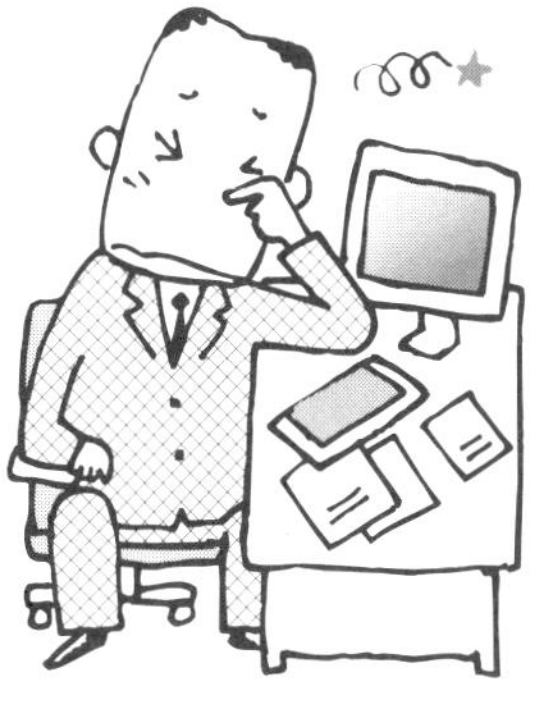

滋養強壮や疲れ目に効く

【利用法】

蒲焼きにしたものが専門店で販売されています。乾燥品や粉末、肝油なども漢方薬局で入手できます。

【注意点】

乾燥品、粉末、肝油などでとりすぎると、ビタミンA過剰症などが心配されます。用法、用量を守って利用してください。

レバー

【効果・効用】

いうまでもなく、牛・豚・鶏などの肝臓です。内臓の中では特に栄養価が高く、〝栄養の宝庫〟ともいわれます。

低カロリーですが、良質のたんぱく質、ビタミンA、ビタミンB群、ビタミンC、鉄などが豊富に含まれています。特に鉄の含有量は特筆ものです。

効能としては、昔から補血作用がよく知られ、貧血症状の改善に有効とされます。

滋養強壮、疲労回復、眼精疲労や視力改善、老化防止、腰痛改善なども期待できます。

【利用法】

焼きもの、炒めもの、揚げもののほか、新鮮なものは刺し身として生食もできます。においやクセが気になる人は、薬味や香辛料を上手に使って調理するとよいでしょう。

【注意点】

成分としてコレステロールやプリン体も多く含まれています。高血圧、糖尿病、痛風の人は、食べすぎないようにしてください。

また、傷みやすいので、新鮮なものを早めに調理することを心がけてください。

西崎　統（にしざき おさむ）

1942年兵庫県生まれ。67年大阪医科大学卒業。内科学会認定内科専門医第一回合格。現在、聖路加国際病院内科医長、聖路加看護大学非常勤講師。専攻は一般内科・予防医学。著書・監修に『くすりのすべて』（主婦の友社）、『健康食品百科』（ブレーン出版）、『中性脂肪』（PHP研究所）、『検査値読み方マニュアル』（文化放送ブレーン）ほか多数。

装丁　亀海昌次
シンボルマーク　秋山孝
構成　藤田雅子
本文イラスト　高木一夫　有川しりあ
本文デザイン　野副伸三郎
編集協力　㈱文研ユニオン（市原一幸　荒木久恵）
編集　福島広司　鈴木恵美　伊藤えりか（幻冬舎）

専門医が教える 健康食品・栄養成分早わかり

2001年8月10日　第1刷発行

著　者　西崎　統
発行者　見城　徹

発行所　株式会社 幻冬舎
〒151-0051　東京都渋谷区千駄ヶ谷4-9-7
電話　03-5411-6211（編集）　03-5411-6222（営業）
振替　00120-8-767643
印刷・製本所　株式会社 光邦

検印廃止

ISBN4-344-90011-1 C2077
Printed in Japan
幻冬舎ホームページアドレス　http://www.gentosha.co.jp/
この本に関するご意見・ご感想をメールでお寄せいただく場合は、comment@gentosha.co.jpまで。